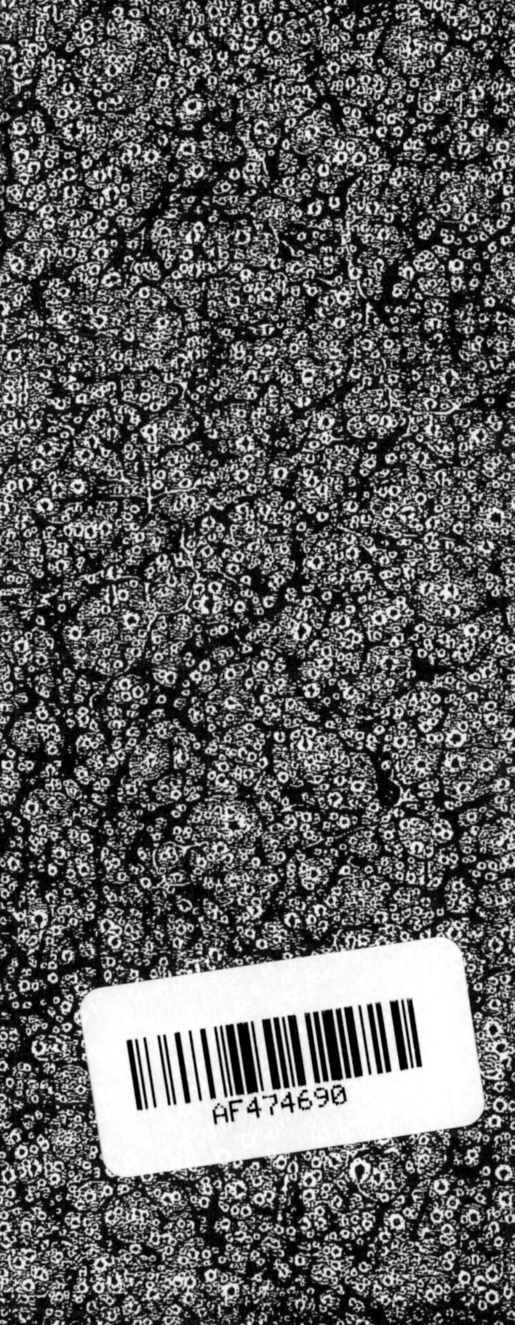

EXAMEN GÉNÉRAL

DES CONNAISSANCES

DE LA NATURE DES MALADIES,

ET

DE LEUR TRAITEMENT

CHEZ LES ANCIENS ET LES MODERNES.

Je déclare que je regarderai comme contrefaits les exemplaires qui ne porteront pas ma signature.

IMPRIMERIE MOREAU,
Rue Montmartre, n° 39.

EXAMEN GÉNÉRAL

DES CONNAISSANCES

DE LA NATURE DES MALADIES,

ET

DE LEUR TRAITEMENT

CHEZ LES ANCIENS ET LES MODERNES,

PRÉCÉDÉ DU TABLEAU DU MÉDECIN,
DU PLAN DU TRAITÉ DE PATHOLOGIE MÉDICO-CHIRURGICALE,
ET SUIVI DES PRINCIPES DE CETTE SCIENCE.

PAR LOUIS-VICTOR BÉNECH, DE St-CIRQ,
MÉDECIN, PROFESSEUR DE PATHOLOGIE MÉDICO-CHIRURGICALE.

Merveilles de la nature ;
Préceptes de l'art.
Vitam impendere vero.

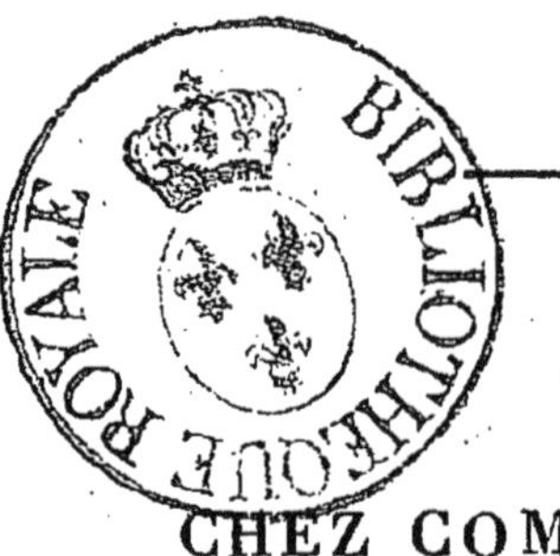

PARIS,
CHEZ COMPÈRE, LIBRAIRE,
RUE DE L'ÉCOLE DE MÉDECINE, N° 8,
ET MAURICE, LIBRAIRE, RUE DE SORBONNE, N° 5.
1827.

guérir quand ils les retrouvaient, ou mourir dans le cas contraire ? Si je n'avais agi ainsi, je me serais placé en dehors de ce qui est. Or, en montrant que la nature n'a qu'un plan général qu'elle modifie selon les êtres vus dans leur composition entière, ou dans les diverses parties qui les composent, mais qu'elle n'abandonne jamais, et qui médité et connu, nous mène aux connaissances de ces mêmes corps et de leurs parties, n'est-ce pas marcher d'après ses principes ? L'œil peut être malade, parce qu'il reçoit trop de fluide lumineux, l'estomac trop d'alimens, la vessie trop d'urine, etc.; et, dans tous ces cas, ne voit-on pas que c'est toujours parce que l'organisme est dans des rapports avec des excitans particuliers trop forts; et, si je sais traiter l'un d'eux, n'est-il pas évident qu'en tenant toujours compte des modifications du tissu, des propriétés vitales et de leurs rapports, je dois savoir traiter également les autres? Dans cette partie, la plus importante de toutes celles de la pathologie, je n'ai fait rien autre chose qu'étendre les idées de Bichat sur la vie animale et la vie organique, et ensuite considérer les relations morbides de chaque élément organique. Ce n'est que parce qu'on n'a pas jusqu'ici précisé la vie saine, qu'on a créé dans la vie malade une foule de maux où il est impossible de se reconnaître.

Sans Bichat et les grands observateurs, je ne serais jamais parvenu à créer les travaux dont je publie aujourd'hui une partie. Quoique tout ce que j'avance ne soit que positif, que, pour avoir raison, je ne m'appuie, comme dans les sciences exactes, que sur des principes généraux, des faits concordans, l'observation de tous, et sur des expérimentations les plus exactes, ainsi que j'en ai donné la preuve devant les élèves qui ont suivi mes cours, je n'en serai pas moins un être odieux pour les médecins qui ont suivi jusqu'ici une route tortueuse. Je ne puis envisager les choses autrement. Les empiriques qui frémissent au seul nom de médecine raisonnée, ceux qui les fuient le moins, ou qui leur ressemblent le plus, les éclectiques, qui n'ont que le talent de diviser les maladies par classes ou par *cercles*, selon leurs expressions, qui réunissent ensemble les sujets les plus hétérogènes, et qui ne peuvent, par conséquent, encadrer les faits d'après un plan général et naturel, seront les premiers à me repousser. Ceux qui s'intitulent physiologistes, et qui ne savent qu'enrayer les efforts de l'économie souffrante; et, enfin, les docteurs qui n'admettent que la médecine *organique*, lorsqu'ils ne décomposent nullement l'organisme, et que, par conséquent, ils prennent les cris des organes à l'envers de leur expression réelle, assureront que notre plan est impraticable, que notre examen n'est pas fondé, que nos principes ne peuvent servir, en médecine, qu'à égarer; qu'en tout nous sommes outrés, et que notre travail est le résultat du *délire, d'une tête malade*. Cependant, comme ce plan, cet examen, ces principes ont toujours plu aux hommes sans célébrité, que constamment les élèves qui nous ont suivi avec assiduité, les ont adoptés avec une sorte d'enthousiasme, qu'il est positif qu'en présence de ces mêmes élèves, j'ai prouvé plusieurs fois, dans les fièvres, ce que j'avance, et que je m'offre de le faire dans la presque totalité de nos maladies, dans le cours prochain, ou ailleurs; dès lors, sans cesser de s'élever contre moi, car l'amour-propre, quoique blessé dans l'intérêt de l'humanité, ne pardonne jamais, on agira ici comme par le passé, envers d'autres auteurs, vraisemblablement mes travaux deviendront les leurs, mon délire leur raison, et quelque savant, à l'œil louche, au front aplati et à la figure allongée, prouvera par la *doctrine physiologique*, plus par la *médecine organique*, quelques combinaisons des *cercles des éclectiques*, avec l'expérience de quelque *empirique*, qui ne peut reconnaître les unités de la même espèce, et, en vertu des observations de quelque docte *Prussien* ou *Écossais*, sur les changemens des *constitu-*

tions atmosphériques, que je n'ai que le *secret* des autres. Il n'est pas rare d'entendre, dans la pratique, un médecin avouer qu'il tient de son trisaïeul, ce qu'il ignorait la veille ; mais qu'importe? je n'ai pas la prétention de prendre les choses autrement qu'elles ne sont, ou qu'elles peuvent être.

On me blâmera aussi de ne pas avoir publié une plus grande partie de mon ouvrage. On croit sans doute que j'ignore les coteries médicales, les partis nombreux qui se divisent non la science, mais son monopole. J'ai pris mes précautions ; d'abord par les motifs que j'ai indiqués dans ce même livre, et ensuite, parce qu'une fois sorti de la lutte où va me placer ce premier écrit, il me restera des armes pour recommencer cette même lutte dans l'intérêt de la science et de l'humanité. Il ne suffit pas d'être possesseur d'une vérité, pour avoir quelque droit à l'estime de ses concitoyens; pour remplir son devoir en entier, il faut lui imprimer cette effigie qui la fasse reconnaître partout, et le calcul qui peut obtenir ce résultat, surtout en médecine, est peut-être plus grand que celui qui la découvre.

C'est surtout ma critique qu'on s'efforcera de rendre nulle. On m'accusera de combattre des idées sans multiplier les preuves : il est vrai que j'aurais pu en fournir beaucoup plus ; mais puisque par celles que je donne, j'atteins mon but, à quoi auraient servi les autres? Je ne présente pas un traité complet, mais seulement un examen rapide. Je remplirai cette tâche à mesure que je traiterai chaque matière, ainsi que je le pratique dans mes cours; et, sous ce rapport, je satisferai bientôt aux plus exigeans, surtout dans cette partie de la médecine qu'on nomme les fièvres, où je suivrai, pour ainsi dire, article par article, tous les écrits marquans de l'époque actuelle, et où j'aurai encore l'avantage de remplir toutes les conditions que j'exige, pour admettre une vérité en médecine. Si, d'un autre côté, les idées que je mets à la place de celles que je combats, sont peu développées, c'est encore par le même motif que j'ai agi ainsi, et ensuite, parce qu'en entrant dans de plus longs détails, je mettrais mes ennemis à même de se servir de mes travaux, et, par leur insuccès, de les détruire avant que de les avoir compris.

C'est surtout la partie du traitement qui déplaira aux *bons* médecins du jour. Je serai traité d'hyperbolique; et pourquoi pas? Partant de ce qu'ils sont, je ne puis éviter de leur paraître tel; mais qu'ils daignent étudier la science, comprendre la nature, toucher à ce Bichat qu'ils ont tant dénigré, appliquer les principes qu'il a dictés; et partant de leurs succès, alors nous ne serons plus les mêmes pour eux. Réduit au silence, on se réfugiera dans le genre de critique, et l'on me dira qu'on ne plaide pas la cause de la raison avec les armes du ridicule. Non, sans doute, quand on médite les erreurs du génie qui, malgré elles, servit encore l'humanité. Faut-il tenir la même conduite vis-à-vis d'une médiocrité qui, pour s'élever, outrage la raison, qui ne s'érige en guide que pour égarer, et qui, par ses rêveries, aussi fastidieuses que mensongères, fait une guerre éternelle à l'humanité? Je n'ai pas encore appris ce genre d'escrime, et la main qui couronne le divin vieillard et l'élève de Desault, ne respectera jamais honteusement celle qui flétrit leurs lauriers.

Je ne me dissimule pas la position où je viens de me placer, et que j'attaque de grands noms; mais j'ai vu la nature méconnue, j'ai fait entendre ses cris; j'ai vu le mal, j'ai cherché à le détruire; j'ai vu l'humanité être une espèce de proie, j'ai cherché à la défendre; et voilà tout mon calcul. Quoi qu'il en arrive, je suis toujours prêt à répondre à mes ennemis sur le terrain de nos maux, le seul où désormais l'on doive juger la vérité en médecine; et jamais je ne resterai sourd à l'invitation de celui qui m'y donnera rendez-vous. Vraisemblablement, ce n'est pas là où je les rencontrerai : l'opinion, reine du monde, et tyran affreux qu'on ne détrône qu'avec la massue d'Hercule, lors même qu'elle est usurpée, est façonnée pour eux; mais elle est capricieuse, et demain elle peut venger le monde de ses erreurs. Pour la conserver, ils emploieront plus d'une espèce de moyens : je connais leur puissance hors du cercle médical; j'ai calculé aussi la mienne. Peut-on me ravir la fortune? je n'ai pas encore pensé à elle. Sont-ce des dignités dont on peut me priver? je n'ai encore connu que l'indépendance, et mon bonheur ne peut être sans elle. Par où peut-on me nuire? ma félicité est dans ce qu'ils ignorent, et leur bonheur est dans ce qui ne saurait me rendre heureux. Je ne m'adresse nullement au caractère moral de qui que ce soit, mais seulement aux théories et à la pratique des seuls médecins qui leur sacrifient la nature; et, sous ces rapports, loin d'être intimidé, je n'ai qu'un regret, c'est de n'avoir pu écrire tout cet ouvrage sous la dictée des plaintes des parens, des amis des victimes des erreurs que je signale, ou des infortunés arrachés des bras de la mort par les seuls efforts de la nature bien comprise; je n'en aurais que plutôt renversé cette puissance médicale, qui ne s'érige en guide qu'au nom des rêveries contre les faits, et qui ne sait agir que pour détruire.

EXAMEN GÉNÉRAL

DES CONNAISSANCES

DE LA NATURE DES MALADIES,

ET

DE LEUR TRAITEMENT

CHEZ LES ANCIENS ET LES MODERNES.

CONSIDÉRATIONS GÉNÉRALES.

Jeune, sentir plus vivement que la plupart des autres hommes, fut mon partage; chérir l'indépendance, mon premier besoin; et tout ce qui flattait ce sentiment, ma première étude. J'arrive à ce qu'on nomme la *philosophie*, et tous les sophismes de l'école ne servant qu'à égarer ma conscience dans l'étude de l'homme moral, je prends le parti de consulter quelques génies, et, parmi eux, Jean-Jacques me montrant les dangers que court l'homme d'être asservi, dangers qui, à cette époque, étaient partout présens; ne pouvant posséder le rabot d'Émile, je forme la résolution de devenir un desservant du dieu d'Épidaure. Ce besoin qui me guidait, l'espérance que, par l'étude de l'homme physique, j'arriverais à mieux me rendre compte de l'homme moral, et cet amour de la nature où je trouvais mon bonheur, tout concourut à me faire prendre cette détermination. Je venais de méditer des sages; je quittais leurs nobles travaux pour de plus grands encore, et, dès mon premier pas dans ma nouvelle carrière, on me place entre les mains l'anatomie du professeur Boyer. A peine cet ouvrage est ouvert, que je sens évanouir mes espérances; j'exprime ma peine, un découragement presque complet; un jeune professeur, le docteur Moulinié, de Bordeaux, dont je n'oublierai jamais ni les conseils, ni le mérite, lit dans mon ame, me conseille de prendre Bichat, et je reviens, comme par enchantement, à ma première pensée. L'anatomie descriptive de cet auteur m'entraîne, et bientôt celle qui est générale m'inspire la croyance qu'on devait arriver, par elle, à connaître l'homme. Je ne doute plus que je n'aie trouvé le guide que mon ame cherchait, et que j'ignorais; la médecine m'absorbe tout entier, et Bichat est mon nouveau Plutarque.

J'admets sa division d'élémens organiques, et par conséquent une vie de chacun saine et parfois malade. Il me paraît presque évident que la science de la douleur ne peut être longue ou impossible; et les recherches sur la vie et la mort contribuent surtout à m'arrêter dans cette opinion. Remarquant dans la seconde partie de cet ouvrage que le cerveau pouvait être rendu malade à volonté, en changeant l'action naturelle de l'excitant général, et qu'ici l'organe, quoique sain, était alors malade, tandis que dans une coryza, dont j'avais été atteint, je souffrais quand j'inspirais, quoique l'air fût pur; je généralise aussitôt mon observation, et j'admets que les maladies, n'étant que les vies souffrantes des tissus organiques, dépendaient toutes, ou d'une altération organique de ces élémens, ou de leurs faux rapports.

Telles étaient mes idées en 1813, époque où je m'occupais des élémens de la science dont j'avais embrassé la carrière. Elles deviennent tous les jours plus fortes, je touche à l'étude proprement dite de nos maux, et je vois, pour ainsi dire, s'évanouir le prestige que je caressais avec tant de charmes. Je ne pouvais douter des principes que je m'étais créés; le plus simple raisonnement et l'expérience la plus positive en demontrent la réalité, et, dans l'impossibilité de les concilier avec les connaissances nouvelles qui se présentaient, je contemple tristement ma nouvelle position. Incertain si cet obstacle nouveau n'est pas relatif à ma capacité intellectuelle, j'interroge mes professeurs, ceux de mes condisciples que je crois supérieurs; mais inutilement, ma raison n'est jamais satisfaite. Je cherchais la vérité avec ardeur, je croyais en avoir fait la conquête, et plus que jamais je suis dans un doute cruel. Abreuvé de dégoûts, je fis plus, je pris en une espèce d'aversion le professeur Pinel, l'auteur de la nosographie philosophique. Pour sortir de mon embarras, je me décide à ne conserver de toute la science que la partie où l'on n'envisage que des élémens organiques malades, où les maladies ont un siége qui est celui des tissus; et, de ma propre autorité, je place, jusqu'à nouvel ordre, au rang des hypothèses, toutes les autres affections morbides. Il s'élève une nouvelle secte en 1816; on loue froidement Bichat, mais on le loue; j'écoute, je ne puis concilier ce même Bichat avec ce qu'on avance; j'assiste long-temps au Val-de-Grâce, et, comparant les succès obtenus dans cet hôpital, aux revers obtenus dans les hôpitaux civils, différence dont je ne pouvais me rendre compte, à cette époque, et qu'il était cependant si facile de reconnaître, je persiste dans les principes que je m'étais créés, resolu de m'en servir dans les maladies locales, d'une manière exclusive, et de les appliquer à tous les organes, conjointement avec le traitement antiphlogistique dans les fièvres. Je n'avais fait encore que peu d'essais; mais je devais d'autant moins balancer à prendre ce parti, que l'auteur de la nouvelle secte avait fortement approuvé les principes que je m'étais faits.

Plus d'un an s'écoule depuis cette communication de mes premières découvertes; je ne cesse de les méditer, d'en faire même quelques heureuses applications; je suis à la fois les cliniques du Val-de-Grâce et de l'Hôtel-Dieu, pour détruire les obstacles que je rencontrais, et je n'arrive à aucun résultat qui me délivre de ma position. Forcé de quitter la capitale, je rédige les idées que je m'étais créées pour connaître les maladies et les traiter, je les consigne dans ma thèse, sous le titre de *la sensibilité de nos tissus, de nos organes, considérée comme ayant besoin, pour exister, d'être excitée, et de l'être relativement à sa nature*, (juillet 1817). Toujours confiant dans le professeur du Val-de-Grâce, je lui lis cet écrit; il me détourne de ce sujet, et il prétexte qu'on me jugera pour un *brounien*, et que je nuirai la *doctrine physiologique*. Son ami, le docteur

Girardot, tient le même langage, il s'emporte; mais son ton ayant quelque chose qui m'invitait à soupçonner la vérité de ce qu'il me disait, et, me rappelant en outre que, dans l'examen des doctrines médicales, on avait fait son bénéfice des idées que j'avais communiquées à l'auteur sur l'effet de la saignée, idées que je suis loin d'adopter aujourd'hui entièrement, je persiste dans la publication du sujet que j'ai choisi. Comment croire qu'une vérité pouvait nuire à une autre? N'avais-je pas d'ailleurs raison d'agir ainsi, puisque, trois ans après mon absence de cette ville, ayant eu occasion d'y revenir pour quelques jours, j'entendis conseiller dans des cours publics, l'usage des moyens curatifs que j'avais indiqués dans ma thèse pour bien des cas morbides, et qu'on ne professait nullement avant la publication de cet écrit, ce qui seul me prouva encore qu'on avait d'autres motifs que celui de l'amour de la vérité, quand on me conseillait. D'ailleurs mes découvertes, basées sur l'anatomie générale, sur la marche d'une partie des connaissances médicales, sur quelques observations que j'avais faites, me paraissaient d'un si grand prix, qu'aucune considération n'aurait pu me forcer au silence. Bien plus, je fis remarquer, dans cet opuscule, que nul auteur, avant moi, n'avait généralisé ces idées, mon projet étant de revenir à Paris les professer, si je les trouvais d'accord avec l'observation.

J'étais convaincu que, si elles étaient vraies dans la pratique, elles seraient d'une utilité immense. Je quitte Paris avec une espèce d'enthousiasme, et je me fixe dans l'un des endroits de la France les plus propres à l'observation, à cause de son heureux ciel, de son terrain fertile et de ses habitans presque tous cultivateurs ou vignerons. Là, en opposition avec des ultra-brouniens et les empiriques du pays et de tous ses environs, ne mettant en pratique que les principes que je m'étais faits, et le traitement antiphlogistique pour les cas que j'ai désignés plus haut. J'obtins promptement de la renommée; mais surtout par l'application de mes principes, attendu qu'en débutant dans la carrière, on n'a presque toujours à traiter que des organes depuis long-temps souffrans.

Voilà mon début, et quoique je ne puisse douter de la réalité de mes principes, de l'action, parfois si bienfaisante du traitement débilitant, je sens que ma marche est imparfaite, puisqu'en abritant diverses phlegmasies contre les stimulans, elles font des progrès; tandis que c'est l'inverse, quand j'agis dans un sens contraire; et que, dans les fièvres et les maladies telles que les pneumonies, les embarras gastriques, le cholera-morbus, etc., l'expérience me disait tous les jours que plusieurs fiévreux, que je ne pouvais me dissimuler comme gravement affectés, et que je croyais ne devoir traiter que pour les antiphlogistiques, guérissaient rapidement livrés à la nature, et par la simple réaction des exhalations et des sécrétions. Bien plus, si ici j'avais obtenu quelque succès par ce traitement, surtout quand les autres médecins avaient débuté par des émétiques suivis des toniques, là où je commençais le traitement, je n'étais pas toujours heureux; et à propos des fiévreux, je rapporterai plusieurs cas où les malades ne durent la mort qu'au traitement qu'on m'avait inculqué au

Val-de-Grâce. Souvent je recevais d'autres leçons d'une autre manière. Une fois j'avais beau cribler de sangsues une femme atteinte de ce que les uns appellent une fièvre putride, et les autres une gastro-entérite, compliquée d'ophthalmie et d'efflorescences très-rouges situées à la peau, la couvrir d'émolliens et lui administrer de l'eau acidule-gommée, la maladie n'en faisant que plus de progrès, les parens de la malade se ravisent, et lui administrent, à mon insu, un purgatif qui opère un changement avantageux et amène la guérison en peu de jours. Si, dans ce genre de maladies, j'acquerrais tous les jours des preuves de mes erreurs, bientôt j'en trouvais encore d'autres non moins fortes dans les pneumonies. J'avais traité avec succès plusieurs de ces maladies, mais la cinquième qui se présente, quoiqu'en apparence moins grave d'abord que les autres, me résiste. La personne qui en est atteinte, âgée de quatorze ans, est mourante le sixième jour du traitement, et, après trois saignées, des sangsues, etc., j'étais presque déjà incertain sur tout ce que je faisais, et dans ce cas, voyant mes moyens ordinaires n'obtenir aucun avantage, j'ai recours à l'empirisme, j'administre le kermès; presque aussitôt j'obtiens un soulagement marqué, et je décide la guérison. Quand je traiterai de ces maladies, je rapporterai plusieurs faits où des malades expirans n'ont dû leur vie qu'à l'action des stimulans portés sur les voies digestives et la peau, mais toujours après la saignée. J'aurais pu rapporter aussi que des fiévreux cessaient d'être malades en prenant des alimens restaurans. C'étaient autant de faits qui m'accablaient; mais je ne citerai pas davantage : il me suffit de dire que si, par les vérités dont j'étais possesseur, j'avais une supériorité incontestable sur mes confrères, du moins j'étais convaincu par les leçons que me donnait la nature, que je recevais de l'empirisme des parens du malade, ou que je puisais dans les ouvrages de médecine contre lesquels j'avais entendu si souvent déclamer, que je ne possédais pas des principes généraux certains, et que par conséquent j'étais dénué d'un mode de traitement positif pour tous les cas. Je n'ignorais pas que cet état m'était commun avec tous les autres médecins, mais avec cette différence qu'il était insoutenable pour moi. Que faire dans mon incertitude ? Serai-je un Brounien pur ? Mais j'ai dû des succès aux antiphlogistiques. Deviendrai-je exclusif dans le système tomasinien ou broussaisien ? tout comme on voudra. Son imperfection m'a frappé aussi bien qu'aucune autre, et elle m'a été démontrée jusqu'à l'évidence. Ferai-je un choix ? et comment m'y prendrai-je pour être plus heureux que je ne le suis dans ma pratique ? Abandonnerai-je mes découvertes ? Je n'ai qu'elles pour satisfaire ma raison, et assurer ma supériorité. Sacrifierai-je Bichat ? je lui dois ce que j'ai de positif, et ensuite à qui sera réservé cet honneur ? Dans cette perplexité, Montaigne est toujours présent à mon imagination. « Il n'y a pas grand danger, dit-il, de » nous mescompter à la hauteur du soleil, ou en » la fraction de quelques supputations astronomi- » ques ; mais ici il y va de tout notre être, et ce n'est » pas sagesse de nous abandonner à l'agitation de » tant de vents contraires. » Il était difficile d'avoir une conscience tranquille, en se mettant à la place du malade; cependant, loin de me rebuter par tant d'obstacles, si un moment j'éprouve de la peine, bientôt tout est surmonté, et je goûte une espèce de plaisir, en sentant qu'il me fallait méditer encore. Qui m'avait suggéré mes découvertes ? Bichat. Quel moyen me les avait rendues certaines, quoique non appropriées à tous les cas ? L'observation. Dans cette nouvelle position je reviens plus que jamais à l'étude de l'organisme, je le suis avec Bichat dans toutes ses divisions ; je l'applique aux faits, aux malades qui se présentaient. Infatigable, je suis quelquefois, moment par moment, la marche du mal, et bientôt j'acquiers la conviction que je ne l'appliquais pas en entier; que je ne précisais pas assez l'anatomie générale; que je me trompais en ne cherchant toujours l'expression du mal que dans un tissu entier, et non le plus souvent dans les parties organiques communes et les plus élémentaires qui entrent dans sa composition; que j'oubliais surtout le système capillaire, et, en un mot, que je considérais l'organisme non décomposé, au lieu de le prendre dans les masses organiques les plus élémentaires qui le forment, et qui sont si dfférentes les unes des autres.

Mon parti est bien pris; mon erreur était évidente, il fallait la rectifier. En peu de temps je réunis à peu près six cents faits, je les classe selon les tissus ou les parties organiques simples qui les composent, je les compare aux observations recueillies par les auteurs, je classe ces dernières selon cette même anatomie, et cet Hippocrate, que certain Gérard-Girardot, l'arc-boutant de la *doctrine physio-*

logique, ridiculisait dans les conversations particulières, ce Pinel, dont on m'avait tant éloigné, me deviennent chers! Je continue ma marche; tout me me donne la conviction que, dans l'application de l'anatomie aux maladies, on néglige de remonter aux exhalations, aux sécrétions, aux systèmes organiques les plus simples, et bientôt à cette vérité s'en réunit encore une autre. Dans ma thèse, j'avais bien considéré les faux rapports des tissus avec tous leurs excitans; mais les malades eux-mêmes fixent mon attention sur l'état de décomposition de l'excitant général, et désormais la connaissance de l'état de ce fluide me donne une connaissance réelle d'une foule de maladies; et je complète mes idées sous le faux rapport de l'économie avec les stimulans. Des malades retrouvaient la guérison des symptômes fébriles les plus graves dans l'usage des alimens, et, par ces faits, je remonte à l'état de l'économie privée en général de ses stimulans, et je finis par compléter mes connaissances dans ce genre de maladies, l'un des plus étendus et le plus ignoré. Enfin je n'avais que des idées incomplètes sur les diverses altérations de l'organisme, et surtout sur les rapports des tissus entre eux, et en les complétant, j'assieds toute ma médecine sur l'anatomie, et je me trouve sur le plan général de la nature même. Une fois connu, j'ai beau le soumettre à tous les faits, le placer sur l'anatomie, le présenter aux faits recueillis par les auteurs, tout est d'accord, et, réunis en sa faveur, ils forment un tout indissoluble. Bien plus, dans cette épreuve, à cet avantage il réunit celui de dévoiler la vérité à travers les erreurs les plus trompeuses, et de montrer la nature dans tout son éclat.

J'avais formé la résolution de mettre mes vérités à jour, une fois qu'elles seraient certaines; après que j'ai acquis cette certitude par plusieurs milliers de faits, et plus de dix ans de méditation, je me demande maintenant par où je dois commencer l'exécution de ce plan. Je pense qu'il n'est pas d'autre marche que de peindre ce qui est dans l'ordre des choses, et qui me paraît celui que je me suis donné. Une fois ce plan général connu, qu'ai-je senti? que comme médecin j'appartenais à l'univers entier; et alors j'ai cru que cet ouvrage devait offrir d'abord le tableau du médecin. Avant de pouvoir le faire avec quelque avantage, mon plan près des malades, n'était qu'imparfait, je me trouvais souvent dans une sorte de labyrinthe, et comme l'on doit toujours en posséder un, afin d'avoir un point de départ pour apprécier la science, j'ai cru que je devais placer celui que je me suis créé, après le tableau du médecin qui le commence en quelque sorte. Avant sa découverte, j'étais dans un mélange confus d'erreurs et de vérités; le mal et le traitement n'avaient rien de positif; or, puisque l'on est dans la position où j'étais, l'ordre analytique n'exige-t-il pas qu'après m'être examiné, j'examine les autres sur le terrain où je me trouvais? Telle est mon opinion, et si j'ai porté cette étude chez les anciens et les modernes, c'est parce que la vérité que je cherche à dévoiler le méritait. Ce n'est que de la méditation des vérités que j'avais embrassées d'abord, et des erreurs qui les suivaient, que je suis parvenu à faire naître les principes sur lesquels reposent les connaissances de la nature des maladies et de leur traitement; et il m'a paru que ces principes devaient suivre immédiatement l'examen de ces connaissances.

Voilà les premières parties qui m'ont paru inséparables; elles feront le sujet de ce volume. Pour que mon plan soit rempli, il reste à faire l'application de mes principes à chaque élément organique considéré en masse d'abord, et ensuite à chacune des parties organiques différentes qui entre dans sa composition. Ce n'est qu'insensiblement que j'exécuterai cette entreprise, et cette matière, l'objet de mon cours, ne sera publiée qu'en différentes fois; mais, sous peu de temps, j'imprimerai les affections morbides générales et primitives du système capillaire tel que Bichat l'a envisagé, et celles qui appartiennent aux tissus cutané, muqueux et séreux, et toujours en distinguant les cas où le tissu entier ou l'une de ses parties qui servent à le former, souffre.

Le volume que je publie ne contiendra donc que quatre parties: l'une où l'on trace le tableau du médecin; la seconde, celle qui présente le développement du plan du traité de pathologie médico-chirurgicale; la troisième, celle de l'examen général des connaissances de la nature des maladies et de leur traitement, tant chez les anciens que chez les modernes; et la quatrième, les principes qui doivent servir à reconnaître les maladies, et à leur opposer les moyens curatifs. Si l'on y trouve quelques propositions, je ne les ai publiées que pour les élèves qui ont suivi mes cours, et, en outre, pour signaler des vérités que des médecins ne manqueraient pas de s'approprier, en attendant la publication des autres parties de ce traité. Je les ferai disparaître aussitôt cette publication.

Ce volume semble, par son titre, être isolé du reste du sujet, et en effet, on peut le considérer comme tel; cependant il est vrai de dire aussi, qu'il deviendra indispensable pour celui qui voudra étendre ses idées sur le sujet entier, et, sous ce rapport, on doit le considérer comme le premier volume du traité de pathologie médico-chirurgicale.

PREMIER ARTICLE.

TABLEAU DU MÉDECIN.

CHAQUE homme a une vie différente. Je vais porter un instant mon attention sur celui qui appartient au monde entier et qui ne ressemble qu'à lui-même. Adolescent, il forme son langage sur celui de Virgile ou de Fénélon, et il n'abandonne ces grands hommes que pour soumettre à sa méditation profonde, depuis les astres qui roulent sur nos têtes, jusqu'à la composition du plus compliqué des minéraux. Ce sont là ses premières conquêtes sur la nature; d'abord le monde physique semble lui appartenir, et cependant, bien différent des autres humains, il ne prélude, par tant de savoir, qu'à une plus vaste connaissance encore, celle de l'homme, et partant, marchant sur les traces du génie, il s'identifie avec le plus grand de tous; Bichat à la main, il nous déroule ce physique merveilleux, ce type de la grandeur de la nature, et les lois sous lesquelles il existe. Avide de vérités réelles, et non content des faits que présente l'homme pour se dévoiler lui-même, pour mieux l'apprécier, il s'arme de l'analogie, et il soumet l'arbuste comme le quadrupède à son investigation profonde. Jusqu'ici il n'a vu que les organes, que le matériel de la vie; bientôt il les contemple dans leurs rapports avec l'univers, il en dévoile d'abord les phénomènes qui se montrent dans les relations physiques, et, passant, après ces travaux, à ceux qui embrassent les rapports de l'homme avec son semblable, il fait de nouveaux efforts, et il se montre au premier rang parmi les philosophes. Nous l'admirons au sein de tout ce que l'humanité vénère; le monde change-t-il autour de nous, et à l'extérieur comme à l'intérieur, nos organes abandonnent-ils leur état naturel? l'économie en butte à mille causes morbifiques, succombe-t-elle sous les coups redoublés de la mort? C'est lui qui en interroge la douleur; c'est lui qui en calme les aiguillons cruels, et cet homme si privilégié, ce physicien, ce chimiste, ce physiologiste, ce naturaliste, ce philosophe, cet amant sublime de la nature, ce messager heureux de la vie, quel est le cœur qui n'en soupire le nom, et qui ne désigne le médecin?

Je ne puis l'envisager dans tout ce qu'il est: je me bornerai à faire ressortir les traits principaux sous lesquels je viens de le présenter.

Du moment que nos sens s'ouvrent à la raison, tout nous dit de diriger nos études dans les sciences que nous devons cultiver un jour, et l'homme qui se destine à brûler de l'encens sur les autels du dieu d'Épidaure, se familiarise, plus que tout autre, avec les écrits de Virgile ou d'Homère, et il fait bien; c'est dans le langage des chantres immortels des dieux, que l'on doit chercher le langage qui doit peindre les merveilles de la nature. Il fait plus, son génie soupire après tout ce qui est; sa raison, pour s'élever, passe de l'Évangile à la vie des grands hommes, se perfectionne encore par l'histoire qui, bien comprise, est le Plutarque le plus instructif, et, par cette éducation heureuse, celui qui aspire à l'heureux don de calmer nos maux, est partout un sage de plus, du moment où il commence à s'asseoir au banquet de la vie.

Il prélude, par tant de travaux, à une vie active et sans tache; mais, comme si son existence était un sacrifice destiné à l'humanité, il ne s'élance de cette carrière que pour embrasser les sciences physiques. Ainsi le commande son étoile fortunée; quelle ne serait pas son impuissance, s'il ignorait, au lit de la douleur, les corps qui exercent sur nous un empire absolu! Sans doute, peu lui importent les lois qu'ils suivent entre eux; il n'en est pas de même de leur action sur l'économie, et lorsqu'il calcule depuis l'influence sidérale jusqu'à celle du vêtement le plus léger, par cette direction heureuse de son savoir, il laisse loin de lui le physicien. On a beaucoup vanté les travaux d'Archimède; l'ouvrage d'Hippocrate qui traite des airs, des lieux, etc., moins connnu, a été mille fois plus utile au monde.

Le médecin destiné à être, par excellence, le bienfaiteur de l'humanité, n'étudie la nature que dans le plus grand intérêt de son semblable, et dans la chimie, comme dans la physique, il joue ce rôle heureux. L'homme presque ordinaire, ne cherche dans la science de la composition des corps, que des moyens industriels; cependant que de bien, que d'assistances l'on retire, pour nourrir le pauvre, des ossemens jetés sur la voie publique! et demandez à quelle main heureuse l'on doit ce bienfait? et le nom de Cadet de Vaux est sur vos lèvres! La religion et la rigueur des lois ne peuvent arrêter le bras de l'homicide, et le génie du médecin l'épouvante. Interrogeant cette merveilleuse chimie, long-temps après que la victime ne sera plus, lorsqu'il ne restera de ses débris que des ossemens épars, il reconnaîtra en eux les matériaux destructeurs; c'est par lui que la société est vengée, et que le poison ne pouvant plus être dérobé, cesse d'être une arme destructrice. Le jour où un noble magistrat, étonné des opérations qui avaient dévoilé un empoisonnement, s'écriait : « Tremblez, pervers! la tombe ne voile plus le crime! » Qui l'inspirait? Orfila!

Le monde physique lui est connu sous les rapports les plus avantageux; mais avide de cette science de lui-même, il dirige ses nouveaux efforts intellectuels sur la structure physique de l'homme qui n'est plus, pour apprendre à connaître celui qui vit, et avec ce nouveau genre de gloire, commence, pour lui, un nouveau genre de périls. Que de répugnances vaincues le jour où l'on pénètre dans l'asile des morts! Quel courage d'oser vivre en présence de débris organiques qui nous rappellent notre néant! Qu'il est donc sublime à mes yeux l'homme qui, à peine sorti de sous le toit paternel, n'est que tremblant dans un amphithéâtre! qui d'une main presque ferme touche les chairs refroidies de son semblable, qui contemple sans effroi l'affaissement des traits physiques, les saillies anguleuses du cadavre, des chairs baveuses et livides, qui s'arme d'instrumens tranchans pour sillonner le corps qui naguère soupirait la liberté et l'amour, qui interroge les fibres qui mariaient son existence à celle de l'univers, qui parcourt les canaux où circulaient les fluides de la vie, qui manie des débris organiques, et qui, ne voyant en perspective que la gloire réservée au bienfaiteur de l'humanité, oublie qu'il vit au sein de vapeurs pestilentielles! Est-il un rival qui l'égale? Partout je promène en vain mes regards, et ce n'est que sur sa tête que je trouve la première couronne civique.

Cette connaissance ne sert pas seulement à apprécier nos maux, mais à venger parfois la société. Un monstre porte une main homicide sur sa parente et sa bienfaitrice à la fois, il disperse les débris du cadavre, on les retrouve, on les réunit, un chirurgien les étudie, il découvre quel devrait être l'état physique de la victime, bientôt on est sur les traces du meurtrier, et le crime est dévoilé et puni. Et qui donna cet avantage? Le Desault de nos jours, Dupuytren!

Que de nobles méditations sur la tombe, et que de merveilles elles ont enfantées! Le médecin, plus que tout autre, montre la grandeur de la nature. On s'applaudit en chimie d'avoir décomposé les minéraux; le médecin a trouvé ce même avantage dans la science des corps organisés. Après avoir peint l'économie comme un composé d'appareils organiques, et ceux-ci d'organes, il démontre dans ces derniers les élémens qui, diversement combinés, forment ce physique qui nous étonne. Sans doute ces découvertes datent de la fin du siècle dernier; mais qu'importe leur origine moderne, la vérité une fois connue n'a pas besoin d'aïeux pour être chère au monde. Ce qu'il est essentiel d'observer, c'est que le médecin nous montre dans les sciences physiologiques cette marche générale de la nature, qui n'a recours qu'à des élémens pour la formation de tout ce qui existe, et cette conquête laisse loin d'elle celles du même genre, quand on refléchit au mode d'être des corps où elles ont été faites, et aux difficultés immenses qui semblaient devoir nous les dérober pour toujours.

Tout génie, fût-il celui du vieillard de Cos, ne caresse que des erreurs grossières, si dans la connaissance des phénomènes quels qu'ils soient, il est sans principes généraux. Depuis les découvertes sublimes de Newton et de Lavoisier, cette vérité est devenue un axiome pour l'esprit humain; et le médecin aussi n'a-t-il pas créé ces mêmes avantages pour la science des corps organisés? Quand il s'agit de sublimes découvertes, la médecine atteste qu'elle est leur terre classique : le jour où Bichat nous démontra que la sensibilité présidait à tous les phénomènes physiologiques, ce fut un second Prométhée pour le monde, et il fut s'asseoir au premier rang, entre les deux génies qui avaient marqué le plus grand degré d'élévation de l'intelligence humaine.

L'homme a trop de rapports avec les animaux, pour ne pas chercher, par la science qui les embrasse, à mieux se connaître lui-même, et, de son étude propre, il passe à celle de ces êtres qui vivent en famille autour de nous, et souvent avec nous. Aux yeux du naturaliste, ce sont des êtres qui intéressent sous le rapport de leurs formes bizarres, de leur parure aussi variable qu'étonnante, et de leurs instincts ingénieux; et pour le médecin que rien n'étonne, après avoir considéré l'homme, ils ont une toute autre importance. Remarquant que l'animal a des instincts qui sont en harmonie avec son physique, et qu'ils sont invariables, et observant entre lui et l'homme des ressemblances physiques frappantes et très-souvent identiques pour certains appareils, il en tire la conséquence d'une conformité ou d'un rapprochement d'instinct ou de penchans, et interrogeant ces derniers, et les trouvant conformes à ses conjectures, il sait mieux se comprendre et se connaître, en même temps qu'il se convainc de cette vérité, que l'homme est au physique comme au moral, presqu'un échantillon de tous les animaux. Comme Gall et Cuvier, il s'empare du monde animal, et comme eux, il peint la nature dans tout son éclat, en nous montrant l'univers peuplé d'êtres intelligens et industrieux, resserrés, en quelque sorte, dans un seul être qui est l'homme.

Plus nous étudions le médecin, plus il grandit, et si, partant des connaissances qu'il possède, il envisage les opinions du philosophe qui considère l'homme dans l'état physique, sa simplicité de langage, unie à une expérience rigoureuse, réfute des erreurs trop long-temps accréditées. Le bon et vertueux Jean-Jacques, trop étranger à l'étude physique de l'homme, prétend dicter les lois qui doivent servir à élever le genre humain, et ce précepteur plus grand qu'il n'est encore célèbre, débute par l'erreur la plus funeste; il conseille de plonger dans des courans d'eau froide l'enfant qui vient de naître. Son style enchanteur commande aux ames faibles; le médecin invoquant le séjour de l'enfant dans le milieu d'une température douce, le danger des transitions subites dans des circonstances opposées, et appelant à son aide la pratique de tous les peuples, et les instincts des animaux qui abritent leurs petits contre l'intempérie des saisons, renverse ce système, dont quelques années de pratique suffirent pour le condamner à l'oubli. Le même philosophe commande aux mères d'allaiter leurs enfans; et quelle est celle qui n'obéit à cette loi plus forte que celle de l'amour? Mais comme des circonstances défavorables à la population existent, qu'elles entrent dans l'ordre de l'univers; que la mère qui enfante y est soumise comme une foule d'autres êtres, et qu'il est constant qu'à l'enfant qui vient de naître, la mère manquant, ou étant trop détériorée, ou dans une atmosphère corrompue, une autre l'adopte, ainsi que les animaux nous en donnent l'exemple; le médecin qui ordonne alors de chercher une autre mère, un air bienfaisant, et qui, par cet heureux moyen, veille à la conservation du genre humain, moins brillant, mais plus vrai, n'est-il pas au-dessus du philosophe genévois? J'aime à méditer ce grand homme, quand il force pour ainsi dire à la honte celui qui assouvit son appétit aux dépens des chairs des animaux, et qui rapporte que les Lotophages étaient un peuple doux et hospitalier. Sans doute la destruction d'un être sensible qui se rapproche plus de nous qu'il ne s'en éloigne, qui est comme nous un ouvrage du créateur, et qui animait l'univers, répugne à l'ame sensible; mais elle est une conséquence des lois de l'auteur du monde, et il faut lui obéir. C'est cruel, mais telle est l'opinion du médecin, et quand il vous montre tous les peuples lui rendant hommage, les dents comme l'estomac de l'homme créés en partie comme ceux de l'animal carnassier, et les instincts de l'un comme ceux des autres, ne jamais se démentir, ce langage a aussi son empire, et avec moins de pompe, il est plus écouté, lors même qu'on honore le génie de Rousseau. Qu'on médite les erreurs des grands hommes dans le sujet qui nous occuppe, et partout vous observerez que l'esprit qui les rectifie est l'esprit du médecin; et le jour où il généralisera sa philosophie, si le genre humain n'est pas ingrat, il lui élèvera un temple.

Partout l'homme s'instruit sur l'homme, parce que ce roi des êtres appartient à l'univers; et à peine s'est-il formé, comme médecin, une idée vaste des animaux, qu'il porte ses regards attentifs sur un genre d'êtres non moins intéressans que les premiers, et les végétaux se présentent à ses méditations profondes. Le médecin qui a dit que c'étaient des animaux fixés à la terre, fut un grand génie; et celui qui nous les peignit comme sensibles, comme doués d'organes et ayant des fonctions différentes, et qui devaient, comme nous, leur existence à l'amour, ne sera jamais assez couronné; et qu'était cet homme? Un médecin, l'immortel Linnée. Je ne dirai pas quelle est leur utilité dans la nature; mais en les considérant comme doués d'une vie organique que l'on trouve également dans l'homme, le médecin à appris à jeter sur sa nature un jour plus grand que celui qui résulte de l'anatomie comparée. Le temps ne me paraît pas loin où l'on se servira plus des végétaux que des animaux pour apppréçier nos maladies, et où l'on aura la conviction intime qu'il exis-

existe une différence moins réelle qu'on ne croit, entre le cèdre du mont Liban et le héros d'un peuple entier. Ainsi, pendant que le vulgaire ne voit qu'un être vil dans l'animal, que l'arbuste fixe à peine ses regards, la nature ne se montre dans toute sa magnificence qu'au médecin, et ce regard vaut bien celui d'un esclave des grandeurs passagères! O médecin! que ton rôle est sublime, et si tu réfléchis un instant sur ton être, élève ton ame, la nature te contemple, et, quand tu es digne d'elle, est-il rien dans l'univers digne de ton sort?

En parcourant les chaînons qui lient les corps de l'univers, les sciences qui les envisagent sont sœurs, et le médecin ainsi armé entre dans une carrière plus épineuse encore. Il a étudié les rapports de l'homme avec l'univers, maintenant il approfondit ceux qu'il a avec son semblable, et dans cette carrière nouvelle qui porte le nom de morale, il est le plus sage des hommes. Dans cette vie, tout est orageux; l'homme le plus fort, par une conséquence de ses besoins, tend à maîtriser le plus faible: ainsi le veut l'amour de soi qu'égare trop d'ardeur mal conçue; mais pendant que l'esprit vulgaire s'humilie, qu'il resserre son existence au gré des tyrans qui l'oppriment, l'élève, l'amant passionné de la nature, le médecin donne au monde un exemple contraire, il combat pour la liberté; et comment le concevoir sans cette vertu sublime? Que lui dit cet arbuste qui s'incline devant le corps qui l'accable et qu'il fuit, en prenant une direction nouvelle? qu'il cherche la liberté. L'animal plus sensible et plus expressif, lui présente la même image; il languit, se detériore et meurt quand il ne peut donner un libre cours à ses instincts, ou s'il sert un maître, il porte dans tous ses traits l'expression de la misère. A-t-on jamais vu l'animal domestique avoir les formes élégantes, les couleurs brillantes, l'agilité et le courage des habitans des forêts ? Chez l'homme dont l'organisation est plus délicate, ce phénomène est plus sensible. Le prisonnier à un organisme étiolé, réunit un affaiblissement général, et si les cachots se prolongent, la mort est son partage. Là où la liberté diminue, commencent tous nos maux ; là où elle est la plus faible, se trouve le comble de l'infortune, et là où elle n'est plus, commence le néant; et il serait un homme qui s'enorgueillirait du titre du médecin, et qui n'adorerait pas cette divinité ! Un philosophe a dit que, s'il avait été mis à la Bastille, il aurait fait le tableau de la liberté. On n'a pas besoin de donjons pour peindre son image ; s'il eût jeté un regard sur l'organisation lorsqu'elle est souffrante, il l'aurait vue partout ne devoir son état qu'au défaut de liberté. Au reste, les annales de la médecine sont fertiles en exemples d'amour de cette vertu, et si dans le commencement de ce siècle on a pu voir un médecin se faisant peindre contemplant avec charme les traits d'un despote, je ne vois en lui qu'un courtisan digne de Tibère, et cette injure faite à l'humanité par l'homme qui doit toujours l'honorer le plus, est effacée par Hippocrate qui exposa sa vie pour l'indépendance de la Grèce ; Zimmerman qui lui rendit hommage en face de Frédéric, et Cabanis qui fit entendre ses accens aux oreilles du guerrier qui, encore consul, méditait honteusement l'asservissement de sa patrie.

La liberté est la source de la vie, de la santé et du bonheur des humains ; mais qu'on se garde de confondre avec elle la licence, sa plus cruelle ennemie, et qui est à cette vertu ce que l'hypocrisie est à la vraie dévotion. Des hommes ignorant l'instinct social, et ne donnant cours qu'à leurs passions, cherchent à dominer leurs semblables, ils sont à eux ce que l'espèce humaine est aux animaux, et ils nomment *gloire*, *honneur*, cette supériorité qu'ils qualifient aussi de liberté, comme si l'amour de soi mal compris, nous rendait aveugles. Tant que leur sort reste le même, c'est pour eux l'ordre social ; mais s'il change ; élevés dans la haine de la vertu, ils ne peuvent concevoir qu'en mesurant leur bonheur sur celui de tous ; ils étendent ce bonheur ; ils s'accablent eux-mêmes, et, dans leur infortune, la main qui les enchaîne dans l'intérêt de tous, est, selon eux, une main de fer. Le médecin suit une route contraire : Hallé, que l'on citera toujours quand on fera l'éloge de la vertu, a donné cet exemple en 1815. Cet homme, trop peu connu comme sage, voyant les dangers que courait la France, et admirant le roi malheureux, mais législateur, qui la gouvernait, ce roi qui fut pour elle un second Henri ; cet homme, dis-je, ne craignit pas d'appeler ce monarque le père de la patrie, en présence de mille jeunes gens égarés par de brillans souvenirs ; et son accent d'une conscience pure, en imposait à une ardeur coupable.

Là où un grand médecin existe, c'est un sage de plus que l'on doit compter. Nous venons de le voir adorer la plus sublime et la plus essentielle des vertus; on la retrouve également dans la pratique de toutes celles qui ennoblissent le caractère humain. Les hommes s'associent par une sorte d'instinct; le médecin observant que, lorsque son semblable vit dans les forêts, il porte les traits de la faiblesse physique; que la voix et la parole seraient nulles, si elles ne servaient aux hommes à entretenir leurs relations morales; que toute sa supériorité est dans la force de son génie; et que, pour être conséquent à son mode d'être, il appelle le génie; qu'en mariant ainsi ses efforts intellectuels à ceux des autres, il multiplie ses forces, partout plus que tout autre, il montre une ame sociable. Pour lui, cette vertu est un principe qui s'étend à tous les êtres organisés. Comment avec ce qu'il sent, et fait pour apprécier la marche générale de la nature, serait-il insensible à ces exemples heureux? Les animaux vivent en société: plus ils sont menacés, plus ils resserrent leur lien social; et les végétaux isolés languissent, tandis que le chêne entouré des siens, porte ses rameaux jusque dans les nues. Partout un cri universel lui dit que tout ce qui sent est sociable, et quand une philosophie brillante, mais trop souvent mensongère, cherche à annihiler les instincts et conseille à l'homme d'aller vivre dans les forêts ou les antres des rochers, ce langage ne pénètre pas son âme; il ne voit en elle qu'un roman, et lui seul montre à l'homme la nature telle qu'elle est, et toujours sublime, parce que, bien comprise, elle embellit la vie.

De cette vertu en découle une autre, et l'amour de

son semblable se présente pour embellir ce lien, et ajouter à notre existence. C'est par elle que l'association est raffermie, et quelle est donc sublime pour le médecin! Elle existe partout, et si le philantrope lui élève des autels, le médecin franchit les distances immenses pour satisfaire au besoin de la pratiquer. Mazet, bravant la mort pour secourir l'Espagnol pestiféré, laisse un nom immortel; Gall, ce génie trop peu loué, et jamais assez médité, en prouvant que le physique de l'homme démontre l'existence de cette vertu, et qu'elle lui donne pour patrie le monde entier, lui brûle encore un encens plus pur.

Cette vertu varie dans sa force, selon les rapprochemens plus ou moins prononcés des traits physiques. Là où le climat est le même pour tous, elle est plus forte : les habitans des bords pittoresques du Rhône sont plus unis entre eux qu'avec l'Arabe des déserts. De là vient qu'elle est différente, quand on la considère comme bornée à des sociétés plus ou moins étendues, et alors elle prend le nom d'amour de la patrie. Elle découle, comme on voit, du rapprochement du physique, d'où naissent les mêmes habitudes et les mêmes mœurs. Décroissant à mesure que les influences qui la forment s'affaiblissent, elle est sublime quand on l'envisage dans la région du globe que borne le même horizon ; à Athènes et à Rome, elle a laissé des souvenirs immortels. Chez les grandes nations, elle se réveille parfois avec une énergie peu commune, et en France surtout, elle a montré ce noble caractère. Tout homme en société, lui brûle plus ou moins d'encens; et dans sa pratique comme dans celle des autres, le médecin s'est placé au premier rang. Ces paroles d'Hippocrate : « Dites » à votre maître que je suis assez riche ; que l'hon- » neur ne me permet pas de recevoir ses dons ; » d'aller en Asie, et de secourir les ennemis de la » Grèce », quoique héritières de plus de deux mille ans de postérité, sont présentes à tous les esprits. En Égypte, l'armée française est plongée dans la terreur, le mot affreux de peste circule dans tous les rangs ; et Desgenettes, ne considérant que l'influence du moral sur le physique, ne contemplant qu'une France adorée dont il fallait sauver les enfans belliqueux, s'inocule la peste en présence de l'armée elle-même, et, par les dangers qu'il a courus, il sauve des guerriers dont l'histoire a tout le charme d'un roman.

J'ai dit que les vertus étaient sœurs, et qui mieux que le médecin connaît leur lien de famille ? Comment concevoir qu'il aime son semblable, qu'il adore sa patrie s'il n'est juste, bienfaisant et surtout ami de la tolérance ? Sans doute ces qualités sont des nuances de la même vertu ; mais que sans elle toute association humaine serait pénible ! Né pour étudier la nature, comment ne serait-il pas plus juste qu'un autre, lui qui sait que l'homme, pour être heureux, doit jouir des avantages de tous ses rapports physiques et moraux ? En France, la bienfaisance est une vertu naturelle ; mais si l'on a dit d'un sage, de Larochefoucault-Liancourt, que le mortel le plus heureux est celui qui fait le bonheur d'un plus grand nombre d'autres, j'avoue que quand on s'instruit de la vie du médecin, on trouve en lui cet honneur. Chirac qui quitte la cour enchantée du célèbre régent pour aller à Rochefort sauver une foule de victimes, et Bertrand pendant la peste de Marseille, sont des êtres dont la vie est aussi belle. Ah! que de médecins ignorés, et dont la vie est admirable par les biens que leurs mains distribuent au malheur! Rarement, sous le rapport moral et intellectuel, les hommes se ressemblent parfaitement, peu d'entre eux possèdent toutes les qualités qui rendent l'homme entier; et de là naissent des différences de caractère qui créent parfois tant de calamités, et surtout des haines profondes. Le médecin formé à l'école de la nature, voit les défauts de ses semblables, les plaint et reste encore leur ami, ou devient leur défenseur, s'ils souffrent injustement. Au temps de la ligue, une dame puissante demanda à un médecin de quel parti il était. Celui-ci répondit: Du parti des malades; et il fit bien, car s'il jette la pierre à l'infortuné, quel génie osera alors le protéger? Disons plus, si moins de têtes d'aliénés roulent sur l'échafaud, n'est-ce pas à l'amour du médecin pour la tolérance, que l'on doit cette tache de moins pour l'humanité?

Tant que l'homme est jeune, il est rare qu'il soit profondément religieux. Il change à mesure qu'il fait des progrès dans les connaissances des choses et des hommes; et une fois qu'il s'est élevé à leur plus haut période, ou que ses facultés intellectuelles sont arrivées à ce point qu'elles ne peuvent dépasser, alors l'auteur des choses semble lui apparaître; il s'incline, il adore, il ne cherche plus qu'à identifier son existence avec celle de l'être qui borne sa raison, et à mesure qu'il vieillit, cette vertu acquiert plus d'empire. Tel est ce qui frappe nos esprits, et quelle est donc toujours sublime cette nature qui, au moment de notre décadence, nous console en nous montrant la main qui nous a tiré du néant, qui nous fait oublier la période des infirmités et nous voile la mort, en nous montrant en perspective une vie fortunée. Ah! cette idée que Dieu a donnée aux hommes, de lui-même, et surtout dans ce moment qui marque notre décadence, est son plus bel ouvrage! Nul esprit ne méconnaît l'auteur des choses; et le médecin formé à la contemplation de ses œuvres, est son premier adorateur. Jamais on ne l'a vu attaquer les croyances religieuses; il connaît trop bien le cœur humain pour vouloir anéantir le sceau de la grandeur de l'homme; et si jadis Socrate méprisait la religion des Athéniens, Hippocrate, plus sage, donnait un tout autre exemple; Hallé avait la piété de Fénélon; Bichat, tout jeune, liait, comme tous les grands génies, son existence à celle de la divinité; le sage Gall se recueille aussitôt que son ame rappelle le nom du créateur; et le philosophe Pinel, à son dernier soupir, tendait la main de la reconnaissance au génie qui l'entretenait du fils de Marie.

Si l'on ne peut concevoir une réunion d'hommes sans instinct de sociabilité, sans amour de son semblable, de patrie et de Dieu; il en est encore de même sans chef qui en interroge le caractère, pour la mettre d'accord avec le reste de l'univers. Tous les peuples nous donnent cet exemple, et la nature grava cette même vérité chez les animaux. Leurs bandes ont toujours des guides qui veillent à leur conservation, et qui étonnent autant par leur intelligence que par leur courage. Chez les sociétés humaines, le chef est un centre d'où partent et où arrivent toutes les forces sociales; c'est la sentinelle courageuse placée au premier poste d'honneur. Son caractère varie selon les époques. Chez les petits peuples, son pouvoir ne peut être absolu à cause de la connaissance qu'a chaque citoyen de la société elle-même: Athènes et Rome, dans leur principe, nous offrent cet exemple. A mesure que la société s'accroît, son pouvoir change; alors le climat différent, à cause de l'étendue de la société, influence différemment le physique; les divisions tendent plus facilement à naître, et le bien de tous lui dit, dans ce cas, d'être maître absolu. C'est l'état le plus commun, au moins jusqu'à ce jour; l'histoire prouve ce que j'avance: il est une source de guerres intestines, et la raison en est simple; mais si ces sociétés deviennent trop étendues, avec cet accroissement ses maux augmentent; et les membres de la nation, las de leurs propres malheurs, modifient le pouvoir de leur chef, ou plutôt celui-ci, formé comme les peuples eux-mêmes à l'école de l'adversité, met sa puissance en harmonie avec les nouveaux besoins. Dans ce nouvel ordre de choses, le chef placé au-dessous de tous, et instruit des besoins du peuple par des délégués, n'a qu'un rôle à jouer, celui d'être l'esclave de l'expression de ces mandataires publics. Cet état social est le plus simple et le plus avantageux; il dérive des choses, et il est le type de la perfection du contrat social. Le chef, comme on voit, est à l'abri de l'erreur, ou du moins s'il se trompe, son erreur est forcée, elle est celle du peuple lui-même. Le médecin est convaincu, plus que tout autre, de cette grande vérité qui coûta si cher au monde avant que d'être connue, et partout il est d'accord avec la nature. Il ne voit dans le chef d'une nation ainsi constituée, qu'un être inaccessible à la haine et à l'amour, qui est à cette nation ce que la tête est au reste du corps, et se rappelant que lorsque les peuples, comme les individus, enfreignent les lois qui les régissent, ils se créent des malheurs inouis, il le vénère comme le chef du peuple le plus honorable, puisqu'il a su ainsi s'organiser; il l'aime, parce que sans lui son existence et celle de ses concitoyens seraient compromises, et lorsqu'aux jours des discordes civiles, les citoyens égarés oublient leur devoir le plus sacré, qu'ils font abnégation de leur propre bonheur, le médecin toujours sublime, ne trahit pas son mandat sur la terre, et dans l'intérêt social, c'est alors qu'il se fait un honneur de saluer le prince en présence de ses ennemis. Hallé, comme je l'ai dit, donna cet exemple en 1815, et il fit bien, parce que les rois tels que ceux de France et d'Angleterre, doivent être éternels comme les peuples qu'ils commandent.

Partout le médecin est grand. Là où nous l'avons vu, il a des rivaux; je vais le placer sur le terrain qui est son seul domaine, celui des nos maladies. A force de travaux, il a conquis le monde, il en a dévoilé la nature, et il possède tout ce qui constitue l'ensemble des connaissances de l'homme en santé; quand il s'agit de cette partie de la science où nous sommes en proie à des douleurs, il faut le dire, il est loin du degré d'élévation où le placent ses admirateurs. En vain on s'efforce de dissimuler cette vérité, elle est trop évidente pour oser la dérober même à l'esprit le plus grossier. Jamais l'on ne conciliera l'hygiène en santé avec le mode d'envisager les corps extérieurs en maladie. Sera-t-on plus heureux lorsqu'après avoir décrit les élémens organiques, on nous peindra les maladies? Qu'a de commun la description des uns et le tableau des autres? Est-on plus heureux dans l'explication des phénomènes de la douleur? Elle n'a rien de commun avec les principes généraux connus, parce que la maladie n'exprime point réellement des organes élémentaires souffrans. Dans le traitement, même imperfection, et le plus souvent, entre ce que commande la nature et ce que prescrit le médecin, quelle discordance réelle! Au reste, ne soyons pas surpris de cette imperfection dans les découvertes qui font de la médecine une science; Bichat est d'hier quand il s'agit des progrès de la science, et si l'on réfléchit à l'empire de l'habitude, je ne vois rien que de simple dans cet ordre de choses. Cependant, malgré cette imperfection dans la plus importante des sciences, soit instinct, soit observation, soit un génie particulier, le médecin opère parfois des cures étonnantes. Chez les anciens, on retrouve surtout cette supériorité qui étonne. Croit-on qu'Esculape eût obtenu les honneurs divins, s'il n'avait fait des cures dans les cas les plus désespérés? Hippocrate réunit plus d'un laurier; et quand on médite ses écrits, ne doit-on pas se convaincre que, comme ses divins aïeux, il donna la vie à une foule de moribonds; et comment ne pas caresser cette pensée, quand on sait qu'il prédit aux Athéniens la peste qui devait les dévorer. Gallien marcha sur les traces de

4

ce grand homme ; Boerrhaave étonna par son génie médical ; Chirac, à Rochefort, ne fut-il pas sublime, et Bichat ne nous a-t-il pas appris à faire revivre la gloire des premiers bienfaiteurs du monde ? Les soldats de Charles IX ne craignaient pas de monter à l'assaut, après s'être assuré que Paré était avec eux ; et l'Europe retentit encore du nom du grand Desault ! De nos jours, comme autrefois, il est des médecins qui sont des êtres privilégiés au lit du malade : leur ame s'empare, en quelque sorte, des maux qu'ils observent ; jamais ils ne sont esclaves des hommes, mais des choses ; jamais des théories, mais de la nature ; et, portant leur attention sur l'état organique, ils semblent ne le considérer que pour en écouter l'expression. M. Landré - Beauvais est de ce nombre. En chirurgie, cette vérité est plus frappante. On a beaucoup ajouté à cette science, depuis quelques années, et, parmi les hommes qui ont le plus fait pour elle, on doit compter M. le baron Dupuytren. Non-seulement il possède cet avantage, mais quand on réfléchit à sa supériorité dans toutes les parties de la science, à l'éclat dont il a su toujours les faire briller, à cette grâce étonnante de manier l'instrument qui agit sur nos organes, et à cette précision rigoureuse qu'il porte dans chaque opération, on ne peut voir en lui qu'un chirurgien d'inspiration. Ici, nous sommes sur le domaine de l'histoire, et quand on le quitte, peut-on douter néanmoins des succès extraordinaires très-fréquens et ignorés, parce qu'ils ne sont pas le partage d'un grand nom ? Ah ! qu'un recueil de ces cures faites dans le silence, et comparé à celui des cures obtenues par de prétendus maîtres, rabaisserait l'orgueil de la médiocrité en renom ! Une mère a deux enfans mourans, la fièvre les mine ; elle est atteinte d'une fièvre plus cruelle encore, et, pour comble de malheur, le père est conduit innocent aux cachots. La misère accompagne cette famille trop infortunée ; on appelle un médecin ; il prodigue ses soins, fournit une douce assistance, quelques jours s'écoulent, la famille souffrante se ranime, la liberté est rendue au père ; celui-ci rentre auprès d'une épouse et de ses deux enfans faibles, mais guéris, tous oublient le passé par le plaisir de se revoir, et le médecin qui fertilise ainsi son savoir, n'est-il pas digne d'un triple éloge? Que de fois, dans l'obscurité, des honneurs obtenus qu'envient les grands! Des maladies meurtrières ravagent une contrée, elles ont résisté à plusieurs hommes de l'art ; on appelle un jeune desservant du dieu d'Épidaure, qui les combat avec cette supériorité qui frappe tous les esprits ; la mort fuit toujours devant lui ; les maladies cessent, et toutes les fois qu'il paraît, le peuple se presse autour de lui, et son nom, accompagné de *vivat*, retentit dans les airs. Un enfant touche aux portes du tombeau ; la fureur des systèmes du jour l'a conduit dans ces périls ; un élève, formé par un médecin à l'étude de la nature, combat l'erreur, on l'écoute, l'enfant revient à la santé, et la mère écrit à ce jeune bienfaiteur : « Mon enfant est à vous. » Je le demande, que faut-il faire de plus pour être heureux et honoré dans cet univers? Voilà le médecin! Sans doute tout ce qui porte ce titre n'a pas la même grandeur ; mais quand je pense aux vérités dont la science de l'homme se compose, qu'elles sont aussi simples que réelles; que quand elle envisage l'homme sain, elle est une science certaine; qu'il ne lui manque, pour être complète, que d'appliquer rigoureusement ses principes à la vie malade, j'entrevois l'aurore d'un beau jour, et bientôt appelés à de plus grandes vérités que nos prédécesseurs, la vie et la mort ne seront plus un secret pour nous, et, grâce aux travaux de nos pères et de nos contemporains, l'art d'être sublime au lit de la douleur ne sera plus qu'un art que pourra cultiver l'esprit presque vulgaire.

DEUXIÈME ARTICLE.

PLAN

DU TRAITÉ DE PATHOLOGIE

MÉDICO-CHIRURGICALE,

RÉDUITE A SA PLUS GRANDE SIMPLICITÉ, PAR L'APPLICATION DE L'ANALYSE PHYSIOLOGIQUE A CETTE SCIENCE.

DEPUIS long-temps livré à l'étude de la médecine, recueillant des observations continuelles au lit de la douleur, cherchant à me pénétrer de leur caractère à l'aide des vérités les plus simples, et par elles, les travaux de nos pères et de nos contemporains, à m'élever à la connaissance générale de la nature de nos maux, je viens soumettre aujourd'hui au public une partie du fruit de mes travaux. Le plan de ce traité sort, comme je l'ai dit dans mes cours, de l'habitude commune : pour obéir strictement aux lois de l'analyse, je devrais la présenter de suite; mais comme notre projet est d'être aussi clair que possible, afin de mieux atteindre ce but, nous allons, avant tout, justifier le titre du traité auquel il doit servir de base. Ce traité embrasse toute la médecine, et nous avons été forcés d'agir de la sorte, parce que les connaissances de nos maux sont comme celles de la santé, tellement liées entre elles et fondées sur des principes tellement identiques, qu'en tracer deux classes distinctes, c'est établir une ligne de démarcation qui n'existe pas dans la nature; c'est anéantir les efforts sublimes de l'analyse et perdre les avantages de l'analogie. Par une marche contraire, la raison ne pouvant comparer les cris, les instincts, les accens douloureux, les luttes et les destructions des organes dans toutes leurs variétés de souffrance, on ôte à la physiologie les moyens de nous familiariser avec les connaissances positives de nos maux; on établit des lacunes dans le domaine de la même science; les vérités liées entre elles se trouvent séparées; on est sujet à des répétitions éternelles; on accable la mémoire au lieu de l'aider, et l'on entrave les efforts du génie au lieu de les développer. Qu'on n'aille pas croire cependant que nous nous appesantissions également sur la médecine et la chirurgie. Celle-ci sera présentée d'une manière moins détaillée, mais toujours assez néanmoins pour donner une connaissance étendue des maladies qu'elle envisage.

Si nous n'avions craint de brusquer certaines habitudes, nous aurions ajouté les deux mots *et naturelle*, après celui de *générale*, mais certaines considérations, qu'il serait trop long d'énumérer, nous en ont seules détourné. Cependant il faut le dire, la pathologie que nous allons présenter est toute naturelle. Pour la connaître, nous remontons à la source première, nous ne reconnaissons que des organes souffrans, et convaincus que chacun d'eux a une vie qui lui est propre, nous portons successivement notre attention sur leur physique, nous en étudions les rapports, nous nous rendons compte comment ils vivent en santé, comment ils quittent cet état pour passer à celui de maladie; nous peignons leur vie nouvelle, nous expliquons comment la douleur a pris naissance, nous en appelons à leurs seuls instincts pour connaître les remèdes à leurs maux, et fixant ainsi l'attention de l'élève sur ce que la nature a gravé en lui, ne faisant que développer ce qu'il sentait déjà, il marche rapidement dans la route si épineuse d'apprendre à connaître l'homme livré au plaisir ou à la souffrance.

Son titre dit que la pathologie sera réduite à sa plus grande simplicité; nous n'admettrons, en effet, que des causes réelles, que celles qui seront du ressort des sens; le siége du mal ne sera pas vague; on spécifiera non-seulement le tissu affecté, mais les parties organiques les plus élémentaires qui le composent, et où réside exclusivement le mal; et le tableau de celui-ci ne sera que l'expression rigoureuse du résultat des rapports des systèmes organiques les plus simples avec les causes morbifiques.

Quant à ces autres expressions, par l'*analyse physiologique*, on doit bien penser que l'analyse étant le vrai moyen d'arriver à ce but que nous venons d'indiquer, j'ai dû l'annoncer ainsi, et si j'ai ajouté l'épithète physiologique, c'est parce qu'ici l'analyse s'applique exclusivement à l'étude des corps animés. Qu'on ne pense pas que la physiologie soit travestie en une science qui n'a ni fond ni rives. On ne l'interrogera que dans ce qu'elle a de positif; et, loin de la dévier de son but, elle n'est pour nous que la science qui dévoile les besoins et les instincts organiques, les accens de la douleur et les secrets heureux de les détruire, ou du moins de les adoucir.

Ce titre de notre ouvrage n'a donc rien qui puisse effaroucher l'esprit le plus rebelle; seulement on peut craindre que nos travaux ne soient très-volumineux, et, sous ce rapport, je dois lever le plus léger doute. L'on craint, parce que l'on compare des idées qu'on se fait avec celles qui se déduisent de ce qui est, et l'on se trompe. Dans ce traité, ce n'est plus la même chose que dans les autres; tout y est basé sur des principes généraux qui, très-simples et peu étendus, évitent des répétitions continuelles; et les maladies étant classées de manière que l'une d'elles décrite, toutes celles qui appartiennent au même genre, sont les mêmes, et que, pour les connaître, on n'a besoin que de se rappeler les fonctions propres à chaque système où elles existent; dès lors on se convainc combien les connaissances médicales sont réduites, dans cet ouvrage, à une faible étendue. Je ne crains pas de le dire, la pathologie générale, telle que je la présente, quoique bien plus réelle, sera bien moins spacieuse qu'un traité de médecine proprement dite; avançons même ce qui est, c'est que ce traité est si simple, et son sujet si bien coordonné, qu'une fois les principes généraux développés et appliqués à une classe de maladies, celui qui les aura appris, tout en ne possédant que des idées vagues sur les maux qui nous accablent, sera à même, en supposant qu'il connaisse l'anatomie générale, de décrire toutes les autres affections morbides, et de leur opposer un traitement rigoureux. Sous ce rapport, plusieurs élèves que j'ai formés m'auraient étonné si je n'avais approfondi la vérité que j'avance.

Je viens de justifier le titre du *Traité de Pathologie*, que je publierai incessament. Maintenant voici quel sera son plan. Comme, pour nous faire une idée juste de nos travaux, nous devons connaître le passé à cause du lien qui existe dans les progrès de la science, nous établirons d'abord des considérations générales sur les connaissances de la nature des maladies et de leur traitement, chez les anciens et chez les modernes. Dans cette espèce de résumé de la science, que nous diviserons en deux chapitres, nous tracerons rapidement, dans le premier, les tableaux des hommes les plus marquans en médecine, tels que Hippocrate, Pinel, Bichat, etc.; nous nous appesantirons sur l'état actuel de ces connaissances : ce n'est que dans les derniers temps que nous envisagerons celles de la chirurgie; et dans le second, nous donnerons une idée de la création de la matière médicale; nous ferons entrevoir, d'une manière générale, ce qu'elle a été, et nous insisterons sur les méthodes de traitement maintenant les plus accréditées. Pour mettre le lecteur à même de concevoir notre éloge et notre critique, nous lui rappellerons que nous jugeons les connaissances des maladies d'après les tableaux plus ou moins exacts qui n'expriment que des organes les plus élémentaires souffrans; et celles de leur traitement, lorsque les moyens curatifs sont indiqués par la nature même, et réglés par les connaissances des instincts organiques.

Dans cet examen, je montrerai les connaissances des maladies s'étendant et se perfectionnant à mesure que l'anatomie fait des progrès, et cette science du mal physique sortant des ténèbres, avec plus ou moins d'éclat, selon que sa marche est basée sur l'organisme et éclairée par le flambeau de la physiologie. Cependant je la montrerai invoquant aussi cette base, et, par une interprétation fausse de ce moyen unique pour arriver à la vérité, tombant dans des erreurs plus grossières que celles qui rappellent les jours d'une profonde barbarie. Le tableau que je tracerai de ces connaissances sera loin de les placer au rang que leur accordent leurs admirateurs, et je prouverai qu'en médecine comme en chirurgie on peut encore cueillir des lauriers.

Ces considérations établies, je terminerai en annonçant que c'est à la physiologie mieux comprise, à obtenir les vérités que l'on sent et que l'on ne possède pas encore; et je donnerai une idée de celles que je rendrai publiques.

Le passé ainsi envisagé, nous développerons les principes généraux de la médecine en général. Nous considérerons d'abord l'organisme indépendamment de ses propriétés vitales, et réciproquement; nous les mettrons ensuite aux prises avec leurs excitans naturels, nous dirons comment la vie a lieu ou s'entretient, et nous donnerons sa définition ainsi que celle de la santé. Ces premières idées une fois développées, nous soumettrons les propriétés vitales à des causes morbifiques; nous dirons comment la santé cesse, et la maladie commence, et nous définirons la maladie et la mort.

Cette partie de nos principes connue, j'énumérerai les sources d'où les maladies tirent leur origine, je les placerai dans un cercle général, et celui-ci qui paraît constamment si étendu et si compliqué, sera si simple que l'intelligence la plus vulgaire pourra le concevoir, embrasser l'étendue de ses rayons, et sur chacun d'eux, trouver avec facilité les causes de nos douleurs.

Quand j'aurai tracé ce cercle, je suivrai la nature dans la marche qui lui est propre pour chasser ces causes, pour se délivrer par conséquent de ses maux, et partout je la montrerai suivant une route inverse de celle qui lui est propre en santé; de sorte qu'en connaissant comment elle vit pour être heureuse, on apprécie juste son existence livrée à la douleur, et les moyens de la rendre à son premier état ou d'en reconnaître l'impossibilité.

Après avoir développé l'ordre naturel des choses et le mode de résistance des organes, nous démontrerons comment on arrive à la connaissance précise de la douleur, et ici, pour atteindre ce but, notre conduite sera une conséquence rigoureuse de cette pensée, que la maladie, quelle qu'elle soit, a son siége dans la trame organique la plus élémentaire.

Ces idées développées, je passerai au traitement, et, prenant, pour exemple, la marche générale que la nature nous montre, je ne ferai que les développer : j'emploierai tous mes efforts pour qu'elle soit si simple que, le mal précisé, on soit à même, dans tous les cas, de lui opposer un traitement si rigoureux, sous le rapport de l'action des moyens curatifs, qu'on n'y puisse rien ajouter, ni rien en retrancher sans nuire au malade. Qu'on ne pense pas que j'exagère; en se pénétrant bien de la puissance de l'analyse, c'est une supériorité que l'on conçoit et que je démontrerai. Je terminerai cette partie en montrant les erreurs des médecins dans les simplifications des maladies.

Je le dis avec conviction, ces principes aussi simples qu'importans ne sauraient être assez médités : sans eux, on ne peut rien être en médecine. Au contraire, sitôt appris, toutes les difficultés de la science semblent disparaître, tout s'aplanit, et à l'avantage de rapprocher l'horizon de la science, ils réunissent celui de lui donner un cercle réel et un charme indicible.

Ces principes connus, nous en ferons l'application, et pénétrés de cette pensée qui fut toujours celle de nos pères, que Pinel agrandit et que Bichat développa en maître, de cette pensée que dans nos maladies on ne doit voir que l'expression des organes souffrans, et remonter à ceux-ci pour préciser celles-là, notre traité de pathologie générale ou médico-chirurgicale sera basé sur l'anatomie générale, et comme c'est l'œuvre la plus parfaite qui soit sortie des mains de l'homme, que sans elle toute idée médicale est d'un vague inexprimable, Bichat, tout Bichat et rien que Bichat, sous le rapport anatomique, sera notre guide. Nous considérerons successivement chaque élément organique, nous l'envisagerons dans ses rapports naturels, et le plaçant ensuite dans des relations étrangères ; faisant agir sur lui des causes morbifiques, nous peindrons ses fonctions dans cette nouvelle lutte, nous la suivrons dans toutes ses périodes, et nous dirons comment une cause morbifique une fois née, d'autres succèdent, quelle est celle qui est l'agent réel du mal, comment le mal qui paraît dans un seul élément organique ou l'une de ses parties, retentit dans tout l'organisme, et toujours nous décrirons le tableau dans le cas où la cause morbifique est évidente, et le siége du mal le plus simple et du ressort des sens, afin d'arriver plus sûrement à préciser les causes moins connues, et les désordres les plus compliqués.

Dans cette description, nous expliquerons constamment l'action des causes et leur enchaînement; nous analyserons chaque symptôme, et nous suivrons l'ordre dans lequel les expressions de nos maux naissent et disparaissent. Dans ces tableaux, j'aurai à faire observer que les causes tiennent trop souvent à une altération soit primitive, soit secondaire de nos humeurs, et que, pour le malheur du monde, ce siècle est plus systématique qu'observateur, qu'il a trop oublié les longues observations de nos pères, et qu'il est trop insensible aux leçons que donne la nature. Les causes connues, et toujours le tableau du mal tracé dans le plus grand état de simplicité, nous étudierons les variétés des causes, et leur nombre si prodigieux en apparence, surtout dans les fièvres, sera si rétréci et si positif, sous le rapport de leur action, qu'on sera tout étonné des erreurs qui existent sur ces deux sujets, quand on aura médité des principes réels. Dans ce sujet, je montrerai comment la maladie une fois créée, l'homme souffre, guérit ou meurt; et par ces vérités importantes qui seront développées, à l'avenir le médecin ne sera plus au lit du malade un être dont l'image de sa raison, qui se réfléchit sur ses traits physiques, accuse une ignorance profonde de l'objet de ses observations; un doute éternel dans ses actions, et trop souvent une conscience accusatrice ne seront plus son partage. Nous suivrons la même marche pour les symptômes du même tissu, et comme chaque élément est sujet à des maladies différentes, non-seulement nous les tracerons, en suivant le cercle décrit dans les principes généraux, mais nous les envisagerons encore dans leurs divers degrés de force. Sans doute chaque genre sera subdivisé en un très-petit nombre de classes; mais comme celles-ci ne seront que de simples modifications, sans aucun changement de principes, nos maux n'en deviendront pas plus difficiles à connaître; par cette marche, le médecin en se rappelant le tissu affecté et ses relations, toutes ses idées seront unies entre elles, les tableaux des causes des maladies se présenteront facilement à son esprit, et comme il se trouve sur le plan général de la nature, à peine les maladies d'un élément organique seront connues, que celles de tous les autres tissus viendront, ainsi que je l'ai dit plus haut, se peindre en quelque sorte d'elles-mêmes à sa raison, comme les premières, à cause de leur ressemblance ou de leur lien de famille.

L'esprit humain, plus fait pour copier au hasard les désordres organiques, que pour s'initier au plan général de la nature, plus fait pour voir un fait seulement que pour le comparer, trouve une harmonie constante dans les signes expressifs de la santé, et ne voit qu'irrégularité dans ceux de nos affections morbifiques; je détruirai son erreur. La nature, dans les expressions du bonheur comme dans celles de la souffrance, a une marche fixe et régulière, partout elle établit de l'harmonie, et fidèle à copier ses exemples, je dirai dans quel ordre naissent, croissent et meurent les symptômes des nos maux.

Dans la pathologie interne, toute maladie est toujours simple dès le début; mais si elle persiste, bientôt d'autres maladies accourent, elle se complique; et loin de montrer dans ces nouveaux désordres un mal qui aggrave le premier, je prouverai, jusqu'à l'évidence, que c'est un remède créé contre la première affection morbifique, et ici je rappellerai encore que la nature ingénieuse nous accable de maux pour nous délivrer d'autres affections morbides qui nous conduisaient vers la tombe. Elles varient selon les gravités des maladies simples qu'elles compliquent; nous les envisagerons dans leurs variétés, et, considérées dans leurs genres divers, elles sont loin d'être aussi multipliées que l'indiquent ces catalogues qui, sous le nom d'œuvres classiques, trompent nos esprits.

Jusqu'ici, pour se rendre compte de l'enchaînement des symptômes, l'esprit médical s'est étayé sur un mot vague qui, détourné de son étymologie, est devenu de nos jours un moyen qui sert de base à des erreurs qui, soumises à la plus légère réflexion, touchent au ridicule; ce mot est celui de sympathie. Je le réduirai à sa juste valeur, et je prouverai que dans toutes nos maladies qui naissent successivement les unes des autres, ce n'est jamais par ce moyen que l'on voit apparaître ces désordres.

Le tableau de chaque maladie tracé, discuté, comme nous venons de le dire, et toujours basé sur des faits pratiques, sera regardé comme vrai; mais comme il doit tirer aussi sa force des opinions et des observations qui existent, portant nos regards dans les observations de nos pères et de nos contemporains, interrogeant les faits qu'ils ont recueillis et les pensées qu'ils ont émises sur leurs caractères, nous les comparerons à nos tableaux et à notre théorie calqués sur la nature, et nous dirons sous quels noms ces génies privilégiés ont désigné les descriptions que nous aurons tracées des diverses affections morbides du même tissu. Nous suivrons le même ordre pour chaque élément organique souffrant, toujours envisagé dans sa partie la plus élémentaire, et nous l'observerons surtout avec rigueur pour la partie la plus importante de la médecine, celle des fièvres, ainsi que j'ai l'habitude de le faire dans mes cours.

Ces comparaisons auront lieu dans les tableaux pris d'abord dans toute leur simplicité, et ensuite nous opérerons de même sous le rapport de leurs complications. Nous ne voulons que la vérité; nous chercherons à la montrer dans tout son jour; et, dans les cas où par la multiplicité des maux, sa nature semble nous fuir, nous satisferons à la raison la plus exigeante. Ce travail terminé, pour nous identifier davantage avec notre sujet, nous les comparerons encore sous le rapport de l'invasion, de la durée, du type et de la terminaison du mal; et partout, tout en trouvant un rapport constant avec nos observations et notre théorie, nous préciserons les idées que l'on a émises sur ce sujet. L'invasion ne sera pas un être vague, mais l'expression réelle de la vie souffrante d'organes que nous désignerons. La durée de nos douleurs ne sera pas basée sur des calculs aussi chimériques que ridicules, mais appréciée, j'ose dire, avec rigueur; et que de fois je prouverai que, tandis qu'elle pouvait être éphémère, et bien souvent instantanée, l'ignorance de son caractère la prolonge indéfiniment, et change en un jour de deuil des jours précieux. Le type de nos maux a beaucoup occupé l'esprit médical : ce sujet est plus que jamais obscur; on le fait impossible; je le toucherai avec les armes de l'analyse, et peut-être le merveilleux dont on l'environne cessera-t-il d'exister. Enfin, la terminaison du mal toujours obscure, et il faut le dire trop souvent impossible, même telle qu'on l'a fait, ne sera chez nous que l'image de ce qui est dans l'ordre rigoureux des choses.

Dans ce travail, à propos des fièvres, j'analyserai divers faits rapportés par Hippocrate; je commenterai ce grand homme à l'aide de la physiologie; je suivrai Pinel dans toutes les descriptions de ces maladies, et je m'appesantirai ensuite sur quelques auteurs modernes qui ont embrassé le même sujet. Si j'insiste tant sur cette matière, c'est parce que la nature des fièvres, une fois connue, celle de toutes les autres maladies apparaît en quelque sorte tout entière, à cause du siége si étendu de ces affections.

A propos de la peste, nous insisterons sur ce qu'on doit entendre par contagion. Toujours armé des principes généraux, je prouverai qu'ici, comme ailleurs, toutes les erreurs long-temps admises, ont quelque vérité fondamentale; que ce sujet est mal analysé, et que si naguère l'on a trouvé quelque célébrité à s'inoculer le pus d'un bubon pestilentiel ou d'un cancer, bientôt l'on ne verra dans ces actions que la preuve d'une ignorance complète de la nature du mal que l'on bravait.

Par cette manière de procéder dans l'étude de la médecine, le médecin se trouvant possesseur d'un type de vérité auquel il pourra tout comparer, il lui sera facile de juger quels sont les hommes dont la médecine doit s'honorer; alors il pourra préciser l'exactitude de leurs travaux, si les causes sont bien réelles, si les descriptions présentent avec exactitude l'expression douloureuse des organes les plus élémentaires, si ces symptômes sont énumérés dans un ordre analytique et naturel à la fois, si l'on émet des idées justes ou fausses sur le caractère du mal, si l'on copie la nature ou si l'on est systématique, si les explications sont positives ou illusoires, c'est-à-dire basées sur des faits concordans et le plan général de la nature, ou démenties par des faits et non conformes à ce plan; partout il reconnaîtra les erreurs comme les vérités qui furent leur partage, et il leur assignera leur mérite réel. Dans cette carrière, nos pères, et parmi eux, le vieillard de Cos, et, de nos jours, Pinel, nous étonneront sous le rapport de l'observation, et très-souvent sous celui de la connaissance de la nature du mal; mais dans cette dernière partie, la plus difficile de la science, aucun n'égalera Bichat, et quand on pense à leurs travaux et aux obstacles qu'ils ont vaincus, un sentiment secret et irrésistible à la fois nous force à nous incliner devant les statues de ces grands hommes, et nos mains n'oseront qu'en tremblant ajouter quelques lauriers à leurs couronnes immortelles.

Jusqu'ici, la science du mal physique, plus illusoire que réelle, confond dans le même tableau l'organe qui souffre et celui qui est sain, ou bien, après avoir tracé le cercle qui embrasse la douleur, après avoir énuméré le nombre de points qui le forment, on ne nous montre point le cercle opposé embrassant seulement le même état, mais sain, et se composant du même nombre de signes qui représente cette expression de santé, c'est-à-dire en d'autres termes, que dans aucune description on ne nous montre point l'analyse suivie de la synthèse. Cependant, puisque la maladie n'est que la vie souffrante, qu'elle est l'inverse de la santé, après avoir dit comment celle-ci disparaît, après avoir donné l'image de sa douleur, ne devrait-on pas nous dire comment elle revient, nous représenter les signes de son retour, afin que l'on reconnût la cessation du mal? C'est une lacune des plus importantes en médecine. Avant l'apparition de l'anatomie générale, il était impossible de la remplir : depuis, elle aurait dû l'être ; l'habitude l'a emporté; je chercherai à réparer ces erreurs, parce que je sens qu'avec elles on n'est rien en médecine, puisqu'il reste toujours certain qu'alors la nature du mal nous est inconnue.

Quoiqu'au premier abord la nature de nos maux semble ne plus être un secret, après avoir aussi envisage la douleur, comme dans tout ce qui touche à la vie de l'homme, on doit multiplier les preuves de ce qui est, afin d'éviter des erreurs cruelles, nous indiquerons les moyens de reproduire chez le quadrupède, tel que le chien, telle ou telle maladie à laquelle l'homme est sujet, et l'on pourra se procurer le plaisir indicible de voir ces victimes de la science éprouvant les symptômes de l'affection qu'on désirait créer. On peut faire naître jusqu'aux fièvres diverses; j'ai quelquefois donné ces preuves devant les élèves pour plusieurs d'entre elles, et s'il est facile d'obtenir ces résultats pour ces cas, à plus forte raison, pour les affections locales; et peut-être ne serions-nous pas démenti par l'expérience, en avançant que, si nous pouvions disposer des moyens que nous jugeons convenables, nous produirions artificiellement la rage? Désormais c'est une nouvelle carrière dans laquelle il faut entrer, et presque toutes nos maladies seront communiquées aux animaux par la seule puissance des combinaisons de moyens artificiels, afin que celles qui nous sont propres nous soient connues. En suivant cette route, nos idées deviendront plus précises sur nos maux, et contribueront à nous mettre à même de nous rendre compte de leur nature. Sans doute on ne pourra pas simuler plusieurs maladies à cause de la différence de structure entre l'homme et les animaux; mais sous une infinité de rapports, la raison sera satisfaite, à l'aide des faits et de l'analogie.

Après avoir interrogé l'organisme et ses rapports, après avoir peint ses affections douloureuses, et les avoir reproduites chez l'animal, pour approfondir encore la maladie, nous irons fouiller jusque dans les débris de la mort. Je montrerai quels sont les avantages de l'anatomie pathologique, le peu de vérités qu'on a tirées de cette science, et les erreurs que sa fausse interprétation a fait naître; j'indiquerai les moyens d'obtenir sur les animaux les mêmes désordres organiques que chez l'homme, dans la très-grande majorité de cas. Nous prouverons surtout par ces moyens, ainsi que je le pratique dans mes cours, combien les prétendues inflammations des muqueuses dont on croit démontrer des traces après la mort, et auxquelles on attribue tant de maladies, sont mensongères. En tenant toujours compte de la manière dont l'homme vit en santé, passe à l'état morbide, meurt et se décompose, je puis assurer, sans crainte qu'on puisse me combattre, que je démontrerai toutes ces erreurs jusqu'à l'évidence. Chez nous, comme ailleurs, les cadavres ne seront pas muets; car tout parle dans l'univers, leur langage de signes est toujours expressif pour quiconque le cherche dans la marche générale et les harmonies de la nature; mais, alors, c'est assez dire qu'ils n'auront que l'expression qui leur est propre.

Je le traitai, Dieu le guarit, mot plus spirituel que vrai, et peu honorant à la fois pour son auteur et pour la science, ne sera pas notre devise dans le traitement des maladies. Sans doute le médecin, plus que tout autre, doit faire intervenir la divinité dans toutes ses actions; c'est le privilége exclusif du génie d'en appeler au créateur; mais alors il doit agir selon la grandeur du sujet, et non en donnant l'expression d'un fatalisme qui outrage la raison, et d'une ignorance complète dans les merveilles de la nature, qui avilit la science qui les démontre. D'ailleurs, ce langage, s'il était admis, ne conviendrait que dans le succès; car, en cas de revers où l'on aurait pu être heureux en remontant à la connaissance de nos maux, forcé, pour être conséquent, d'attribuer la mort à la divinité, ne serait-ce pas alors l'outrager? Ce langage est trivial, et ce n'est pas ainsi que l'on fait ressortir la grandeur de Dieu et de la science qui en interroge les œuvres. Étudier la structure des corps organisés, remonter aux propriétés vitales qui leur sont inhérentes, et qui semblent régir tous les phénomènes; mettre ces propriétés aux prises avec les corps extérieurs et les fluides qui parcourent les canaux organiques; méditer leur manière d'exister dans ce cercle; connaître les rangs qu'elles occupent dans les harmonies de l'univers; expliquer comment elles doivent y être pour conserver la santé, ou arriver à la douleur, guérir ou succomber, voilà le médecin; et, ravi par toutes les merveilles qui le frappent, remonter, par elles, à leur auteur, voilà le grand homme en médecine: du moins c'est ainsi que je le conçois, et au lit de la douleur, toujours sublime parce qu'il est initié à la science de la nature, et qu'il en précise les calculs, il ne vous dira pas *je le traitai*, *Dieu le guarit*, mais il démontrera que ses succès comme ses revers sont des effets des lois du créateur.

Partant de ces principes, une fois les causes du mal énumérées, les symptômes pris sur la nature, leurs tableaux examinés dans toutes leurs variétés, et comparés à ceux des auteurs, le mal reproduit sur les animaux, l'investigation du cadavre faite, les traces fugitives de la douleur imprimées sur le cadavre, imitées sur les animaux, et l'exactitude de nos travaux démontrée par l'analyse et la synthèse, j'indiquerai le traitement de la maladie. Comme on doit le penser, d'après ce que nous avons déjà dit, le mal, d'après notre manière de voir, ne pouvant que dériver, soit des faux rapports des tissus avec les excitans, soit du défaut de *stimulus*, soit d'une réaction non naturelle des systèmes organiques entre eux, ou d'une altération dans leur trame, nous n'irons pas chercher le remède ailleurs que dans la nature même, et constamment il se réduira à ramener des relations naturelles, et toujours appropriées au mode de sensibilité de l'organisme. Ce traitement, toujours développé le premier, sera comparé avec celui que l'on met en usage, marche que nous appliquerons à chaque tissu. La différence entre eux fera constamment sentir l'imperfection extrême et le danger de ce dernier; et dans cette autre carrière, je montrerai que les anciens furent étonnans; que pour ne pas les avoir compris, nous avons trop rejeté leurs observations; que nos systèmes nous ont rendus barbares ou presqu'ineptes, et que malgré le vague et les contradictions éternelles que l'on trouve dans leurs travaux, il ne leur a manqué, pour être sublimes, que de les préciser à l'aide de la physiologie prise dans toute sa simplicité. Au reste, ici comme pour les symptômes, j'indiquerai les expériences que l'on peut faire sur les animaux, pour démontrer comment, dans la même maladie, les traitemens divers sont utiles, imparfaits ou nuisibles. Par ces expériences, on pourra acquérir la preuve matérielle que la médication actuelle est des plus terribles pour tous les cas qu'envisage la pathologie interne, mais surtout pour les fièvres et les maladies appelées imflammatoires compliquées de fièvres telles que la rougeole, la scarlatine, la variole et les divers catarrhes, etc.

Ce traité de pathologie diffère entièrement des autres, en ce que nous remontons à des causes évidentes; que nous décrivons seulement les symptômes des tissus organiques; que nous distinguons en eux autant de maladies différentes; que le raisonnement et tous les sens y découvrent des parties organiques ayant des fonctions *sui generis*; que nous imitons sur les animaux chaque espèce d'affection morbide; que nous prouvons que les signes du langage des morts est l'expression d'une vérité en rapport avec les restes du tableau de la maladie; que nous reproduisons les lésions organiques chez les mêmes animaux, et qu'au mal nous n'opposons que le remède qu'indique la nature même; que l'analyse est suivie de la synthèse, et que de toutes ces vérités réunies résulte un tableau où se trouve la vérité qui nous conduit au but que nous voulons atteindre, celui de connaître nos maladies, tandis que jusqu'ici tout, dans cette carrière, est d'une incohérence et d'un vague inexprimables. Sans doute, on énumère bien les causes, mais jamais l'on ne fait connaître leur action directe, quand celles qui sont visibles ont disparu. On disserte bien au long pour savoir si tels ou tels symptômes constituent telle ou telle maladie; mais quelle n'est pas ici l'erreur! Souvent dans tous ces symptômes, comme dans les fièvres, ils ne voient pas l'expression d'une fonction malade, ou bien le siége est si étendu que, dans une maladie, la raison en découvre plusieurs. Ce que j'avance est tellement positif, qu'on n'est jamais parvenu jusqu'ici à produire sur les animaux les affections particulières de l'homme. Que nous importent les fièvres, les catarrhes et une foule d'autres maladies ainsi envisagées? Tant que nous verrons dans les premières toute l'économie souffrante, dans les catarrhes une membrane qui est à elle seule, par sa structure, un monde organisé; dans la rougeole et la scarlatine, un tissu souffrant non moins composé, et où chaque partie élémentaire a une vie propre, en serons-nous plus avancés sur leur nature et sur celle d'une foule d'autres maladies? L'anatomie pathologique, ainsi que je l'ai déjà dit, ne peint que des erreurs à notre esprit, tant que l'on ne considère pas l'état de tissu et ses rapports après la mort, et ici l'on ne connaît ni cet état ni ces rapports; aussi, ne pouvant les apprécier, on ne rend nul compte positif des morts; et par cette raison on ne peut imiter sur les animaux les désordres que chaque maladie a imprimés sur le cadavre. Pour le traitement, nous sommes naturellement conduit au remède, puisque dans le mal nous ne voyons que la vie souffrante, et, tel qu'on le fait, il découle d'une expérience non raisonnée, et d'une incohérence où commande l'autorité du maître, et non celle de la nature. Ceux qui ne voient que des tissus organiques malades tombent dans les mêmes erreurs. Puisque chaque tissu est composé de plusieurs élémens organiques, que chacun d'eux a une vie propre, et que tous souffrent par continuation de tissu, on ne voit pas alors le médecin s'efforcer de placer chacun de ses élémens dans les relations propres à leur état actuel, ou en d'autres termes, leur appliquer le traitement qu'ils demandent. Aussi il en est ici comme pour les maladies, où l'on n'a pas pu expérimenter sur les animaux, afin de déterminer les avantages ou le danger des traitemens suivis, et par toutes ces mêmes raisons on ne retrouve jamais l'analyse suivie de la synthèse dans les auteurs, et à plus forte raison chez les praticiens. Sans doute, si l'on compare ce que je dis avec certaines renommées, on croirait entendre une fiction dans ce que j'avance ; mais que d'hommes qui sont grands dans l'opinion, et qu'ils sont petits autour du souffrant et du cadavre !

Nous avons cru devoir adopter ces principes que nous a suggérés l'état actuel de la science, et désormais le nom de maladie ne signifiera rien pour nous, tant que la cause ne sera pas positive, le siége du mal placé dans la partie organique la plus élémentaire, et que son remède ne sera pas indiqué par lui-même, puisqu'il n'est que la vie souffrante. Si nos pères et nos contemporains eussent pu se convaincre, comme Bichat, que l'homme était un composé de divers tissus organiques, et s'ils eussent vu, avec ce beau génie, que ces élémens étaient des organes aux élémens desquels il fallait remonter, et, en outre, considérer à part les fonctions de chaque partie organique différente, pour connaître nos maux, non-seulement on aurait depuis long-temps précisé ceux-ci, mais encore leurs moyens destructeurs qu'indiquent nos désirs et nos instincts dont les cris trop aigus sont l'ame de la douleur. Mais, comme je le dirai bientôt, on n'arrive pas en un seul jour à des connaissances aussi vastes que celles qui embrassent l'homme, et, grâce à cet obstacle, la carrière de la gloire en médecine n'est pas fermée. Il nous reste à mieux préciser les causes, à mieux dessiner les affections morbides que l'on a signalées, à en placer quelques-unes au rang des hypothèses, à en dévoiler d'autres qui sont restées ignorées jusqu'à ce jour, à leur opposer un traitement qu'indique la seule nature, et leurs successeurs, plus heureux, peuvent réunir au pouvoir de rendre en quelque sorte nos maux éphémères, ou d'en reconnaître l'empire indestructible, l'espoir de graver, comme eux, leur nom sur la colonne de l'immortalité, la seule qui ne tombe jamais en débris sous la faux du temps.

Avant que de terminer, je dois ajouter les idées suivantes. Dans le courant de ce traité, ma manière d'envisager les maladies n'étant pas la même que celle reçue, mon style a dû s'en ressentir. Cette conséquence était inévitable : j'ose croire que désormais, en adoptant cette idée, que nos maux ne sont que la vie souffrante ; en peignant celle-ci, on aura une expression plus naturelle, une marche plus régulière que celles qui existent, et que l'on sera forcé d'humaniser ses expressions. De plus, si d'un autre côté, tout en rendant hommage aux efforts bienfaisans du génie, comme par le temps qui court la médecine est inondée d'une foule d'auteurs qui la déshonorent par leurs idées aussi fastidieuses que puériles, je n'emploie pas toujours contre eux l'empire du raisonnement et des faits, et si je le remplace par celui que fournit le sujet de la discussion, j'ose croire que le lecteur me saura gré de cette conduite. Forcé d'opposer une digue à un torrent d'erreurs, je blesserai beaucoup d'amours-propres, et de là naîtront contre moi les plus noires calomnies; je sais ce que peut l'écho de l'orgueil irrité; mais résolu de ne sacrifier qu'aux principes d'Hippocrate, comme observateur, et de Bichat, comme interprète de la nature; de ne regarder comme vrai que le résultat des faits concordans expliqués par une physiologie simple, c'est avec de pareilles armes que je provoquerai l'attaque, que je mesurerai les grands noms que l'on croira défendre, et, en me rappelant quels génies me guident, et ce qu'il en coûte à la conscience et à l'humanité en servant d'autres maîtres, je ne craindrai pas la défense.

Telle sera ma conduite; tel est le plan sur lequel est basé ce traité. Je le dois à la fois à la nature, à l'observation et à Bichat. Si j'en juge d'après de longs travaux, une profonde méditation et l'esprit des élèves qui se sont donné la peine de suivre avec exactitude mes cours, j'ai la conviction que le cœur qui aime l'heureux don de s'identifier avec les merveilles de l'organisme, d'interroger le caractère si mystérieux de nos maux, et de leur opposer des moyens curatifs aussi simples que faciles à créer, trouvera en lui ces nobles avantages. En l'inculquant dans son esprit, on n'est pas esclave d'opinions qui n'ont aucune base, on ne marche que sur les traces de la nature, on apprend à être sublime dans les cas les plus désespérés, à acquérir le plus beau titre, celui de bienfaiteur de l'humanité, et à ceindre sa tête de couronnes que tresse la main de la reconnaissance la plus vive. Mille faits me rappellent à chaque instant que telle est sa puissance, et l'ambition que fait naître l'amour de l'humanité, celle de ne vivre que pour ses semblables, me dit que si je puis le faire connaître avec toutes les vérités qui en découlent, je n'aurai plus rien à envier aux autres hommes sous le rapport de la félicité.

TROISIÈME ARTICLE.

EXAMEN GÉNÉRAL

DES CONNAISSANCES

DE LA NATURE DES MALADIES,

ET

DE LEUR TRAITEMENT

CHEZ LES ANCIENS ET LES MODERNES.

L'HOMME n'existe qu'en luttant contre les corps qui, à l'extérieur, l'assiégent de toutes parts, qui, à l'intérieur, le parcourent en mille sens divers; et qui partout lui livrent des combats éternels. Sa vie est un flambeau qui ne brille que sur le bord des abîmes, et dont l'éclat est en raison des périls qu'elle a vaincus. L'expérience l'atteste, et lui dit que si son premier besoin est de savoir surmonter les obstacles toujours renaissans que réclament et son existence et son bonheur, il ne lui importe pas moins de connaître les maladies qui naissent de cette grande lutte, et les moyens qui en sont les heureux destructeurs, double savoir qui constitue la médecine, cette science née de la nécessité, créée par l'amour de soi, étendue par le génie compatissant, vue dans toute sa simplicité, présente donc deux parties essentiellement distinctes : l'une qui embrasse les connaissances des maladies; et l'autre celle de leurs moyens curatifs.

CHAPITRE PREMIER.

Des connaissances de la nature des maladies.

Ces connaissances suivent la marche de l'esprit humain; elles sont comme le génie du siècle, tantôt élevées, tantôt rétrécies, selon les époques diverses où on les considère. Ces époques ne sont pas très-nombreuses, et plus ou moins éloignées les unes des autres, elles peuvent être rapportées, la première, aux temps qui précédèrent le vieillard de Cos; la seconde, aux découvertes de ce grand homme; et la troisième et la dernière, à l'apparition, à jamais étonnante, de Bichat, et qui s'étend jusqu'à nous. Ces connaissances, non basées sur des principes généraux, irrégulières dans leur marche, embrassant des faits mal liés, et livrées à des explications particulières presque toujours dépourvues de fondement, ayant acquis, à la longue, un cercle infini, la raison a été forcée de les diviser, afin de mieux les cultiver; et ce système dure encore. Ne voulant apprécier le passé et le présent que pour mieux faire ressortir nos idées, nous n'envisagerons la pathologie externe que dans la dernière époque.

PREMIÈRE ÉPOQUE.

Les premiers orbicoles, sains d'esprit et de corps, placés sous un ciel doux et clément, habitant une terre qui se couvrait de fruits sans culture, robustes d'un côté, et de l'autre n'ayant avec l'univers que des relations faites pour donner la santé et créer le plaisir ; vivant enfin dans cet âge que l'imagination en regret surnomma l'âge d'or ; peu sujets à éprouver les angoisses de la douleur, restèrent, sans doute, dans une heureuse ignorance de ce tyran de tous les êtres sensibles. Leurs descendans ne reçurent pas en partage ce sort fortuné, les révolutions survenues dans l'univers, l'inégalité des jours et des nuits, les alluvions qui, tour-à-tour, ont inondé diverses portions du globe, la destruction des forêts qui entretenaient l'équilibre dans les élémens atmosphériques, le livrèrent à cette foule de maladies qui, par leur nombre et leur gravité, semblent annoncer la caducité du monde.

L'histoire des affections morbides se perd dans la nuit des temps. Si l'on en juge par analogie, du moment qu'elles commencèrent à se multiplier, les hommes, étonnés d'entendre si souvent les cris de la douleur, durent en observer les caractères et en tracer les tableaux. La pitié qu'inspirait son semblable aux prises avec la mort, la crainte d'un même sort, l'amour de la gloire, la plus douce et la plus méritée, et cette voix intérieure qui nous crie que les bornes de l'esprit de l'homme confinent aux bornes du génie de la nature, tout concourut à créer ces tableaux qui furent les premiers élémens du code de la vie et de la mort.

Ces élémens furent sans doute aussi simples que laconiques; le caractère de leurs auteurs et leur langage encore primitif, rendent cette idée vraisemblable. A mesure que les maux se compliquèrent, et que l'expression de la pensée s'étendit, il est probable aussi qu'ils prirent un caractère inverse, et, dès lors, ils cessèrent d'être du domaine de tous, pour être celui de quelques individus qui, par lui, devaient un jour acquérir les plus beaux priviléges, ceux de rappeler à la vie des êtres défaillans, de les faire même sortir des tombeaux, et de ressembler aux dieux qu'ils imitaient.

Ces interprètes premiers, qui ne différèrent de leurs semblables que par un plus profond sentiment d'humanité, et par une plus grande habitude de voir les malades, reconnurent sans doute dans ces élémens les peintures de quelques maladies; mais en fût-il de même pour toutes? L'esprit d'observation se refuse à admettre de pareilles idées. Les premiers observateurs étrangers aux connaissances des corps qui agissent sur nous, à celles de l'organisation physique, ne se doutant pas que tout animal est un composé de plusieurs élémens organiques; que chacun d'eux a des fonctions différentes, ignorant les lois qui les régissent, que lorsque l'un d'eux souffre, la douleur retentit dans tout l'organisme, comment le mal persiste, par quelle route nous rappelons une santé trop fugitive, ou nous descendons dans la tombe, et n'ayant qu'un langage imparfait, ils confondirent dans leurs tableaux une foule de maladies différentes, les chargèrent du merveilleux qui est l'apanage des hommes simples, leur donnèrent une expression inexacte, et ils léguèrent à la postérité un héritage que ne peut mettre à profit le plus vaste génie. Sans point de départ, sans aucune marche fixe, n'ayant que des connaissances superficielles, ne pouvant qu'agir dans une incertitude désespérante, dans une impuissance presque complète pour arrêter les ravages de la cruelle mort, ces interprètes, entraînés par les nobles passions qui avaient inspiré les premiers bienfaiteurs du genre humain, tentèrent, si l'on en juge par analogie, de recréer le code dont on leur avait confié la pratique, et leurs travaux remplacèrent ceux que le peuple, dans toute sa simplicité, regardait comme immortels. Telle fut, sans doute, la marche des esprits qui commencèrent à tracer les sciences, si on la compare à celle qui nous est propre ; mais alors comme aujourd'hui, l'expérience apprit bientôt que le dernier ouvrage était, comme le premier, un fantôme qui égarait au lit de la douleur ; et telles durent être les choses, parce que le même principe d'erreur qui avait servi à composer l'un, était le même que celui des observations déjà recueillies et oubliées.

Vraisemblablement les connaissances des maladies furent, pendant long-temps, créées et détruites tour à tour, et chaque fois elles reçurent l'empreinte et du génie qui les révolutionna, et du siècle où elles existaient. A mesure que l'inspection des cadavres devint plus attentive, que le besoin de les connaître pour les embaumer acquit plus d'empire, que les ouvertures des animaux vivans sacrifiés aux dieux se multiplièrent, que les lésions physiques auxquelles l'homme est sujet s'accrurent, que l'on sentit la nécessité d'avoir des idées positives de l'organisation, et que le langage devint plus riche et plus précis, on apprit à mieux connaître les fonctions, à apprécier leurs désordres, à avoir des idées moins vagues sur les maladies, à les peindre avec plus de force, et insensiblement, ces connaissances perdirent, dans leur développement, une partie de leurs erreurs premières. Ensuite chez les peuples anciens, comme chez nous, l'intelligence se développant par des observations suivies et une longue expérience, elle dut imprimer à ces élémens un caractère plus avantageux pour l'humanité, que celui qui leur était propre dès leur origine. Si le mage osait étudier les révolutions célestes, il est probable qu'il faisait faire des progrès à la médecine ; l'habitant des bords fertiles du Nil, en devenant jadis le premier citoyen du monde, dut aussi faire sortir cette science de son berceau. L'histoire du fameux Hermès, et les cures étonnantes opérées par le génie qui transporta la médecide de l'Égypte en Grèce, sont des preuves de cette perfection de la médecine.

Ici néanmoins, comme dans presque tous les autres sujets, les anciens, à moins qu'ils ne fussent des êtres prévilégiés du ciel, nous transforment l'histoire en roman, et malgré tout le merveilleux dont leur imagination s'est plu à environner quelques génies, il est vraisemblable que chez les premiers peuples, la médecine, sous le rapport des connaissances des maladies, resta très-imparfaite ; ce qu'atteste la révolution que lui fit subir le dernier des Asclépiades, et bien mieux encore, l'intérêt que l'on avait à conserver des vérités qui auraient élevé de simples mortels jusqu'aux honneurs de l'apothéose. Au reste, ici tout est conjecture, et nous abandonnons cette grande époque d'incertitude, pour lire dans les œuvres du génie qui ouvre la seconde époque, génie qui fut le plus grand des Grecs, et, à ce titre, Hippocrate se présente à nos esprits.

DEUXIÈME ÉPOQUE.

Cet homme, issu de la plus noble famille dont l'histoire nous ait conservé le souvenir, si vous jugez la noblesse de l'homme par les bienfaits qu'il rend à ses semblables, doué de la plus vaste intelligence, formé dès le berceau à l'étude de la nature, initié à de rares secrets, possesseur d'une foule d'observations que lui avaient léguées ses aïeux, qu'il tenait de ses contemporains, ou qu'il avait recueillies lui-même, nul ne fut plus en état que lui d'apprécier les connaissances des maladies, à l'époque où il vivait. Malgré tant de riches connaissances, soit qu'il ne pût les coordonner entre elles, soit que l'expérience ne leur fût pas favorable, à la longue convaincu que les principes qu'il tenait des dieux étaient des guides trompeurs, il osa ébranler l'édifice antique de ses pères, interrogea à son tour la nature; embrassa l'homme, non-seulement dans ses rapports physiques, mais encore moraux, et fit servir la philosophie à donner plus d'éclat au flambeau de la médecine encore mal allumé. Qu'on ne pense pas qu'il fut conduit dans cette entreprise par une audace ou une ambition coupables! Ses aïeux, sa naissance, ses liaisons intimes avec des sages, son rang, sa vertu héroïque et plus de deux mille ans d'éloges attestent que l'amour de l'humanité fut son seul guide.

Profond dans les connaissances des corps qui nous environnent, et dans celles des fluides intérieurs, et toujours son attention fixée sur le lien qui existe entre nous et ces corps, le plus grand naturaliste de son siècle, anatomiste au-dessus du vulgaire des hommes de l'art, et le plus grand des philosophes, parce que le premier il basa le moral sur le physique, Hippocrate avec ce savoir qui embrassait la nature entière, porta, comme on doit bien le présumer, dans l'énumération des causes morbifiques, et dans les tableaux des altérations des fonctions de la vie, cette même empreinte de génie et de vérité qu'il avait montrée dans tous ses autres travaux. C'est, en effet, ce que prouve l'observation, surtout dans ses Épidémies : partout il remonte aux révolutions atmosphériques; partout d'autres causes secondaires importantes sont notées avec succès, et partout la nature surprise, déchirée par la douleur, est travestie en tableaux immortels comme elle. Cléonate, Clazomènes, livre 1er. *des Épidémies*, mais surtout la femme de Thase, la fille de Larisse, Apollonius d'Abdère, livre III *des Épidémies*, n'offrent-ils pas des peintures que rien n'égale dans aucun autre écrit, quoique dessinées depuis plus de deux mille ans? Dans chaque tableau, il ne signale pas sans doute tous les désordres de l'économie ; partout il ne dit pas constamment si le frisson ou la chaleur sont développés, si la langue est aride ou humide, si la peau est sèche ou couverte de sueur, si les urines sont rares ou abondantes, quel est l'accroissement ou la rémission des symptômes, quels sont les moyens curatifs employés par la nature même, et partout il ne dit pas si ce sont des sueurs copieuses, des vomissemens, des hémorragies, parce qu'il était vraisemblablement persuadé que les principaux désordres signalés, les autres n'en étant que la conséquence, devaient être connus. Mais ces écrits n'en sont-ils pas néanmoins fort exacts, et, dans tous les cas, n'est-ce pas une imperfection qui lui est commune avec tous ses successeurs ? Comparez les écrits de celui qui ne vit que d'immortalité, avec ceux des auteurs qui ont le même sort, et vous aurez la conviction de la vérité que j'énonce. Partout on retrouve de l'imperfection ; on n'arrive pas en un temps aussi court que celui qui mesure la vie d'un homme à la connaissance parfaite des maux infinis de ce seul roi légitime de la nature entière. Toutes ces œuvres n'offrent pas, il est vrai, le même sceau du génie ; sous ce rapport, elles semblent appartenir à des esprits différens ; et qu'a ce contraste qui vous étonne ? Quant à moi, je n'y vois que la main d'un ami qui recueille, dans l'intérêt de l'humanité, des notes éparses qu'il associe aux fruits de la méditation la plus profonde. Ce sort d'Hippocrate n'en est que plus beau ; ses lauriers n'en sont que plus immortels, et ses notes fugitives n'annoncent qu'un génie qui soupira les vérités les plus sublimes. Malgré ses défauts réels, il étonne par les tableaux qu'il trace, étudié à l'aide de la physiologie, soumis au flambeau de cette science, il n'en devient que plus admirable. Il en dit toujours assez pour qu'on retrouve une description exacte de la maladie, ainsi que j'en donnai la preuve, l'an passé, dans mon cours, et que je rapporterai dans les affections générales du système capillaire. Aussi cette opinion commune que, dans les fièvres surtout, jamais médecin ne fut plus clair, plus précis qu'Hippocrate, ne puise pas sa source dans l'enthousiasme de quelque admirateur de tout ce qui fut, mais bien dans l'observation. Si à côté de ces mêmes descriptions, l'on place les Aphorismes, qui ne peuvent être que le fruit d'une expérience long-temps mûrie, que ces peintures ont de charmes pour un tendre ami de l'humanité! Il faut l'avouer avec l'accent d'une ame pleine de lui-même, si les travaux qu'on attribue au dernier des Asclépiades sont les travaux d'un seul homme, iamais la postérité ne fut plus reconnaissante qu'en le surnommant le divin vieillard. Son image révérée devrait être partout, et si la vertu était gravée dans le cœur de tous les hommes, son seul souvenir suffirait pour protéger aujourd'hui son antique patrie.

Toutefois, il n'est pas sans défauts réels, et le plus grave peut-être, c'est celui où, au lieu de tirer le nom des maladies des tissus ou des organes dont il vient de tracer l'altération des fonctions, d'avancer que la peau sèche, la langue aride et brunâtre, l'haleine brûlante, les urines rares, est une affection morbide de tel ou tel système, et que son nom doit exprimer ces désordres, il emploie pour les fièvres, tour à tour, le nom de fièvre typhode, de fièvre intermittente, continue, de fièvre en général, sans préciser les fonctions malades. Cette erreur, qui fait qu'on ne voit qu'un symptôme principal au milieu d'une foule d'autres différens, ou qui même ne peint, comme dans les fièvres intermittentes, qu'une forte réaction organique, ou une diminution d'activité vitale, sans désigner le siége de ces symptômes, est cause que les tableaux des maladies sont parfois si vagues, et que l'esprit a tant de peine à connaître le mal, ou plutôt qu'il se trouve dans cette impossibilité. La lecture de ses œuvres prouve ce que j'avance, et ce n'est que lorsqu'on les interprète à l'aide de la physiologie, qu'alors réparant ses erreurs, on en apprécie le mérite sublime.

Cependant, avec cette supériorité de génie qui semble intermédiaire entre le ciel et nous, la nature des maladies du ressort de la pathologie interne et surtout celle des fièvres, fut-elle connue? L'expérience a résolu cette question par la négative, et tel devait être le fruit de tant de sublimes travaux qui ne furent entrepris que dans le dessein d'arriver à ce but. Hippocrate n'ayant pas précisé l'action des excitans, développé la composition élémentaire de l'organisme, ses propriétés vitales, l'état sain de celles-ci et les rapports de chaque élément, soit avec les excitans, soit avec les autres tissus, ne peut dévoiler cette vérité. Tout lui ayant paru obscur, il ne fit que remonter à la source première, à l'observation, recueillir des faits et en tirer des pensées sublimes, sans émettre aucun système et rien de plus. Mais, dans le même tableau grouper les désordres de fonctions différentes, est-ce connaître la nature du mal? Non, et encore non;

et ceux qui le copient dans cette intention ne le conçurent jamais, et de là vient qu'il a été si repoussé par les uns et si élevé par les autres. C'est dans la grandeur du génie de l'observation et des réflexions qu'il enfante, qu'il faut chercher la grandeur du génie d'Hippocrate : sur ce terrain, il n'aura jamais de rivaux.

Cependant, si le vieillard de Cos n'a point fait connaître la nature des maladies, si l'on remarque qu'il n'énumère point l'apparition des causes et des symptômes dans leur ordre réel, néanmoins c'est ce grand homme qui a tracé la route qui pouvait nous conduire vers ce but, c'est lui qui a mis à même ses successeurs de soulever le plus de coins de ce voile ténébreux, et il est plus que vraisemblable que si Bichat l'eût précédé dans cette carrière, la médecine, après cet homme si extraordinaire, eût été la première science exacte. Oui, il faut chercher la grandeur du génie du divin vieillard dans la grandeur du génie de l'observation. Quand on pense à ses connaissances profondes des corps qui nous environnent, à celles des fluides intérieurs, aux idées qu'il avait de leur action, à ses observations sur les causes des maladies, aux peintures hardies, mais réelles, qu'il traça de nos affections morbides. à ce caractère d'expression originale qu'il leur donne, et qui est un cachet d'immortalité, tout nous dit que, dans l'art d'observer et de communiquer ses idées, Hippocrate sera le modèle à suivre par excellence, et que toutes les fois qu'en médecine, pour se rendre compte de ses idées, on se verra forcé de reprendre la matière à sa source première, toujours, oui toujours on n'y arrivera qu'en marchant sur ses traces, et que l'on ne sera sublime que toutes les fois que l'on sera son rival. S'il remplit cette tâche en maître, s'il multiplie les faits, toujours n'appuyant ses propositions que sur un grand nombre d'entre eux, il est si judicieux, et ses pensées sont si vastes et si précises, qu'il fait entrevoir le chemin qui, après lui, doit conduire à la connaissance réelle des maladies, et, considéré sous ce rapport, on ne fut que juste, sans être hyperbolique, en le surnommant l'oracle de Cos. Jamais mortel n'eut une vie plus faite pour ceindre la couronne de l'immortalité, et si, au souvenir de tant de sublimes travaux, l'on ajoute celui que par eux il donna le premier à la médecine une marche imposante et rigoureuse à la fois, celle des faits; qu'il l'arracha au merveilleux qui la dérobait aux investigations du génie de l'homme; qu'il lui apprit à chercher ses maux et leurs causes en lui et autour de lui, et non dans les cieux; que, dans l'art sublime d'enchaîner la douleur, il n'est d'autre guide que la nature même; qu'il était le dix-septième de sa génération, qui s'était consacrée tout entière à la médecine; que l'un de ses aïeux avait reçu les honneurs de l'apothéose, parce que, comme les dieux, il avait été le bienfaiteur de ses semblables; qu'il tenait de ces mêmes dieux les principes qu'il cherchait à transmettre; que, comme eux, il avait opéré des cures étonnantes; qu'il était honoré des rois, compté parmi les sages, et que, comme ces derniers, il porta la vertu jusqu'à l'héroïsme, puisque l'on ne put jamais le résoudre à mettre un peuple entier au nombre de ses cliens, par cela seul qu'il était l'ennemi de sa patrie, tout se réunissant pour faire naître la conviction qu'il n'avait dit que des vérités, et chaque siècle nous apprenant que l'esprit le plus simple les retrouvait au lit du malade, ne soyons pas surpris que ses œuvres soient restées l'évangile du médecin, et qu'elles soient environnées d'un prestige mérité qui leur assure une existence pareille à celle du temps.

Après cet homme étonnant, d'autres génies cherchent à vaincre les difficultés toujours existantes qui voilent la nature des maladies, et, parmi eux, Galien occupe un rang distingué. Si Hippocrate, pour se rendre compte des maladies, avait cru devoir remonter à des observations, Galien, malgré tant de travaux, malgré tant de faits qui existent avant lui, suit la même marche; dans cette carrière, il ajoute aux vérités connues. Le vieillard de Cos appelle fièvre toute affection morbide générale, soit qu'elle soit primitive, ou la suite d'une affection locale, et Galien, s'en rapportant aux faits, épure l'observation, précise les faits avec plus de rigueur, et il distingue l'affection fébrile primitive de celle qui naît d'une maladie locale; et en cela il fit bien, puisqu'il ne constata que ce qui est. Hippocrate, plus grand, cherche les causes des maladies dans les excitans extérieurs et intérieurs : ces dernières occupent beaucoup ses esprits; le médecin de Pergame émet l'idée que tous nos maux dépendent principalement d'une rupture d'équilibre entre les fluides intérieurs et les vaisseaux où ils circulent, et, aux vérités connues, il ajouta l'une des vérités les plus importantes qui, pendant plus de deux mille ans, devait dominer le monde médical. Mais, comme tous les hommes hardis et dépourvus d'un génie transcendant, il fit de cette vérité un principe général, établit sur elle une fausse doctrine, et, avec ses altérations d'humeurs, il n'en laissa pas moins, à quelque chose près, la médecine où Hippocrate l'avait livrée à la postérité, avec cette différence cependant que, s'il avait, d'un côté, servi la médecine, de l'autre, en tombant dans toutes les erreurs connues, en ne se bornant pas à l'observation, et en établissant un système, il dévie de la route tracée par le médecin grec, et il nous lègue des sujets de disputes éternelles, sans nous éclairer un instant sur la nature de nos maux.

Comme si c'était un instinct de la vie de surmonter tous les obstacles, pour arriver aux connaissances les plus nécessaires à sa conservation, le sort du médecin de Cos et de celui qui illustra la capitale du monde, ne ravit pas à leurs successeurs l'espoir que n'avaient pu atteindre ces hommes si étonnans; tous s'élancent dans la même carrière, mais tous, nobles imitateurs du Grec ou systématique comme le Romain, n'opèrent aucune révolution dans la pathologie interne, sous le rapport de la connaissance de la nature du mal. Considérés comme systématiques, Wanhelmont avec son archée, Boerrhaave avec ses principes physiques, Stalh, malgré son grand génie, avec ses principes toujours les mêmes pour des organes différens, je le demande à l'histoire, j'en appelle à nos contemporains, qu'ont-ils fait pour la pathologie interne? Nos maux sont-ils mieux connus? Les savans qui ne sont destinés sur la scène du monde qu'à reproduire les découvertes d'autrui, qu'à transmettre les merveilles du génie, vous diront peut-être que ces hommes, inscrits au temple de l'immortalité, ont été les bienfaiteurs du genre humain; mais l'expérience les dément, et, envisagés comme présentant les plans de la nature, ils n'ont fait qu'agrandir le domaine immense de l'erreur. Tous, sans doute, sentirent ce qui n'était pas vrai chez leurs prédécesseurs, le vrai lui-même leur échappa. Presque tous les grands hommes ne sont bien jugés que long-temps après qu'ils ne sont plus, et, il faut le dire, dans toute cette vaste époque, les médecins dont le nom vit encore, et toujours couronné d'un laurier indestructible, ne doivent cet honneur si rare de se survivre qu'à leur ressemblance avec le plus grand des Asclépiades; ce n'est que comme observateurs qu'ils sont immortels.

Envisagés comme tels, leur rôle est sublime comme celui du Grec; mais comme, à mesure que le monde vieillit, son intelligence s'accroît; que le monde physique est mieux exploré; la nature et l'action des fluides intérieurs plus appréciées, et l'organisation mieux connue, tous portent dans les maladies locales ou celles qui n'envahissent pas toute l'économie, une précision qu'on ne retrouve pas toujours chez leur modèle. Comme lui, ils étudient l'influence des saisons, des corps atmosphériques qui agissent si puissamment sur nous; mais leurs variétés de force et de durée, ainsi que celles d'une foule d'autres causes, sont mieux constatées. Comme lui, ils étudient celles des humeurs, et, sans préciser leur rôle, ils en font mieux entrevoir la puissance. Comme lui, ils recueillent des faits; mais, à force de les multiplier, chez eux l'observation amène à des notions plus exactes, et ils créent un plus grand nombre de divisions, qui sont autant de limites qui nous apprennent à mieux circonscrire le mal, à mieux en distinguer les variétés, et à lui donner une limite plus réelle. Comme le Grec, ils sont philosophes profonds, mais prenant plus cette philosophie dans les lois de l'organisme, que dans les lois qui isolent les sociétés humaines ; on les trouve moins citoyens, et leur amour pour leurs semblables ne s'étend pas à un point du globe, mais au monde entier. Voilà ce que l'histoire confirme : elle nous apprend aussi que, comme Hippocrate, ils tombent dans les mêmes erreurs. Ils ne peuvent se rendre compte de la nature du mal d'après les faits transmis, et, comme leurs prédécesseurs, ils reprennent la matière à sa source, ils se livrent à l'observation, ils multiplient les faits, et, comme eux, en vain ils suivent cette marche, en vain ils embrassent la nature entière, ils éprouvent le même sort. Toujours, la première cause du mal détruite, ils ne signalent que vaguement celle qui l'alimente, et parfois, sur ce sujet, leur ignorance est absolue. L'homme, doué d'un goût sûr, ami d'une sévère analyse, cherche-t-il de l'ordre dans les descriptions des maladies, il n'y trouve qu'une confusion réelle de symptômes. Compare-t-on les tableaux, pour mieux en connaître la différence, on leur trouve un air de famille tel, qu'on se demande si le nombre est bien réel. Si leur description est toujours irrégulière ou imparfaite, ce caractère lui est encore plus particulier dans la période de réaction ; car s'ils oublient de vous énumérer le plus grand nombre des symptômes, lors de la diminution d'activité des exhalans, des sécréteurs, des divers appareils, etc., à peine si, lorsque la guérison reparaît, ils remettent en scène les systèmes dont ils avaient énoncé la nullité d'action. Tous, ignorant comment un premier symptôme qui paraît donne naissance à d'autres, comment la cessation d'activité d'un système organique s'étend à d'autres systèmes, comment la réaction d'une espèce de capillaires ou d'un appareil quelconque amène celles du reste de l'organisme; comment le mal s'aggrave, s'entretient, diminue d'intensité, disparaît ou cause la mort; dépourvus de tout principe solide, ils s'arrêtent là où se bornèrent les efforts de leurs heureux modèles, et si, comme eux, on ne les interroge avec les armes d'une analyse exacte et le flambeau de la physiologie, ils sont d'un vague qui fatigue la raison et où s'égare même la patience du talent. Souvent rivaux d'Hippocrate dans le tableau du mal, ses imitateurs sévères dans ses fautes, ils restent ensuite loin de lui, en ne se bornant pas à la simple observation; comme si, accablés par les faits, ils ne cherchaient qu'à dévoiler le plan de la nature, au lieu de suivre la marche d'Hippocrate, de se borner exclusivement à interroger les faits, partout ils sont poursuivis par un esprit systématique, et ils en sont si esclaves qu'au lit du malade ils lui sacrifient toutes leurs connaissances. En suivant l'histoire de la médecine, on retrouve partout cet exemple funeste. Mon but n'est pas d'examiner cette vérité dans tous ses détails; je sortirais des bornes que je me suis prescrites; je vais fixer un instant mon attention sur quelques-uns des auteurs praticiens qui l'ont envisagé en entier, et, parmi eux, les seuls qui nous occuperont sont ceux qui furent plus observateurs que systématiques, et dont on s'est plu à placer le mérite au premier rang.

J'ai dit ce qu'était Galien; je franchis des siècles, et j'arrive à Sydenham. Ce médecin donne un heureux exemple à son pays; il interroge comme Hippocrate l'influence des astres et des saisons; mais celle des lieux et des divers autres corps qui sont si nombreux autour de nous, et dont l'action est si puissante, ainsi que celle des alimens et des liquides dont nous nous servons pour l'entretien de la vie, ne reçoivent de sa part aucune attention particulière. L'année la plus régulière voit éclore toute espèce d'épidémies, la peste même, sans qu'on doive lui en attribuer la cause, et alors que signifie cette étude ainsi isolée? Rien, et encore rien pour reconnaître nos maux. En agissant ainsi, il n'est pas d'esprit vulgaire qui ne puisse, comme lui, noter les jours de froid, de chaleur, de sécheresse, d'humidité, ou les passages subits de l'une à l'autre température : c'est, sous ce rapport, un imitateur qui ne comprend pas la hauteur de son original. Une fois les premières causes détruites, il ne livrera pas, dans sa carrière d'observateur, la nature à elle-même, il ne la contemplera pas dans ses grands débats, afin de remarquer quels corps elle fuit, quelles humeurs elle chasse, pour se délivrer de la mort; galéniste profond, et sans aucune raison puissante, il suit le torrent du jour, ou il renchérit sur de fausses opinions, et il ne voit plus que des humeurs épaisses, âcres, corrosives, que, pour le salut du malade, l'on doit inciser, diminuer, adoucir, comme si l'économie souffrante n'avait d'autres rapports qu'avec l'excitant général corrompu. Quelle distance entre lui et le génie de la Grèce qui tenait compte des corps impondérables, et qu'il embrassait sous le nom de souffle! L'envisage-t-on placé sur le terrain de la douleur et en traçant les caractères, quel est donc l'homme qui, l'anatomie générale à la main, oserait défendre Sydenham comme un peintre heureux de nos maux? Loin de tracer des tableaux, à peine s'il ébauche la matière; et l'on ne peut concilier tant de renom avec un mérite que renierait un élève vulgaire du dieu d'Épidaure. Dans toutes les maladies fébriles, non-seulement la description est toujours dans un ordre non naturel, non-seulement il est impossible de se faire une idée juste des diverses périodes, non-seulement il fait preuve d'un défaut complet d'analyse, mais elle est si imparfaite, les symptômes réunis sont si incohérens, qu'on le croirait étranger à toute idée d'anatomie, d'instruction de ses prédécesseurs, et qu'elle est plutôt faite pour rappeler le berceau de la science, et avoir nui aux progrès des connaissances de la nature des maladies, que concouru à leur avancement. Quelquefois il étonne par son aveu aussi simple que rétréci, en nous assurant que les fièvres de telle année étaient d'une toute autre nature que celles de telle ou telle autre année. Des fièvres d'une nature différente! Et qu'on s'étonne ensuite, quand on ne cherche pas des organes les plus élémentaires souffrans, que la médecine soit un chaos! On parle avec éloge de ses descriptions de la goutte et de la petite vérole! Mais que l'on compare ces descriptions aux tableaux naturels, et l'on ne sera pas surpris de trouver cet éloge sans fondement. Plus que tout autre, se livrant à la carrière des hasards dans cette science, par cela seul que chaque mode de souffrir lui paraissait une maladie *sui generis*, et que l'organisme est en quelque sorte oublié, quand sa raison rend compte à sa conscience, on aperçoit un médecin qui, sur la nature des maladies, est dans un embarras éternel, et jamais satisfait de lui-même. Sans la moindre lueur de principes, sans aucune idée un peu vaste de la marche régulière, mais imposante de la nature, et d'un style diffus, il accable son lecteur qui n'a que de la mémoire, et il torture celui qui raisonne. Suivez-le dans le traitement, et partout vous le trouvez le même. Il est des esprits qui, faibles sous certains rapports, sont des géants dans beaucoup d'autres; mais Sydenham n'est pas de ce genre; partout on lui retrouve un caractère uniforme de faiblesse. Hippocrate a son plus bel ouvrage dans ce talent qu'il eut d'étudier les malades livrés à la nature, et d'en transmettre le tableau; par eux, en nous disant comment l'économie se délivre de ses maux ou succombe, il apprend aux hommes de l'art à imiter la nature, et à la seconder quand elle est trop faible ou impuissante; mais Sydenham nous avoue ingénument qu'il suit cette même *nature*, parce qu'il fait saigner quand des hémorragies apparaissent, purger quand une tendance aux selles se manifeste, etc.; tandis que, dans le cas contraire, il s'abstient de toutes ces opérations. Quel maître dans cette carrière! Ainsi la nature mourante n'aura pas un secours réel; mais je me trompe, Sydenham ne contemple pas en vain les astres et l'ordre des saisons, il trouve en eux la marche qu'il doit suivre au lit du moribond, et, par eux, son imagination réchauffée avoue dans chaque page de ses écrits que la *nature chancelante* ne peut retrouver la santé sans le secours des poisons somnifères et d'une pharmacopée aussi forte qu'elle est monstrueuse. Je le sais, je brave le jugement de plusieurs génies; mais ce que Sydenham a pu paraître avant l'application de l'anatomie générale ne peut plus être; c'est injustement qu'il a été surnommé l'Hippocrate anglais : c'est outrager la mémoire du vieillard que de lui donner un pareil rival, puisqu'il n'eut que des connaissances moins qu'ordinaires des maladies, et qu'il ne sut que fuir devant les maux de ses concitoyens. Non, l'Angleterre n'a point d'Hippocrate ; son climat trop ingrat, qui met les hommes aux prises avec des besoins continuels, et qui, par sa dureté, leur apprend à être insensibles, tandis que son gouvernement essentiellement machiavéliste, ajoute à ces premiers désavantages et rend égoïste, ne sera jamais la terre classique des grands hommes en médecine dont l'humanité est la base de leur génie.

Je quitte cette terre trop célèbre, et un moment je vais fixer mon attention sur le plus grand médecin de l'Allemagne, et à ce titre, Stoll se présente à notre mémoire. Cet esprit judicieux interroge le passé, cherche un modèle pour sa conduite, et si l'on en juge d'après ses œuvres, Hippocrate fut le sien. Il étudie comme lui les influences des excitans extérieurs, mais limitant beaucoup mieux que Sydenham, il fait connaître une foule de causes qu'engendre la civilisation, et il rend ainsi plus complet l'ensemble des causes les plus ordinaires de nos maux.

Hippocrate, en nous faisant connaître comment les malades guérissent, semble annoncer ainsi quelles causes succèdent vulgairement aux premières. Stoll montre la même sagacité, et en cherchant à diminuer la masse sanguine, ou à la modifier par des boissons appropriées, ou par les efforts organiques, il donne la preuve de cette vérité, quoique ses efforts soient loin d'avoir été complets. Toujours inférieur dans la description des fièvres, il est plus précis dans celles qui, sous le nom de pneumonie, de gastrite, de dyssenterie, de pleurésie, de fièvre puerpérale, de rhumatisme, de goutte, etc., affectent l'économie, et toujours ajoutant, par tous les moyens, à l'auguste science, à la médecine, il interroge les débris de la mort. Sans doute, comme tous les génies qui furent, il montre son imperfection, il dévoile mal les causes des maladies; en les ralliant à un siége spécial, il fait bien; mais ses distinctions dans les fièvres, mais l'irrégularité et l'imperfection de ses descriptions, sont frappantes; et loin d'être sensible aux cris de la nature, dans toute son étendue, partout son savoir s'incline devant des idées systématiques, et le remède qui agite profondément nos entrailles est le remède de tous les maux. Malgré ses défauts réels et ses rapports avec ses prédécesseurs, c'est le plus grand génie de la médecine allemande : il a suivi la véritable marche comme observateur, il l'a agrandie et simplifiée à la fois, et tant que les hommes rendront justice à un esprit vaste et judicieux, et à une ame élevée, Stoll aura sa place dans le temple de l'immortalité.

Chaque région du globe a ses êtres privilégiés; mais j'arrive à la France, à cette patrie des grands hommes, et parmi ceux qu'y compte la médecine pendant la seconde époque, le dernier nosographe qu'enfanta l'école de Paris, y tient le premier rang. Pinel suit une route plus heureuse que tout ce qui le précède; il imite le vieillard de Cos avec un talent admirable. Profitant de tous les faits connus, et ajoutant à leur domaine, il sent, dans le labyrinthe où il se trouve, le besoin de revenir vers tout ce qui est positif; il ramène les esprits vers la route de l'observation avec cette force d'ame qu'inspirent une conviction profonde, et l'admiration qu'il professe pour celui qui donna le premier cette direction. Comme Hippocrate, il interroge l'action des corps environnans; il passe en revue tous les corps extérieurs, et jamais sa mémoire ne les oublie au lit du malade. Galien avait fait faire un pas à la médecine; si le professeur de Paris combat cette vérité, du moins il la répare en s'en montrant en partie le disciple par la prescription des évacuans qu'il prodigue en quelque sorte dans le traitement. Avant lui, les médecins ne voient dans les fièvres que des maladies dont ils ne peuvent spécifier le siége, ainsi que le prouvent leurs écrits, Pinel flotte entre deux idées : d'un côté, emporté par je ne sais quel esprit d'erreur, il avance que ces maladies sont essentielles, quand il ne montre que l'économie souffrante; et de l'autre, il détruit cette erreur en faisant entrevoir le premier un siége spécial pour chaque fièvre, idée sublime par les résultats, en ce qu'elle nous porte à ne voir que des organes souffrans. Avant lui, des génies rares s'emparent des faits qui peignent les fièvres, les groupent de diverses manières, et ils leur donnent des dénominations diverses; mais dans cette carrière, Pinel efface le passé, il n'a point de rivaux; toujours on admirera la sagacité avec laquelle il a rapproché les variétés fébriles. Avec quelle force il fait ressortir toutes ces nuances! que ces tableaux sont tracés avec originalité! Nul homme, mieux que lui, n'a mis à même le médecin de se familiariser avec ce protée sans le comprendre. Sans doute il est systématique, quand il prétend fixer les genres de ces affections morbides, et leur rallier toutes les autres nuances; mais comme si les erreurs du génie devaient servir à l'instruction du genre humain, il ne fait que faire mieux ressortir son sujet, lorsqu'il combat d'autres observateurs. Ses discussions éclairent, et s'il trouve dans les observations et dans la nature des accusateurs, c'est qu'il veut trop les soumettre à l'ordre qu'il s'est créé. Profitant des découvertes en pathologie et en anatomie, il suit dans ses tableaux une route artificielle qui les rend plus complets. Malgré cet avantage, comme Hippocrate et Stoll, il présente l'apparition des symptômes dans un ordre non naturel, et il ne part pas directement des causes qu'il a assignées. Comme Hippocrate, il a soin de marquer la terminaison du mal; mais plus copiste qu'original, quoique supérieur à tous les autres médecins, il n'approche qu'imparfaitement du sublime du médecin grec. Unissant ensemble les découvertes les plus étonnantes, s'il se trompe, du moins il n'adopte que les erreurs les plus séduisantes; et veut-il nous donner l'explication du mal, il se sert des principes de Stalh. Comme ses prédécesseurs, inintelligible quand il touche à cette matière, du moins on lui pardonne, en ce que ses tableaux sont les plus capables de nous conduire au but qu'il ne peut atteindre.

Tel est Pinel dans les fièvres. Dans les maladies qui, sous le nom de phlegmasies telles que la scarlatine, la rougeole, la petite vérole, de péripneumonie, de catarrhes aigus, etc., toujours compliquent les maladies fébriles simples, ses descriptions sont plus complètes que celles connues jusqu'à ce jour. Mais si dans les fièvres il devient systématique, parfois, on le retrouve ici empreint de la même opinion; et cet observateur profond, cet admirateur enthousiaste d'Hippocrate, qui ne paraît dans l'arène médicale qu'au nom de tout ce qui conduit à la vérité, bravant ici l'observation, l'empire absolu des faits et leur lien, regarde ces maladies comme primitives, et admet que les fièvres qui précèdent ces affections morbides sont dépendantes de celles-ci, ce qui ne peut être, lorsque les unes existent et que les autres sont encore invisibles. Cette hypothèse combattue par les faits, a été funeste à la médecine, et peut-être a-t-elle donné lieu à ce système nouveau qui ne voit partout que phlegmasie dans nos maux. Je ne le suivrai pas dans tous ses tableaux, et voici notre opinion générale sur Pinel. Partout les faits sont mieux caractérisés; partout on remarque entre eux des limites plus certaines; partout ils se trouvent dans des rapprochemens plus naturels, et dans ses travaux chaque organe réfléchit la douleur qui lui est propre avec une vérité telle qu'il est vraisemblable que si Pinel, tel qu'il est, eût existé quelques siècles après Hippocrate, on serait arrivé depuis long-temps à la connaissance de la nature des maladies. Il paie, il est vrai, tribut aux systèmes qui règnent; trop souvent il est hypothétique dans ses opinions, et quoique chacune de ses pages soit embellie par le mot analyse, dans un foule de cas, il ne renie que trop souvent cette arme la plus forte de la raison. Malgré ses défauts réels, quel est l'homme dans les annales de la science, qui offre plus de ressemblance avec Hippocrate? Comme le père de la médecine, il envisage l'homme dans ses rapports extérieurs et intérieurs; comme lui, il se livre tout entier à l'observation et ne veut reconnaître qu'elle pour base de ses idées; comme lui, il trace des peintures moins régulières, mais plus complètes; comme lui, il interroge l'influence du moral sur le physique; comme lui, philosophe profond, il combat avec l'accent d'un ami de la vérité, les erreurs qui nous inondent, et recueillant en maître plus de deux mille ans de travaux, il leur donne un cercle tel, que par lui la médecine prend un rang qu'elle n'eut jamais dans aucun siècle antérieur. Ce grand homme est sans rival dans la carrière qu'il a parcourue, et si l'ignorance, dont il avait su toujours punir l'audace, s'est plu à méconnaître son génie, et à ne pas voir sa grandeur dans les travaux qui firent celle de tous les médecins célèbres, ce sort n'a rien qui m'étonne; mais la postérité naissante pour lui, et moins ingrate, en portant nos regards sur la colonne indestructible où sont gravés les noms heureux des génies qui consacrèrent leurs jours à l'étude de la douleur, le venge des traits de l'envie; je la vois supportée par le divin vieillard, et son sommet couronné par Pinel, son digne émule.

Malgré tant d'avantages, que le passé, qui embrasse cette période, rassemble tous les génies qui l'illustrent ; que tous paraissent leurs œuvres à la la main ; qu'on médite leurs pages immortelles, qu'on compare leurs travaux, et partout, à quelques nuances près nées sur la fin du siècle dernier, vous croirez, en se bornant aux faits, n'entendre que les mêmes écrits, et inondé par les observations, vous ne pouvez en préciser la nature. Dans cette longue période, nul ne s'écarte impunément de la marche tracée par le plus grand des Asclépiades, et si dans cette carrière il trouve des rivaux, du moins il n'a point de maître ; comme un colosse indestructible, il reste majestueusement debout devant près de trois mille ans qui le contemplent ; et à chaque époque où la médecine s'élève, son génie devient plus jeune d'immortalité. Depuis lui, la science n'a reçu d'autres caractères distinctifs jusqu'à Bichat, que ceux de multiplier ses observations, de les préciser, de mieux les coordonner, et de recevoir une foule d'erreurs toutes les fois qu'on a cherché à en reconnaître la nature. Comparez les écrits qui survivent au temps, vous les trouverez divisés en deux grandes classes. Dans l'une, vous remarquerez l'histoire des faits, histoire qui, seule, nous conduit dans la pratique ; et dans l'autre, les systèmes, les hypothèses qui ont fait de la théorie de la médecine une science qui n'a ni fond ni rives, et qu'il est aussi impossible de pratiquer, d'après eux, que de saisir les ombres qui fuient devant nous.

Les faits s'accumulent : à la longue, quelques idées éparses, mais justes sur leur mode d'être, brillent de loin en loin, et paraissent parfois pour s'éteindre encore; mais jamais on n'arrive à une connaissance générale et profonde de l'organisme, et à la création des principes généraux qui le régissent, à l'aide desquels on puisse apprécier ce mode d'être dans tous nos maux, et se créer un traitement rigoureux, mais naturel pour tous. Pendant des milliers d'années, ces moyens nous échappent, et la pathologie interne reste stationnaire, tandis que la science du monde physique s'agrandit, basée sur des principes qui nous rendent raison de tous les faits qu'elle embrasse. Ici, les terres sont conquises, les mers ajoutées à ces vastes domaines, la foudre conjurée vient mourir en grondant aux pieds de son nouveau maître! Quelle distance entre les observations astronomiques des premiers mages de l'Asie, et les découvertes de Newton, ou bien encore entre les rêveries de Paracelse et les travaux de Lavoisier! Comparez la navigation soumise aux caprices des vents, à celle qui les dompte, et partout vous voyez l'esprit humain méditant les lois de la nature physique, enfanter des merveilles! Là, si l'on isole les observations qui, toujours mal analysées, nous donnent une idée vague des maladies, on se trouve dans un monde plein d'énigmes et de contrastes. L'étude de la médecine se lie à l'étude des corps qui nous excitent au-dehors et au-dedans; mais c'est en vain qu'on les réunit, ce lien n'a presque rien produit pour connaître, alléger ou détruire nos maux. Pour préciser ceux-ci, il faut se rappeler que l'homme, comme tous les animaux, est un composé d'élémens organiques qui ont chacun leur vie propre, les rallier à chacun de ses élémens, et se les peindre comme dépendans ou d'une altération de vitalité ou de faux rapports, soit entre eux, soit avec leurs excitans, et dans chaque tableau on y représente, non-seulement plusieurs systèmes, mais quelquefois l'économie entière. On fait plus, dans ces descriptions comme dans celles des fièvres, par exemple, on n'oublie pas de remarquer que la peau est aride, la langue pâteuse, etc., symptômes qui ne disent rien autre chose, sinon que l'exhalation cutanée, les sécrétions muqueuses, etc., sont diminuées ou nulles; et par un contraste inouï, dans le plus grand nombre de cas, malgré les causes qu'on a énumérées, ce ne sont plus ces altérations que l'on considère dans la pratique, le mal primitif n'est pas là où il débute, et l'un le place, tantôt dans les artères, tantôt dans les muscles, etc., tandis que l'autre, en médecine, ne voit que des suppositions éternelles, que l'on prend pour des vérités jusqu'à ce que d'autres les détruisent. Non content de ces dernières erreurs, comme chaque élément organique accuse plusieurs degrés de souffrance, on distingue chaque degré, on le confond avec une foule d'autres appartenant à des tissus différens, l'on en forme autant de maladies diverses, et, comme cette carrière est immense, le médecin découvre, à volonté, des maladies, en grossit ainsi le nombre, et en rend l'étude impossible et inintelligible à la fois. Ces premiers égaremens conduisent à d'autres non moins importans; l'esprit d'ordre, le besoin de coordonner nos idées, nous portent à classer les maladies; tous les génies de l'art briguent tour à tour cet honneur; mais tous, loin d'être simples comme la nature, de prendre pour base, dans cette carrière, les différences organiques, ils rapprochent des maladies non réduites à leur état de simplicité, ils créent des genres les plus incohérens, qu'ils subdivisent encore, et, par des associations que je ne crains pas de qualifier de monstrueuses, ils transforment la science en un labyrinthe où nul esprit ne peut se reconnaître. Sans doute, sur la fin de cette dernière époque, on a beaucoup simplifié; mais les contradictions éternelles qui survivent nous apprennent que la nature souffrante, telle qu'on la conçoit, est un chaos inextricable. Les faits mal appréciés, alors chaque phénomène est expliqué par un autre, ou par des principes vagues qui ne dérivent pas du sujet qu'elle envisage. Jusqu'à l'époque que nous allons parcourir, elle n'est qu'une arène où les faits seuls survivent et où naissent et meurent successivement les opinions de tous ceux qui s'en érigent les interprètes. Tous les nosographes, tous les systématiques prouvent ce que j'avance : un jour, nos descendans ne pourront croire que, sous le rapport de la connaissance de la nature des maladies, leurs pères aient renversé jusqu'à ce point l'idole de la raison, et au souvenir de leurs controverses, leurs ames pénétrées de vérités saintes, croiront entendre les gémissemens accusateurs des morts depuis long-temps fixés au séjour des tombeaux!

Cependant, si, au milieu de tant de sublimes découvertes, le plus bel ouvrage de l'homme restait à faire, celui de se connaître soi-même, soit au sein des plaisirs, soit dans les amertumes de la douleur; s'il restait à transformer la médecine en une science basée sur des faits qui ne fussent que l'expression des organes les plus élémentaires souffrans, et soumise à des explications déduites de principes généraux, la passion qui dirigea nos pères, ce sentiment qui ennoblit la vie de l'homme, en lui faisant diriger tous les efforts vers tout ce qui peut créer ou étendre le bonheur de son semblable, achève une dernière lutte, un Français, l'honneur de l'humanité, l'élève et le fils adoptif de Desault, le génie qui inspira le génie de Pinel, Bichat! Bichat! ce nom, on le soupire encore; Bichat paraît, il entreprend cette œuvre sublime et gigantesque à la fois, il couronne les efforts de tous ces êtres généreux qui sacrifièrent leur vie dans l'asile des souffrances, pour en dévoiler les caractères; entre ses mains, les connaissances de l'homme se placent majestueusement au rang des autres sciences, et dans l'âge de la jeunesse, encore dans son cinquième lustre, il opère la révolution la plus étonnante qu'ait vue l'univers, révolution qui marque la troisième époque.

TROISIÈME ÉPOQUE.

Cette époque marquera toujours le plus haut degré de développement du génie de l'homme; pour toujours elle a détruit les erreurs de nos pères; et elle sera un obstacle invincible contre tous les efforts de ceux qui en créeront de nouvelles: un moment accréditées, elles n'auront jamais qu'un sort éphémère. Dès l'enfance, Bichat annonça qu'il était né pour la créer: enfant, sa raison contrastait avec son physique; et, à peine adolescent, Lyon le vit étonner ses maîtres dans les sciences exactes qui développèrent en lui cet amour indicible pour la vérité, et cette rigoureuse analyse qu'il montre dans tous ses travaux. Quittant cette terre de discordes civiles où son ame tout absorbée ne pouvait développer ses vues sublimes, et bientôt placé sur un théâtre bien différent, son début à Paris, et encore dans sa dix-neuvième année, c'est de frapper d'admiration l'homme dont le mérite, en chirurgie, fixait les regards de l'Europe. Quand deux grands génies se rencontrent, une conformité profonde de goût les rend inséparables, et Desault et Bichat cimentèrent leur sublime union, l'un, en jouant le rôle d'un père qui veut un grand homme dans son fils, et l'autre, en ne voulant être qu'un tel fils. Bichat, sur ce terrain nouveau, conduit par la main qui lui en montrait toute l'étendue, apprit bientôt à l'embrasser en entier, et ce grand homme qui, dès son entrée dans la carrière, étonnait ses maîtres et marchait leur égal, et qui seul est fait pour immortaliser un peuple entier, convaincu que toutes les connaissances des causes morbifiques réunies aux observations des symptômes fugitifs et mille fois variables des maladies, n'étaient que des connaissances illusoires pour connaître la nature de la douleur et en calmer les aiguillons, si ces mêmes symptômes n'étaient l'expression rigoureuse d'un organe souffrant, et qui lui fût propre, et attribuant l'obscurité du mal et la multiplicité des opinions sur sa naturea u défaut de connaissances positives de l'organisme et des principes qui le régissent, son premier soin, pour recomposer le monde médical, fut de dévoiler les élémens organiques et les propriétés qui les régissent.

Pour atteindre un but si difficile et si lointain, loin

de prendre ses prédécesseurs pour guides, la nature dans toute sa grandeur avait frappé son ame; elle fut son modèle. Il chercha d'abord la division de son plan dans le plan de la nature même; et comparant les divers appareils organiques, il signala une grande division qui partage l'économie en deux grandes masses sous le nom de vie animale et de vie organique. Cette distinction basée entièrement sur la différence des appareils organiques, de leurs propriétés vitales et de leurs fonctions, jeta tout-à-coup un grand jour dans la science de l'homme, lui servit de base, et son importance réunie à la simplicité avec laquelle elle fut présentée, fit prédire avec facilité que Bichat allait révolutionner la médecine. En vain on a voulu contester la réalité de cette division; mais le physique et la nécessité d'atteindre le but que la nature avait marqué, tout prouve son existence. L'homme condamné à être errant, à changer d'espace, aurait-il pu exercer cette fonction, si sa vie de relation n'eût été double et d'une conformation régulière, afin d'avoir une action égale? Au contraire, les excitans arrivant à l'intérieur par une puissance étrangère à la vie organique, celle-ci n'avait pas besoin de présenter la double conformation de la première. Il est des hommes qui ne trouvent du génie que dans les hommes qui s'appliquent à ne connaître que des faits isolés, et non les plans généraux de la nature; ils furent de cette trempe ceux qui nièrent les découvertes de Bichat.

La première partie de ses Recherches sur la vie et la mort, est un chef-d'œuvre de verité, et quand on envisage la seconde, on y trouve toujours le même cachet de génie. On a dit que c'étaient deux sujets qui n'avaient aucun rapport entre eux; mais après avoir donné la connaissance de la division des appareils organiques, et de leur union, Bichat frappé de leur dépendance des corps qui les excitent, où pouvait-il mieux placer les expériences par lesquelles il détermine comment l'homme vit ou succombe? Par elle, sa division n'en devenait que plus frappante. La seconde moitié de cet ouvrage étonnera toujours par la rigueur et la simplicité des expériences; les pensées physiologiques qu'elles font naître, et les conséquences qu'on en doit tirer, pour reconnaître nos maladies et les traiter. Tout esprit judicieux ne les lira jamais sans étendre infiniment la sphère de ses idées, et, une fois dans la pratique, considérant que l'économie aux prises avec des excitans altérés ou étrangers, est aux prises avec la mort, si l'on ne modifie, ou si l'on ne change ses relations, il y trouvera le secret de frapper ses concitoyens par des cures admirables. On s'est plu à répéter que les Recherches sur la vie et la mort étaient un ouvrage imparfait; mais où l'esprit faible peut-il reconnaître le mérite de cet ouvrage? et que ne peut pas l'envie? Qu'on fouille tous les écrits qui l'ont précédé, ou qui sont nés depuis lui, et quel est celui d'entre eux qu'on oserait mettre en parallèle avec lui? D'un côté jeter les bases de l'édifice médical, et de l'autre indiquer, par des expériences positives, les secrets de la vie et de la mort, est-il un livre plus parfait, si vous jugez par ce mot les vérités, les plus importantes à connaître?

Il est initié au plan général de la nature; il le

dévoile dans ses Recherches sur la vie et la mort ; poursuivant sa noble carrière, il voit les deux grandes divisions organiques, composées d'un ensemble d'appareils, et ceux-ci d'organes, et peignant la nature dans ses divisions principales, il nous livre l'anatomie descriptive. Jusqu'à lui, cette science sans base, sans division fondamentale, ayant une marche incohérente, dépourvue de toute physiologie, surtout de cette espèce de groupe d'organes qui concourt à une fonction donnée, et qui se trouve si bien peinte dans Bichat, aussi froide que le cadavre qu'elle copie, ne présentant que des descriptions sans nulle analyse, et d'un style toujours lourd et diffus à la fois, prit sous la main de ce génie une marche imposante, et sortit pour toujours de l'enceinte rétrécie des écoles. Tant qu'il existera des hommes qui se plaisent dans les ouvrages exacts sous tous les rapports, ce que Bichat nous a laissé de l'anatomie descriptive, sera pour eux un modèle inimitable, et aura pour la raison un charme inexprimable. Il a fallu tout l'empire de l'habitude et du pouvoir de la médiocrité, pour oser l'arracher des mains du jeune élève. Nul n'a mieux rempli toutes les conditions qu'exige un ouvrage de ce genre ; et en rappelant le discours qui précède cet ouvrage, j'aurai dit quel est ici le mérite de Bichat, ou plutôt comparez les divers écrits qui existent sur ce sujet, et quelle supériorité votre ame accordera à celui de Bichat, même dans la partie que ses élèves nous ont transmise, et qui est pour M. le professeur Roux un de ces titres de gloire qui ne périront jamais.

Bichat marche sur le plan général de la nature,

convaincu qu'elle est la seule qui puisse le conduire au but qu'il veut atteindre, celui de dévoiler la nature de la vie saine et malade. Subdivisant ensuite ces appareils organiques, et remarquant qu'ils se composent d'organes, et qu'enfin ces derniers sont formés de tissus communs qui conservent partout leur structure, qui sont essentiellement différens les uns des autres, et qui, diversement combinés, donnent l'existence et à ces organes, et à ces appareils, il dévoile les élémens organiques.

Le jour où Bichat nous démontra qu'à l'aide d'une si grande simplicité de moyens, la nature élevait un monde organique, et qu'elle arrivait à des résultats aussi sublimes qu'infinis, il parut initié aux secrets du créateur. Un autre esprit moins vaste se fût borné à indiquer vaguement sa découverte; mais cette ame ardente de lui donner tout l'éclat dont elle devait briller, traça, de chacun de ces élémens, des tableaux qui sont immortels comme leur sujet. Chaque description qu'il donne nous frappe avec tant de force, qu'il semble que la dernière soit la plus belle, et l'on ne se garantit de cette illusion que par une longue comparaison. Mais, alors, notre attention s'arrête sur les systèmes artériel, veineux et capillaire, avec une telle force, que, saisi d'admiration, on se demande s'il existe dans le domaine des travaux de l'esprit, des œuvres aussi parfaites. Chaque tissu a des traits physiques si distincts, ses rapports avec les autres élémens sont si caracterisés, et son étendue si bien marquée, qu'il a porté jusqu'à l'évidence cette découverte des élémens. Sans doute la raison, qui se déduit de leurs fonctions, nous dit que ce sont encore des organes, qu'il existe plusieurs élémens dans ces élémens organiques, ainsi que le prouve leur auteur; mais, le scalpel à la main, ayant démontré leur plus grande simplicité organique pour nos sens, on a dû se borner à les regarder comme des systèmes élémentaires. Jamais homme ne fut anatomiste plus profond; il semble avoir palpé chaque fibre, et cette découverte des tissus primitifs annonce un esprit si familier avec la distribution des organes, leur structure et leurs rapports, que la simplicité de la nature dans la composition de notre physique, n'étonne pas plus que le génie qui l'a dévoilé. Sans doute, en observant les modifications de tissu, on pourrait accroître leur nombre d'une manière indéfinie; mais un esprit juste les ralliera toujours aux élémens tracés par l'auteur, et en vain sous les noms de tissus adipeux, on croira réparer un oubli ou faire ressortir une erreur; je ne vois dans ces obscurs travaux que des inventeurs qui, pour grandir, cherchent à lier leur nom à des découvertes qui les repoussent.

Le plus difficile dans cette entreprise semblait avoir été vaincu; mais on se trompe, les élémens organiques, étroitement liés entre eux, laissaient difficilement reconnaître leurs fonctions particulières: sur ce terrain, Bichat est toujours le même, toujours inimitable. Partant de l'état organique et s'aidant de l'analogie, sans jamais perdre de vue le but où tend la nature dans la création des êtres, sous sa main toutes les difficultés semblent s'aplanir, tous les secrets de la nature disparaître; il multiplie les découvertes et il les présente sous un jour tel, qu'il charme, et qu'il dispose les esprits qui viendront après lui, à le suivre dans cette carrière.

Cependant, avec un caractère de vérité des plus importans, qu'eussent été tant de travaux, si l'homme qui les créait n'eût mis à jour les principes généraux, pour les coordonner, et expliquer les phénomènes physiologiques qui en dépendent ? un sujet de disputes intarissables. Ce grand homme agit en médecine comme Newton en physique, et Lavoisier en chimie ; ils sont frappés d'une qualité générale dans tous les corps inorganiques, qualité qui préside aux phénomènes qu'envisagent ces sciences ; et, à leur exemple, Bichat, observant dans chaque élément de l'organisme, non-seulement une structure et des fonctions différentes, mais une qualité première, commune à tous, constante, et qui se modifie dans chaque système, donna, sous le nom de propriétés vitales ou de sensibilité et de contractilité, des principes généraux à la médecine. Analyser jusques aux tissus élémentaires et tracer leurs fonctions, c'était, il faut l'avouer, avoir surmonté des difficultés inouïes ; dévoiler les propriétés vitales et donner des principes généraux à la science fut le comble du génie; et si dans les annales physiques et chimiques, Newton et Lavoisier sont les noms qui rappellent les créateurs de ces sciences, désormais le nom de Bichat rappelle celui de créateur de la médecine, mais avec plus de gloire, parce qu'il était plus difficile à conquérir. Comme on a pour ennemis tous ses contemporains dans la même carrière, quand on cherche à y cueillir quelques lauriers, soit parce qu'on renverse des habitudes reçues, soit parce qu'on enlève à la médiocrité des honneurs où prétendait son orgueil, des vérités aussi claires que le jour ne purent ravir tous les suffrages, et l'envie, que ronge la cupidité, ne peut se résoudre à couronner cette tête, la plus étonnante qui soit sortie des mains du créateur. Jamais homme n'eut plus d'ennemis que Bichat, jamais mortel ne les vainquit avec plus de gloire, et si quelques apprentis esculapes innovent encore dans cette carrière, pour plaire à des maîtres qui, encore vivans, sont ignorés, qu'ils se rappellent que Bichat traversant en triomphe le quart de siècle qui vient de s'écouler, quoiqu'encore près du berceau, est vieux de plus de trois mille ans; et d'âge en âge, son plus beau titre à l'immortalité sera la découverte des propriétés vitales. C'est par elle que le rang qui marque le plus haut degré de l'intelligence humaine ne fut plus occupé par deux êtres privilégiés, Newton et Lavoisier.

Mais ces divisions de systèmes organiques, ces diversités de fonctions et ces propriétés vitales ou ces principes généraux ne seraient-ils pas les rêves, les systèmes d'un esprit hardi? au lit de la douleur, l'expérience confirmera-t-elle ces découvertes? Bichat, sur ce théâtre, achève son triomphe; ses vérités deviennent plus imposantes en acquérant plus de charmes; il prouva que nos maux n'étaient qu'une altération des fonctions de l'un ou de plusieurs de ces élémens organiques; il remonta surtout aux tissus généraux qui entrent dans la trame de ces élémens; il nous dit comment chaque maladie avait un caractère propre, comment elle variait; comment elle vivait isolée ou s'étendait à d'autres tissus, et, le premier, il montra la route que l'on devait suivre pour peindre les caractères de la douleur.

Sans doute c'est le combat de la vie et de la mort que l'on doit dessiner, pour donner des tableaux réels du mal ; mais, comme dans l'intérêt de la vérité, la plus importante pour les humains, on doit réunir toutes les preuves qui sont en notre pouvoir, il interrogea l'état cadavérique ; y puisa des vérités inconnues jusqu'à lui, apprit à donner plus de précision à celles qui étaient consignées dans les observations de nos pères, et fit de cet état une science nouvelle. Que de fois les débris de la mort, qui sous sa main semblaient se ranimer et redemander une vie trop fugitive, attestèrent que ce n'étaient que les tissus organiques, dont on avait remarqué l'altération des fonctions pendant la vie, qui avaient été le siége des affections morbides. Il donna ces preuves pour plusieurs élémens, et si la mort ne l'eût surpris dans ses travaux, il eût pour jamais fixé cette science. Dirai-je maintenant que l'Anatomie générale est un ouvrage sublime ? On parle de cette œuvre, on la cite, et c'est en s'appuyant sur elle-même qu'on en fait ressortir la beauté.

« Il y a dans la nature deux classes d'êtres, deux » classes de propriétés, deux classes de sciences. Les » êtres sont organiques ou inorganiques, les pro- » priétés vitales ou non vitales, les sciences physiolo- » giques ou physiques. Les animaux et les végétaux » sont organiques ; ce qu'on appelle les minéraux » est inorganique. Sensibilité et contractibilité, voilà » les propriétés vitales. Gravité, affinité, élasticité, etc., » voilà les propriétés non vitales ; la physiologie vé- » gétale, la physiologie animale, la médecine com-

» posent les sciences physiologiques; l'astronomie, » la physique, la chimie, etc., ce sont là les sciences » physiques. »

Mille travaux l'attendaient encore, quand la mort le ravit à l'humanité; mais si la tombe ne reçoit jamais le génie tout entier, celui-ci grave son nom au temple de mémoire par les plus belles conquêtes que l'homme ait faites sur la nature entière. Il termine le plus sublime des travaux, en nous laissant l'Anatomie générale. Elle peint l'organisme dans toute sa simplicité, et, par elle, la santé, la maladie et la mort ne peuvent plus être un secret. Tous les esprits judicieux sentent cette vérité; tous sont convaincus qu'avec elle l'esprit du système ne prévaudra plus contre la vérité; et quiconque l'embrassera avec force sera conduit en triomphe aux funérailles de renommées trop long-temps funestes au genre humain. Pendant ses travaux, il étonne, on l'admire; de la couronne qu'il décerne à Desault, jusqu'à sa dernière œuvre, il marche de triomphe en triomphe, et l'on entrevoit le moment où il fixera la science entière. Jeune, il rappelle Hippocrate et Boerhaave; pour lui, vole de bouche en bouche le titre de créateur de la médecine; le cœur qui soupire l'amour de la gloire la plus belle, ne voudrait être qu'un Bichat; et si cet homme, qui nous apparaît avec tant de titres à l'immortalité, eût vécu chez un peuple plus sensible et plus reconnaissant, comme les Grecs, tandis que chez nous une pierre obscure, et déjà détruite par le temps, atteste à peine sa mémoire; là, son image révérée eût reçu les honneurs divins. L'homme, dès son origine, faible, mais reconnaissant, honorait ainsi le génie; devenu trop fort par ses bienfaits, aujourd'hui il l'oublie; cependant, il est vrai de dire que si l'on conçoit la force de la divinité par la force intellectuelle que nous lui attribuons, et par le bien qu'elle fait aux hommes, l'élève de Desault encensé n'eût reçu que des honneurs mérités. L'antiquité fut l'époque heureuse de la gloire: cherchons à la faire revivre; et, puisque par ce grand homme les faits cessent d'être énigmatiques, et la douleur mystérieuse, puisse bientôt s'élever un monument qui représente Bichat plaçant un laurier sur la tête du vieillard de Cos, avec cette inscription: *le génie de la physiologie couronne le génie de l'observation et dévoile la nature du mal.*

Mais abandonnons ce sujet de mille regrets. Bichat succombe, et après avoir jeté les fondemens de la science, avoir mis à même les médecins de ne voir des maladies que dans des organes, d'expliquer leur caractère, de connaître leur nature, puisque l'organisme et ses rapports sont dévoilés dans toute leur étendue; voici de quoi cette science se compose à cette époque, abstraction faite de toute hypothèse. Elle offre les connaissances, 1°. des élémens organiques; 2°. de leurs fonctions; 3°. de leurs propriétés vitales; 4°. des corps qui les excitent; 5°. des causes des maladies; 6°. et enfin celles d'une foule de tableaux de nos affections morbides, où, à l'aide de la physiologie, on retrouve le siége le plus élémentaire du mal.

Telle est la médecine sous le rapport des connaissances du mal, au moment du trépas de Bichat. En considérant d'abord les tissus organiques sains dans toute leur simplicité, et ensuite dans leurs rapports naturels, on connaît la vie saine, et la vie malade se trouve par conséquent dans un état opposé. L'impulsion communiquée ne se ralentit pas; on s'efforce d'élever la science sur ses bases réelles; les descriptions des maladies sont plus coordonnées et plus complètes; le plus grand nombre d'entre elles est rapporté à des tissus; et les divisions plus simples et plus réelles font place à des cadres artificiels où s'égarait la raison. Si, jusqu'à ce jour, dans nos affections on distingue le commencement de la fin, si l'on sépare les degrés divers, une fois qu'on a lu Bichat, l'esprit se fait jour à travers ces restes d'anciens égaremens, on élague mille erreurs, et les vérités viennent insensiblement s'asseoir l'une à côté de l'autre. Le nombre de nos maux diminue; celui que l'on conserve est réel. En un mot, le domaine des connaissances des affections morbides reçoit, de plus en plus, ses limites réelles. Si d'un côté les peintures et les cadres des maladies présentent ces avantages, de l'autre les explications plus rapprochées de ce qui est, condamnaient à l'oubli les écarts de l'esprit qui en fait des êtres inintelligibles. Comparez tous les pathologistes et ceux qui ont recueilli des faits avant Bichat, aux hommes qui ont suivi la même carrière après ce grand homme, et vous serez convaincu de cette vérité. Ici, le professeur Pinel peut servir infiniment; on croirait à peine, si l'histoire n'était là pour nous l'assurer, que la première et la dernière édition de la Nosographie philosophique sont sorties de la même main; et c'est là l'un de ses plus beaux titres à l'immortalité. En suivant l'impulsion commune, en profitant des travaux de l'homme dont il avait inspiré les chefs-d'œuvre, il a contribué puissamment à perfectionner la médecine, et s'il eût eu ce vol hardi de ne suivre que la route tracée, son image révérée serait à côté de celle du génie dont il arrosa le premier le tombeau de ses larmes.

Cette impulsion est des plus marquantes pendant la vie de Bichat, elle se soutient pendant quelques années après sa mort; mais soit que les difficultés naissantes fussent des plus graves, soit l'empire de l'habitude, soit le désir ardent d'entretenir la renommée, passion qui, pour s'assouvir, ne craint pas d'incendier le temple d'Éphèse, soit plutôt une fausse analyse des symptômes, ou le défaut de se convaincre *que chaque élément est lui-même un composé d'organes plus élémentaires*, et *d'envisager chacun de ces derniers dans leurs rapports particuliers*, tant d'erreurs ralentirent cet amour de la vérité, et l'on persista tantôt à ne pas assigner le siége du mal, tantôt à le placer dans les élémens entiers, et parfois à embrasser dans le même tableau les maladies d'une foule de tissus. Bichat, mort trop tôt, et, comme tous les grands hommes, mourant sans successeur, la médecine continue d'offrir, comme par le passé, un mélange stupide de vérités et d'erreurs, et, sous le rapport des opinions, une anarchie complète. Les médecins formés à l'ancienne école, ressaisissent en partie le sceptre de la science qui était passé, pour un moment, en d'autres mains, et fiers de leur triomphe, ce Bichat, ce premier des humains, n'est plus aussi vénéré, et il faut le dire, à la honte de son semblable, on conspire contre sa cendre; on ne le lit pas, et on le déchire; on le comprend, et pendant qu'on en est le copiste, on le noircit pour mieux dérober sa médiocrité. Que dis-je, quelques-uns de ceux qui partagèrent les vieilles erreurs, font plus, ils paient une espèce de tribut de haine à un génie si productif; ils s'élèvent jusqu'au point d'imiter ce que le fanatisme a de plus odieux. Ils veulent détruire les faits; ils condamnent les connaissances des organes : l'anatomie des systèmes organiques ne doit rien être en médecine; la physiologie est un roman; toute idée qui en dérive est un blasphème médical. Ils s'élèvent contre elle au lit du malade, et pour voiler leur faible intelligence sur ce terrain trop ingrat pour eux, habitués au ridicule, ils ne craignent pas de dire qu'on ne peut expliquer les maladies; on bannit tout usage de la raison; les propriétés vitales ralliées aux systèmes les plus élémentaires, sont une rêverie; les forces de la vie, sans désignation d'aucun organe, charment leur esprit amoureux de la métaphysique; et par un contraste inouï, c'est au nom de la raison, de l'observation, que l'on proscrit l'étude de la nature, de ses plans, de ses principes, des faits qui en découlent, et que l'on cherche à opérer la contre-révolution médicale la plus avilissante qui jamais ait existé dans la science.

Voilà le langage des uns; d'autres, tout en croyant suivre une route opposée, ne s'étayent sur la physiologie que de nom, n'empruntent à cette science que des armes qui lui sont étrangères; plus dangereux, parce qu'ils sont systématiques, ils croient combattre la routine et l'observation, en devenant incompatibles avec la raison, et en détruisant les faits : tout leur mérite, c'est de balbutier le nom de Bichat; et voyons ce qu'ils ont de commun avec ce prince des physiologistes, avant de les considérer en général. Bichat nous apprend à apprécier l'action des stimulans ou des corps qui agissent sur nous en précisant la simplicité organique : écoutez les rêveurs sortis de l'école de Tomasini; ils placent les causes à l'extérieur, et leur action, par un chemin inconnu, n'agira dans les fièvres que sur les voies gastriques. Leurs esprits font encore plus; ils ignorent les causes, et ils vous assignent le siége primitif du mal. Bichat, en peignant les fonctions organiques, n'a qu'une marche fixe, celle de la nature; dans ses tableaux, les phénomènes se succèdent dans l'ordre où ils paraissent; et entendez ces êtres qui, pour donner quelque prix à leurs grossières erreurs, se couvrent du nom d'un grand homme; ils regardent comme parfaits les tableaux des maladies dont ils veulent assigner la nature, lorsque l'on ne trouve dans la même peinture qu'un ordre irrégulier de symptômes, une imperfection des mieux caractérisée, et ils sont si loin d'être précis, qu'ils ne peignent jamais les souffrances des organes les plus élémentaires. Bichat explique les phénomènes physiologiques, en ralliant ceux-ci aux tissus dont ils dépendent, et en remontant ensuite aux propriétés qu'ils possèdent; et les tomasiniens, les physiologistes, à l'instar du personnage de Sangrado, qu'ont-ils besoin de cette marche? Il n'est qu'une maladie dans l'homme qui est un monde organisé. Qu'ils ne s'y trompent pas, Bichat et eux n'ont rien qui les rapproche; et la nuit et le jour ont plus de ressemblance : mais quelle est mon erreur! Je viens de rappeler tout ce que l'envie a de plus odieux. Faible, qu'on me pardonne; j'ai osé venger la mémoire d'un grand homme! Ah! nul ne le fera mieux que lui-même. Ses travaux sont une arme indestructible que protégeront éternellement ses cendres. L'habitude de l'autorité vieillie dans les erreurs et l'envie le repoussèrent; mais qu'a ce sort de surprenant ? la simplicité de la vérité ne frappe que l'esprit encore vierge, ou le véritable génie. Cette vérité est consignée dans le grand livre de l'expérience. Je viens de prouver que Bichat repousse les systèmes divers; je vais maintenant présenter le tableau général des derniers, afin de mieux les faire ressortir.

Comme si, par une fatalité inconcevable, l'erreur devait maîtriser le monde, il avait fallu les travaux d'un Hercule pour la faire chanceler sur son trône antique, pour la révolutionner dans sa base, et quelques années s'écoulent, le passé ressaisit le présent dans une grande étendue : tant de sublimes vérités, essentiellement utiles au genre humain, sont repoussées ou oubliées, ce que l'on conçoit d'après la force des siècles; mais ce qui dépasse notre imagination, c'est qu'après avoir devant soi tout le passé, qui nous démontre positivement que la médecine n'a pris un aspect de vérité qu'autant que chaque maladie a paru devenir l'expression d'un organe malade, on ait prétendu baser des systèmes sur l'anatomie générale; et cependant telle est l'entreprise du docteur Broussais qui, le premier, a donné cet exemple.

Ce médecin, élève de la faculté de Paris, déjà systématique dans sa thèse, entraîné par des événemens militaires sur le sol de l'Italie, devient témoin dans ces contrées d'une opinion nouvelle sur la nature des maladies, et, de retour dans sa patrie, il avance que toutes les maladies sont des phlegmasies, et que les fièvres dites essentielles sont au nombre de celles de la muqueuse gastro-intestinale. Comme Galien, une idée heureuse le frappe, il l'adopte; quelques succès qu'il obtient et qu'il oppose à ses revers, le font identifier avec elle, et dans son enthousiasme, croyant avoir fait la conquête du monde médical, il s'efforce désormais de borner à cette idée tout le cercle qui le mesure, et après avoir blâmé des erreurs funestes, accréditées depuis quelques années, il ramène, par une autre route, les esprits dont il prétendait être le guide, et qu'il accusait d'être funestes au monde, à la même série de revers qui avaient existé avant les premières erreurs, et qu'avaient signalées les médecins les plus âgés de l'époque actuelle.

Dans toute doctrine, dans tout système, l'auteur ayant toujours pour but d'imiter les plans généraux de la nature, son premier soin doit être de développer les principes généraux sur lesquels cette doctrine ou ce système repose, et l'auteur de l'examen entre en matière sans la considération générale, même la plus légère, et c'est seulement dans ce cas qu'il diffère de Tomasini. On doit surtout fixer rigoureusement la valeur des mots, et les plus vagues sont ceux qui expriment ses idées principales, tels que ceux d'irritation et de phlegmasies qu'il regarde comme synonymes, lorsqu'ils ne peuvent exprimer toujours le même sujet. Il a fait plus, il leur a prété un sens qu'ils n'ont pas, et qu'ils ne peuvent avoir. Voilà ses premières erreurs, et maintenant je vais le suivre dans ses autres idées, et d'abord dans les fièvres.

La diversité des causes de ces maladies a toujours

fixé l'attention des médecins : ici, quelle que soit leur espèce, leur rôle sera bientôt connu, il sera toujours le même, et une gastro-entérite constamment l'effet. Ainsi, par une fatalité inexplicable, ce ne sont pas les capillaires, qui à l'extérieur reçoivent directement l'action de la cause, qui sont primitivement affectés, c'est le viscère, l'un des plus dérobés à leur action, l'estomac, trop malheureux organe où tous nos maux semblent se diriger sans qu'on puisse connaître la route qu'ils suivent ; il dédaigne ces premières et les plus belles découvertes de nos pères ; et, solidiste en théorie, il suit dans sa pratique le galénisme extrême. Que penser d'une théorie qui, nulle dans l'étude de l'apparition successive des causes, emprunte, pour expliquer leurs effets, des explications imaginaires ? Que penser de son auteur qui, dans tous les tableaux qu'il emprunte, n'en choisit que d'imparfaits ou d'irréguliers ; qui n'en trace qu'en leur donnant le même caractère, qui, loin d'être scrupuleux dans ses descriptions, n'énumère que quelques symptômes, les place dans un ordre artificiel, et oublie souvent ceux qui sont les principaux ; qui, loin de peindre la nature, ne fait que l'ébaucher, et rappelle l'enfance de l'art au lieu des beaux jours qui devaient suivre Bichat ? La raison sera-t-elle satisfaite d'un système qui regarde comme primitifs les désordres morbides nés d'autres désordres de la même espèce, qui fait jouer à ceux-là un rôle qui leur est étranger, et qui même leur prête une existence idéale, afin de se rendre compte de l'influence de ces désordres, influence qui, jusqu'à ce jour, échappe à tous les génies ? L'aridité de la peau, l'haleine moins douce, la voix dure, etc., après l'action directe du froid, annoncent que les exhalans, les sécréteurs ont suspendu leur activité, et d'après l'expérience la plus positive, tant que cet état des capillaires persiste, la fièvre nous dévore, et elle s'évanouit quand il disparait. D'après l'observation la plus scrupuleuse, ces symptômes sont antérieurs à tout autre ; et cependant ce ne seront pas eux qui constitueront le mal primitif. Mais vaines objections ! les faits, l'analyse la plus sévère, la physiologie la plus simple ne seront plus les armes du médecin; avec ce système, le mal est toujours méconnu, la nature est en contradiction avec elle-même ! Le malheureux qui, aux prises avec la mort, ne peut accuser directement le mal qui détruit ses jours, les instincts dont les cris sont alors si énergiques, la douleur qui partout se fait sentir avec violence, etc., tout cet appareil conservateur le seul propre à dévoiler à notre ame le siége de la maladie, afin qu'elle puisse la raisonner et la combattre, est un appareil trompeur ! La nature erre, et le docteur Broussais a raison ! En remontant à ce qui est, en s'en rapportant à ce qui frappe nos sens, en voyant les capillaires primitivement affectés, l'étendue de ce système nous rend compte des désordres fébriles, et, au nom des sympathies qui ne furent imaginées que pour voiler notre ignorance, sur les rapports des organes entre eux, il se forme une puissance indéfinie pour donner un libre cours aux travers de son esprit. La durée du mal varie selon l'état de l'organisme ou ses rapports étrangers, et, dans ce système elle est due à une maladie positive, d'après son auteur, et dont on ne trouve aucune trace réelle et constante après la mort. Est-ce une théorie physiologique, celle qui admet une maladie grave et trop souvent mortelle dans un viscère qui est le plus tranquille au sein du trouble genéral, qui n'accuse aucune douleur, et qui cause partout la souffrance, des congestions sanguines, des hémorragies, des sécrétions abondantes, des phlegmasies et la mort même ? Est-elle physiologique, cette théorie qui opère la guérison des fièvres, en incendiant l'organe phlogosé qui leur donne le jour par son seul caractère de phlegmasie ? Renversée par tout ce qu'on peut observer pendant l'origine du mal et son développement, elle se réfugie dans les débris de la mort; mais pour son auteur plus que pour tout autre, les cadavres sont restés muets. Pendant la vie, mille stimulans nous assiégent, notre existence est inséparable de la leur, et quand nous ne sommes plus, ils agissent encore sur nos tissus tant qu'ils ne sont pas en décomposition. Tel est l'ordre irrévocable de la nature; et quand l'air est encore autour de nos débris, dans nos poumons, qu'il reste quelques parcelles d'alimens dans les voies digestives, et de sang dans les capillaires, sang qui donne par intervalle un aspect rouge aux muqueuses, selon la manière dont la circulation aura été suspendue par la mort, pourquoi faire remonter celle-ci au sang? L'air, les substances alimentaires etc., etc., sont-ils sans action? ensuite, lorsque dans une foule de cas, nous attribuons notre dernier soupir à l'absence des stimulans, pourquoi ne pas en retrouver plutôt la cause dans cette pâleur des tissus toujours parcourus par une si grande quantité de capillaires à fluide rouge? L'an dernier, j'ai porté cette vérité jusqu'à l'évidence par des expériences faites sur des animaux.

Vue dans ce qu'on appelle les fièvres, cette théorie répugne à la raison; et suivez-la dans les maladies telles que la rougeole, la scarlatine, les catarrhes, les maladies aiguës des séreuses, des synoviales, les névroses, etc., qui compliquent les fièvres, vous ne serez pas surpris de rencontrer un auteur soutenir l'inverse de ce qui est, et faire dépendre les maladies locales d'une autre de la même espèce que celle qui engendre les fièvres; et trouvez, si vous le pouvez, un génie prodigieux dans celui qui vous soutient que l'homme dont l'organisme est si diversement composé, n'est sujet qu'à une maladie dont toutes les autres ne sont que des nuances. En outre, comme c'est le privilége des esprits faibles de créer des œuvres qui se démentent, lisez sa thèse et ses phlegmasies chroniques, et les fièvres qui accompagnent les affections dont il nous entretient, sont la preuve que ce mot, phlegmasie, a pour lui plus d'un sens. Mais laissons ces fréquens défauts où l'auteur a soin de se réfuter lui-même, et jugeons les nouvelles œuvres sur leur véritable terrain. Comme dans tous les autres sujets, jamais on n'énumère toutes les causes, jamais on ne fournit que des descriptions à peine ébauchées, partout on donne une preuve matérielle de son ignorance de la nature des maladies, et partout des explications hypothétiques et mensongères. Lisez l'histoire des sujets qu'il rapporte, surtout celle des premiers, dans ses phlegmasies chroniques, et j'ose croire que l'auteur bien compris, l'on ne saurait me conseiller d'adoucir mes expressions. Malgré les corrections qu'on lui imprime tous les ans, cet ouvrage sera toujours un monument qui prouvera contre son auteur; et la pitié qu'inspirent ses victimes, prépare à sa mémoire le plus cruel des souvenirs, celui, où après avoir combattu des erreurs et des vérités, de n'avoir vécu que pour détruire. Ses hérésies dans la science de Bichat, son ignorance complète des principes de ce grand physiologiste, tout nous dit que jamais l'esprit de l'homme n'a été forcé de combattre des erreurs aussi grossières, qu'il a fallu une ignorance profonde pour qu'elles fussent aussi répandues, que, sans ce dernier caractère, on n'aurait pas osé les détruire, sans craindre de prostituer ses talens, et que s'il était vrai que ce système fût une doctrine, la science de l'homme ne serait pas même un roman, mais un mélange stupide de tous les travers d'une imagination égarée. Je le dis avec une conviction intime, et ce sentiment n'est que le fruit de l'expérience comparée à celle de nos pères, et éclairée par la plus grande simplicité physiologique, le professeur du Val-de-Grâce séduit un élève, en le dispensant de tout travail; mais une fois dans la pratique, le jeune homme change de langage, et ramené par la nature à des idées plus vraies, il replace des couronnes sur les têtes des pères de la science, et il maudit les leçons de l'homme qui l'égara. Ses apôtres vous diront que j'outre la vérité; ma conscience me dit que mon langage est faible et qu'il ne peut la peindre en entier. Au reste, dans peu de temps, j'analyserai ses écrits; j'interrogerai aussi la douleur, ainsi que les débris de la mort; je ferai plus, j'en ap-

9

pèlerai aux expérimentations les plus positives que je ferai sur ces animaux, et sur le théâtre d'un ami de l'humanité, je frapperai autrement leurs esprits, et, quoiqu'ajoutant à mes expressions, je ne serai plus outré pour eux. Ce médecin, en torturant la science de l'homme, pour que, façonnée à sa manière, elle eût l'air de lui prêter ses armes, est devenu pour la médecine ce que le méchant est pour la morale, sur laquelle il prend un appui; afin d'avoir une carrière plus libre, il l'a altérée dans toute son étendue, et par ses efforts, j'oserais dire sacriléges, puisqu'il s'agit de la vie, les connaissances de la nature des maladies sont moins avancées qu'au jour où Bichat rendait le dernier soupir.

Comme, par le temps qui court, ce ne sont plus de grandes découvertes qui servent de base aux grands noms, et que je suis forcé de suivre les hommes en renommée, je viens de vous entretenir d'un géant dans l'opinion, de l'homme qui, le second, a mesuré jusqu'à quel point on peut exister avec la plus faible quantité de sang; c'est l'ultra-Sangrado de son temps; je passe à un plus grand encore, et conduit par la nature de mon sujet, je vais un instant porter mon attention sur l'aîné de la famille des Rosari tant français qu'étrangers, sur l'homme qui a mesuré jusqu'à quel point l'homme peut résister aux poisons, et être son destructeur sans être vengé, et puisqu'il faut le nommer, c'est le docteur Leroy, oui le docteur Leroy. Mais qu'on se rassure, je serai bref, et, à l'aide d'un parallèle avec le précédent auteur, je le peindrai en peu de mots. C'est une tâche pénible; mais il est des momens malheureux auxquels on ne peut opposer que l'espoir de leur courte durée, pour les soutenir. Peu d'hommes, qui, au premier abord, semblent s'exclure, ont offert une ressemblance plus exacte. Pendant que M. Broussais s'élève parmi quelques médecins, M. Leroy grandit dans le peuple. Quoique en opposition réelle en théorie, M. Broussais regarde toutes les causes des maladies comme ayant la même action; M. Leroy suit le même système. M. Broussais ne voit qu'une maladie des phlegmasies; M. Leroy ne voit que des altérations d'humeurs. M. Broussais ne leur oppose que les sangsues et les corps froids; M. Leroy ne les combat que par les vomitifs et les purgatifs. M. Broussais est l'ennemi cruel des humeurs; il veut que le sang coule jusqu'à sa dernière goutte, si le mal persiste; M. Leroy veut qu'on vous purge jusqu'au dernier soupir. Tous deux écrivent, mais d'un style barbare; possesseurs d'un raisonnement qui fait rougir le sens commun, et d'une logique qui admet les idées les plus disparates, ils portent à croire qu'il existe des maladies d'esprit jusqu'à ce jour inconnues. Voilà Leroy, le médecin par excellence du peuple ignare, et qui fait, on ne peut pas mieux, ressortir son antagoniste, l'ultra-Sangrado de la tourbe des hommes de l'art. Mais ce chef des Rosari, comme celui auquel je le compare, a-t-il fait connaître la nature des maladies? Quand on est convaincu que mille maladies différentes nous assiégent, et que nous revenons à la santé par une foule de moyens différens, la réponse n'est pas embarassante.

J'ai dit quels services les grands observateurs avaient

rendus à la médecine pour arriver à la connaissance de la nature des maladies, celui que l'on devait surtout à Bichat pour atteindre le même but; j'ai fait sentir quelles étaient les erreurs où quelques médecins étaient tombés depuis; je poursuis ce sujet, et j'arrive à l'auteur du *Cours de médecine clinique*, par M. Rostan. Je ne dirai pas que ces deux mots, *cours de clinique*, s'excluent pour ainsi dire, parce qu'un cours suppose le développement d'une matière, tandis que la clinique n'envisage que des cas particuliers; ce serait une critique hors de mon domaine : je passe aux prolégomènes de l'auteur. Dans cette partie, on pose toujours la base de ses principes, et l'auteur nous rappelle, malgré lui, l'époque la plus reculée de la science; et alors comment se reconnaître dans l'étude de la connaissance de nos maladies, puisque toutes choses qui ne découlent pas de principes généraux, comme en physique ou en chimie, sont incertaines, quand il s'agit de les apprécier. Encore si l'on développait quelques vérités utiles! Mais le lecteur ne retrouve que celles connues, où il voit croître l'horizon des erreurs qui nous débordent. Il écrit bien qu'il est nécessaire de considérer l'organisation comme base fondamentale de tout système médical; mais où, depuis Bichat, a-t-on admis le contraire? Et qu'il est froid, quand on se rappelle l'Anatomie générale! Se placera-t-il encore dans cette carrière, à la hauteur des idées générales? et quel est le médecin, même vulgaire, qui ne dira que l'auteur recule sur cette route, où l'on ne peut désormais que s'avancer; qu'il se trouve dans une abstraction continuelle; qu'il n'agit comme tous ses prédécesseurs, qui ne virent trop souvent que des appareils entiers souffrans dans une même maladie, et qu'il est possible, d'après lui, de se faire une idée de la vie malade, puisqu'il ne rattache pas nos idées aux corps où elle existe réellement?

Comme je le dirai bientôt, il fait plus, il détruit, dès son début, la base de l'édifice médical; il rétrécit la puissance de la nature, et la sensibilité et la contractilité sont des fonctions de l'encéphale; de sorte que tout le règne végétal est à l'état inerte, et tout l'organisme des animaux, moins le système nerveux, est dans la même dégradation. Sait-il qu'avec de pareilles idées on ressemble à un esprit bien étranger à ce qui est; qu'on n'a pas même un mérite *bizarre*, et que Bichat, qu'il injurie par cette épithète, le rendra toujours un pauvre homme sur la scène médicale. L'auteur pourrait être jugé dans son ensemble, d'après de pareilles idées; mais aujourd'hui il faut braver le dégoût qu'inspirent des œuvres répandues, prouver ce qu'on avance, pour avoir raison, et je poursuis. Pour connaître la vie malade, il faut apprécier la vie saine, et sait-on ce que c'est que cette dernière? L'auteur, aussi *clair* que *précis*, va nous satisfaire; et selon lui, *la vie n'est rien autre chose qu'une disposition organique mouvement*, p. 3, t. Ier. Ainsi la sensibilité, à laquelle est soumise la contractilité, sera oubliée, et l'estomac qui ne digère pas, mais qui est disposé à se contracter; les poumons qui, pour un instant, suspendent leurs fonctions, mais qui sont disposés à entrer en action; les muscles de la vie animale qui gardent le repos, mais qui sont disposés à se contracter ; les exhalans et les sécréteurs qui sont disposés à décomposer l'excitant général, mais qui restent inactifs, comme dans les fièvres ; les cadavres mêmes, qui sont disposés à exercer quelques mouvemens, ainsi que le prouve le galvanisme, mais qui restent immobiles, nous montreront l'image de la vie ! ! !

Bichat, qui ne fut bizarre que pour les faibles cerveaux, parce que ces derniers ne conçoivent jamais le plan général de la nature, ni les vérités qui en découlent, a dit avec raison que la maladie était dans l'organisme ; mais qu'elle tenait souvent à des causes situées en dehors des organes, et cela doit être; car si l'organisation n'avait une certaine force de résistance, une fois le mal arrivé, nous serions toujours long-temps malades. Hé bien ! selon l'auteur du Cours de clinique, le mal sera toujours l'expression d'une altération de la trame organique ; et, en suivant cette idée générale qui fait qu'on ne craint pas de dire que les maladies ont un corps, si vous ignorez la nature du mal, ne soyez pas surpris de votre ignorance.

Si les erreurs étaient sœurs inséparables, le cours de clinique serait une œuvre parfaite, et le sujet qui suit a l'empreinte frappante des premiers. La première proposition, p. 19, t. Ier, est curieuse en ce qu'elle en contient plusieurs très-différentes. Serais-je plus instruit au lit du malade en ayant soin d'inculquer dans ma tête qu'il ne saurait exister dans l'économie animale que des organes et des fonctions, quand un organe est un monde, et qu'on ne donne aucune idée précise des fonctions? En vous disant que celles-ci sont *des organes en exercice*, croit-on nous satisfaire, lorsque l'on ne fait qu'énoncer que des fonctions sont des fonctions, espèce de niaiserie médicale surannée, dont le bon sens physiologique aurait dû depuis long-temps faire justice? Aurait-on les mêmes prétentions, lorsque l'on admet que tout ce qui n'est pas *organe, principe d'organe, effet d'organes, n'est rien pour le médecin?* Mais l'expérience qui me force à considérer la dépendance des corps excitans, ne m'entraînera-t-elle pas en dehors de cette métaphysique médicale, et irai-je, pour adopter de pareilles idées, renoncer à l'histoire des causes morbifiques?

L'auteur de cet ouvrage est comme tous les hommes dépourvus de plans généraux; il se réfute souvent lui-même. Dans sa seconde proposition, il avance que les fluides sont susceptibles de maladies, et cependant il a écrit qu'on ne doit considérer que l'organisme. Ce sujet, si souvent retouché, prendra-t-il un aspect nouveau sous la main de l'auteur? il n'est pas même recrépi. Jamais il ne porte d'autre preuves que celles que l'on connaît; nulle part il ne précise les maladies qui naissent de l'altération du sang, et partout il reste dans un profond silence sur les fluides exhalés, sécrétés, etc. La raison se fatigue là où elle espérait acquérir quelques vérités; et l'ennui s'empare du lecteur, lorsqu'on le promène dans des objections contre cette absurdité, émise de nos jours, qu'il n'existe qu'une seule et même maladie, comme si, en médecine, plus que dans d'autres connaissances, on devait combattre des esprits qui se tuent eux-mêmes.

Les erreurs se pressent dans les premières pages de ce Cours de clinique, mais trop grossières pour que toutes méritent une discussion particulière; je vais me borner à en faire ressortir une autre, avant d'envisager une autre partie de cet écrit. A propos de la cause du mal, l'auteur s'énonce ainsi: » Et lorsqu'elle est connue, combien peu fournit-« elle d'indications, et influe-t-elle sur le traitement? » Qu'importe, en effet, qu'une péripneumonie soit » due à un coup porté sur la poitrine ou à l'impres- » sion du froid: la maladie produite, n'est-ce pas » toujours l'inflammation du poumon qu'il faut » traiter? » p. 51. Et voilà où conduisent les fausses théories! L'auteur ne voit qu'un organe souffrant, indépendamment de ses rapports, et il tombe dans des erreurs pitoyables. Ainsi les corps froids appliqués sur le thorax, et les boissons froides ordonnées dans le premier cas, seront ordonnés dans le second. Quelle est ici la cause du mal? le froid, et l'on rappellera cette cause. Les exhalans ou les sécréteurs ont suspendu leurs fonctions sous l'influence du froid, d'où la naissance de la peripneumonie; et l'on entretiendra cette nullité d'action organique! Cette inflammation est une complication d'une maladie générale, et cette dernière affection oubliée, sera aggravée par les agens que l'on emploie contre celle qui devait en faciliter la guérison, en même temps qu'elle en indiquait le caractère; tandis que dans le premier cas, on a une autre marche à suivre, et que ces moyens curatifs sont avantageux. Pour l'auteur du Cours de clinique, la connaissance de la maladie est donc indépendante de celle de sa cause, même immédiate. Nous ne craignons pas de le lui dire : ces deux phlegmasies, quoique ayant réellement un caractère inflammatoire, ne sont pas les mêmes. Et maintenant, avec de pareils principes, soyez, si vous le pouvez, grand au lit du malade. Quant à moi, je promets à celui qui les mettra en pratique, des revers tels que l'esprit le plus vulgaire n'en aura jamais de plus grands.

Dans la deuxième partie de son cours, l'auteur traite de la symptomatologie. C'est la partie la plus intéressante de la médecine; et comme dans la première, il se montre toujours le même, toujours obscur, ou au sein d'opinions connues, ou d'erreurs qu'il a ajoutées. Dans la première section, il énumère les symptômes qu'il classe par fonctions ; il nous entretient, tour à tour, d'augmentation et de diminution d'appétit, des variétés de ce sentiment, de l'amertume, de la sécheresse, de l'empâtement de la bouche, de l'augmentation, de la diminution de la soif; il s'appesantit sur les signes de toute espèce de la langue, et, à propos d'un même organe, il compte une foule de signes qui appartiennent à d'autres appareils. Mais que m'importent des nausées, des vomissemens, l'augmentation, la diminution, la perversion et l'abolition du pouls, une respiration fréquente, lente, large, rétrécie, difficile, laborieuse, suffocante, anhéleuse; le rire, le bâillement, le hoquet; une chaleur vive, légère, douce, mordicante; une sueur aqueuse, épaisse, rare, abondante; de l'urine abondante, claire, aqueuse, épaisse, rougeâtre; que m'importent l'hypertrophie et l'atrophie, si tous ces symptômes ne me disent pas d'une manière claire et précise quel est le tissu le plus élémentaire qui les réfléchit, et sous quelle influence ils paraissent? Comment l'auteur nous donnerait-il des idées précises de son sujet, lorsqu'il ne voit que des changemens que la maladie détermine dans les organes, comme si ceux-ci, en médecine, considérés comme tels, ne devaient pas être, en quelque sorte, oubliés?

Pour arriver à la connaissance de la nature des maladies, il faut bien se pénétrer de l'histoire de la vie saine, reconnaître la cause positive du mal, quel est le premier tissu qui a reçu son action, comment il a agi, quels sont les troubles qu'il a exprimés, comment le mal s'est étendu, quels sont les tissus toujours les plus élémentaires, actuellement souffrans, et quelle est la cause immédiate qui entretient le mal. M. Rostan vous remet au contraire sous les yeux tous les cercles artificiels connus jusqu'à ce jour, et qui loin de contribuer à nous conduire à la connaissance du mal, nous en éloignent. Est-ce que les causes agissant sur des tissus différens, n'enfantent pas toujours des maladies qui ont un caractère différent? Est-ce que, d'après l'action des causes, les symptômes n'ont pas des enchaînemens, une durée et une terminaison différentes? Pourquoi alors un cadre artificiel? D'ailleurs, ne voir dans cet examen que l'habitude extérieure du corps, que la digestion, les diverses espèces de circulations, etc., est-il rien de plus vague que cet examen? Est-ce qu'il existe des maladies d'appareils organiques? et lorsque, malgré les travaux de Bichat, on est forcé de combattre encore des erreurs pareilles, on ne peut que faire observer à l'auteur qu'il n'est pas vrai que les systèmes en médecine aient fait place au sens commun, p. 241 ; car en l'opposant à lui-même, il dément ce qu'il avance.

Pour avoir encadré artificiellement quelques symptômes, les avoir énumérés et non décrits, l'auteur du Cours de clinique croit avoir exposé et défini les *divers changemens que la maladie apporte dans nos fonctions et quelquefois dans nos organes*, p. 236. Voudrait-il nous dire ce qu'il entend par des changemens que la maladie apporte ? Est-ce que ces changemens, dont on nous entretient, ne seraient pas la maladie elle-même ? Et alors que signifie ce langage ? Voudrait-on encore personnifier les maladies ? Mais si là il existe une absurdité, ici c'est une contradiction, et, après avoir annoncé que toute maladie est dans une altération de l'organisation, pourquoi dire que la maladie apporte des changemens dans nos *fonctions*, et quelquefois dans nos organes ? Puisque, d'après l'auteur, il ne peut exister des fonctions sans organes, ne serait-ce pas un pléonasme ? Dans les considérations générales qui précèdent la séméiologie, p. 247, tome Ier, M. Rostan n'est pas encore d'accord avec lui-même ; car après avoir énoncé, dans les prolégomènes, que la connaissance des causes importe peu pour reconnaître la maladie ; ici, après avoir recommandé l'étude des circonstances commémoratives, il ajoute : *Ces circonstances commémoratives sont d'un grand secours dans l'appréciation des phénomènes morbides, dans le diagnostic des maladies.* Mais lisons quelques lignes plus bas, et l'auteur, qui n'est qu'à la 249e page de son premier volume, nous redit : C'est ici le moment de reproduire les *propositions d'organisme*, et il nous retrace encore ses premières idées; de sorte qu'on ne sait ce dont on doit être le plus surpris, ou du peu de raisonnement et de mémoire qu'on suppose à son lecteur, ou de son peu d'instruction de la révolution qu'a opérée Bichat, lorsqu'on le voit insister sur la nécessité de remonter à l'étude de l'organisation dans les maladies.

Afin de faire mieux resortir l'insignifiance du Cours de clinique pour connaître les maladies, je vais comparer un article de symptomatologie à un autre de séméiologie. Que dit l'auteur, à propos des changemens qui surviennent dans la digestion, p. 123ᵉ, t. Iᵉʳ? que l'appétit est souvent augmenté, et de là ces expressions de *boulimie*, de *faim canine*, que souvent il est diminué, et de là ces dénominations *d'inappétence, d'anorexie* : ou bien qu'il est perverti, et alors on a le symptôme de *malacia* et de *pica*. Maintenant, page 261, on nous entretient de l'augmentation de l'appétit. Une faim dévorante accompagne, selon M. Rostan, les maladies organiques des voies digestives, page 262; elle sera aussi un signe de la présence des vers dans le canal intestinal, pourvu toutefois que l'on éprouve des coliques, qu'on maigrisse en mangeant plus qu'à l'ordinaire; et dans la même page elle sera aussi un signe d'hystérie, et mademoiselle *Lhermina* n'est pas moins intéressante que M. le docteur de Mont-Garny pour prouver tous ces signes. Ainsi, quand on voudra changer les symptômes en signes, on saura seulement que ces symptômes, que l'on a énumérés d'une manière vague, sont des signes, une fois qu'on a dit qu'on les rencontrait dans telle ou telle affection. Heureuse découverte ! Quand donc vous interrogerez un malade qui éprouvera une faim dévorante, ne perdez jamais de vue mademoiselle *Lhermina*, ni M. *de Mont-Garny*, ni les vers intestinaux, et les symptômes que vous rapporterez aux voies digestives ne seront plus que des signes. Cependant, comme il peut arriver que dans certaines affections qu'on croit nerveuses, on éprouve une faim dévorante, avec douleurs parfois épigastriques et intestinales et avec amaigrissement, sans qu'il y ait affection organique des voies digestives, que deviendra alors M. de Mont-Garny ? Si des hommes habitués à user d'une grande quantité d'alimens, finissent par engloutir des quantités immenses de matière nutritive, ce qui peut tenir encore à une disposition organique, sans qu'il y ait affection morbide, quoique l'hystérie ne soit pas admise chez les hommes, rappelez-vous mademoiselle Lhermina, et, agissant par analogie, vous ajouterez une bévue de plus à la médecine, et vous vous écrierez que, chez l'homme, vous avez observé *une faim hystérique*. Cette invention en vaudra bien une autre, et, si elle est adoptée, malheur à celui qui vous démontrera le contraire. Un jeune enfant a une faim très-forte, avec pincemens des intestins et les autres symptômes ci-dessus décrits ; il rend des vers. Ici les *symptômes deviennent des signes*, et parmi ces derniers nous en avons un de *pathognomonique*, selon M. Rostan. On traite l'enfant comme ayant une maladie vermineuse, et comment se refuser à prendre ce parti ? L'enfant dépérit, il ne rend aucun vers ; il succombe, et l'ouverture de son cadavre n'accuse pas même la plus faible existence des corps étrangers que l'on cherchait à détruire. Admirez maintenant la marche de l'auteur, et l'heureux don qu'il a de nous amener à la connaissance de nos maux! Ainsi la faim, qui peut se rapporter au seul mode de sentir des muqueuses gastro-intestinales, ou bien au tissu musculaire très-énergique qui s'étend sous cette muqueuse, ou aux divers modes des exhalations ou des sécrétions, et qui peut varier à l'infini, ne sera, à quelque chose près, que ce que vient de vous dire l'auteur du Cours de clinique. Si l'on avait prédit à Bichat, qu'après l'Anatomie générale, un jour viendrait qu'on croirait atteindre la connaissance de nos maux, en nous présentant, au nom de l'organisme, sans examen des tissus, les vieilles erreurs de la séméiologie, savez-vous quelle eût été sa réponse? Un sourire de pitié.

Suivrai-je maintenant l'auteur dans la diminution ou dans la nullité d'action de l'appétit? On cherche un autre sujet, quand on le voit toujours d'un vague inexprimable, et surtout lorsqu'on avance que l'estomac ne peut être malade sans que l'appétit diminue; bien entendu, dit-il: « *que nous faisons abs-* » *traction des cas très-rares dont nous venons de* » *parler tout à l'heure* », page 264, t. Ier. La soif, selon M. Rostan, est le signe d'une irritation; et, quand elle est vive, celui d'une phlegmasie. Ainsi, dans la fièvre inflammatoire, nous aurons une phlegmasie violente que personne ne démontre. Voilà donc la réaction de la calorification qui ne se trouve plus sur le rang des exhalaisons, des sécrétions, et de même que l'on affirme que la chaleur est le signe d'une phlogose; pour être conséquent, on ne sera pas en droit de penser que la sueur, que les selles liquides annoncent la même maladie. Dans les cas où la chaleur prédomine, hâtez-vous de recourir aux corps froids pour éteindre la phlogose. Mais que dira l'auteur si on lui observe que ces corps augmentent la chaleur, et, par conséquent, l'inflammation? Sa réponse est facile; il nous observera que le mal est au-dessus du remède, et en vertu de sa *lumineuse théorie organique*, vous augmenterez la force du froid sans égard pour les signes, et voilà l'*ingénieux* auteur qui ne veut se trouver que sur le terrain de l'organisation. Quand je lis des ouvrages tels que celui qui est le sujet de cette discussion, il me semble voir un pilote qui n'a une boussole en main que pour conduire son vaisseau sur des bancs de sable ou sur des rochers. On ne peut croire que l'auteur ait une idée même vulgaire de l'anatomie générale; dans le cas contraire, considérant la fonction du système où naît la chaleur, jamais il n'eût écrit que la chaleur est un signe de phlogose, qu'il survient une irritation dans quelques organes quand elle augmente; que, quoique considérable, elle est accompagnée d'une horreur pour les liquides; et surtout on n'eût pas avancé que si elle est nulle, « il n'y » a pas d'irritation, que celle-ci a cessé, ou que, si » l'irritation persiste, le délire ou le collapsus empê» che le désir de boisson, » p. 269. Quand, dans le cholera-morbus, dans le début de presque toutes les fièvres, on est témoin du contraire, que tout ce qui précède fatigue l'esprit sans nous communiquer la plus légère connaissance sur nos affections!

Dans la symptomatologie, d'après M. Rostan, la langue mérite beaucoup d'attention, et, dans la séméiologie, on énumère les mêmes idées, en faisant des applications qui sont *heureuses*. Ainsi, vous porterez votre attention sur la couleur de la langue, couleur qui est fort sujette à varier, selon la quantité et l'état des fluides qui la parcourent, ou qui sont versés sur sa surface. Cependant, comme on est sujet à manger, quand on est malade, et que les alimens peuvent lui communiquer une couleur quelconque, on vous cite des exemples où l'on se méprenait sur cette couleur, page 272, tome Ier. Voilà l'art si difficile de *transformer* les symptômes en signes; et si M. de Mont-Garni doit rester dans notre mémoire pour apprécier l'une des variétés de la faim, n'oublions pas le médecin qui occupe aujourd'hui un rang honorable, et qui avait *mangé du chocolat*. Savez-vous ce que signifie cette espèce de séméiologie? Qu'on n'entend rien, oui rien, à la connaissance de nos maux, et que l'organisme est toujours à l'état de cadavre pour de tels séméiologistes. . . . .

Voilà pour la couleur; mais où sont les preuves que, dans quelques maladies du cerveau avec coma, la langue augmente de volume? Sait-il bien qu'il admet l'impossible d'un côté, et que, de l'autre, il prend une complication d'une maladie générale pour une maladie locale? Voulez-vous avoir une idée profonde des connaissances de l'auteur sur la nature de nos maux, vous saurez que la langue *sèche*, *unie*, *lisse*, *brillante* ou *rude*, *fendillée*, etc., *annonce une irritation d'autant plus profonde des organes gastriques*, *pulmonaires* ou *autres*, *que cette sé-*

cheresse est plus prononcée, p. 274. L'auteur du Cours de clinique aurait-il pu observer une pneumonie sans humidité de la langue? un embarras gastrique qui ne produisît le même effet? un cholera-morbus sans ce même symptôme? et dans tous ces cas, niera-t-il que l'irritation ne soit profonde? Voici encore des *vérités* non moins positives. *Les enduits de la langue épais, poisseux et adhérens, dénotent une gastro-antérite profonde, ou une inflammation du poumon*, p. 235. Voilà donc la plupart des fièvres qui ne sont plus que des gastrites; proposition qui se trouve détruite par les objections faites contre le système tomasinien; ou bien ce sont des phlegmasies pulmonaires; et cependant comme ces symptômes peuvent exister sans les signes les plus légers de pneumonie, ainsi qu'on l'observe dans la fièvre, que penser de la séméiologie de l'auteur, basée sur l'organisme? C'est qu'avec elle on ne reconnaît pas l'existence des gastrites et des pneumonies, et qu'on est forcé d'admettre des phlegmasies cutanées, quand, dans certaines fièvres, la peau, quoique pâle et terreuse, est souvent couverte d'espèces de pellicules qui se détachent dans la convalescence.

Je ne parlerai pas des signes de l'arrière-bouche, de la déglutition, du vomissement et des matières vomies, de la digestion intestinale, de la défécation et des fèces, où l'auteur est d'une obscurité profonde, et où, presque constamment ce qu'il donne comme signe de telle ou telle affection morbide, est un signe trompeur; ce que j'ai écrit plus haut me dispense d'entrer dans un pareil sujet, et je passe aux phénomènes de l'appareil circulatoire, comme signes diagnostiques, p. 305.

On nous apprend que dans les phlegmasies aiguës des muqueuses, le pouls est fréquent. Est-ce que l'on serait étranger à toute espèce de connaissance d'empoisonnement pour oser émettre une semblable idée? Qu'il fasse agir un poison violent sur les viscères digestifs d'un chien, et je défie l'auteur de jamais obtenir un pouls fréquent dans ce cas. Nous lui donnerons le même conseil pour les péritonites aiguës; et s'il avait remarqué quelle est l'influence de l'exaltation de la sensibilité du tissu phlogosé sur le cœur, moins docile aux opinions connues, il eût évité ces erreurs. Dans ce chapitre, autant de mots, autant d'erreurs; je ne lui dirai pas que la cardite ne peut jamais exister; mais comment a-t-on pu avancer que la péricardite et l'encéphalite faisaient par fois exception à cette règle, ce qui était supposer qu'elles exerçaient la même influence sur le cœur, quand on devait rejeter cette opinion, à cause de la différence du lien qui existe entre le cerveau et le cœur, et le cœur et son enveloppe.

On avance, p. 313, que le pouls *vite* et en même temps *fort* et *fréquent*, est le signe d'une phlegmasie intense. Comme partout ailleurs, l'auteur écrit pour sa théorie, et non d'après les faits; il admet encore l'impossible. Qu'il lise la description de la gastrite aiguë de Pinel, tous les tableaux des pleurésies graves et générales, des pneumonies intenses, de la variole confluente, et jamais dans toutes ces affections morbides intenses, il n'observera le pouls qu'il annonce. Et comment cela serait-il, quand le cœur lui-même, ainsi que je l'ai prouvé ailleurs, est forcé de rétrécir ses mouvemens.

Dans les voies digestives, il a méconnu l'expression des besoins de l'organisme ; il n'offre rien de positif, et, dans les signes de la circulation artérielle, ignorant quel rôle joue cet appareil dans l'économie, quel lien existe surtout entre cet appareil et le système capillaire, tel que Bichat l'a envisagé, on le voit confondre ce qui est l'expression seule de l'état de l'appareil avec la réflexion de l'état de celui des autres tissus organiques qui lui communiquent leur mode de souffrir. Le pouls, surtout dans la fièvre, a bien moins d'importance qu'on ne lui en attribue pour connaître nos maladies, et si, dans ce cas, comme dans bien d'autres, on jugeait souvent, d'après sa fréquence et sa petitesse, qu'il existe une irritation ou une phlogose, on ne ferait qu'accroître le mal, sous prétexte de combattre cette dernière, ce dont la sévérité du traitement antiphlogistique, nous donne tous les jours la preuve.

Plus j'avance dans la lecture du Cours de clinique, et plus j'acquiers la conviction que la symptômatologie et la séméiologie, en considérant isolément les symptômes de chaque fonction, sont sans aucun fondement réel. Voulez-vous la preuve de cette vérité ? Lisez ce que l'auteur écrit des signes qui se rattachent à la circulation veineuse : cette circulation est intimement liée à celle des artères ; on peut tirer de l'état de la première un grand nombre de signes qui se rapportent à une foule d'affections, et qui, se trouvant d'accord avec d'autres, donnent des certitudes sur l'existence des maladies ; et cependant on ne lit rien sur ce sujet qui soit au-dessus des connaissances vulgaires.

Presque muet sur les veines, il passe rapidement sur les lymphatiques. Cependant, n'existe-t-il pas des signes qui prouvent, d'une manière incontestable, l'action des absorbans malades ? Les chancres vénériens, certaines blénorragies de la même nature, n'auraient-elles pas dû suggérer à un médecin qui ne veut voir que l'organisme souffrant, quelques idées sur ce système ? Il a beau, pour donner quelque prix à ses ouvrages, annoncer qu'il s'est placé sur la vraie route, il est derrière le présent. S'il est frappé, ce n'est que du langage des appareils, et il n'arrive ainsi qu'à des idées incomplètes. Cependant, pour l'homme qui ne borne pas ses connaissances à celles que suggèrent les sens ordinaires, et qui ajoute à ce domaine celui que donne le sens du cerveau, combien pour lui ce système a d'importance dans l'économie ?

La respiration, plus intimement unie à l'économie que le cœur, est surtout sous la dépendance de la vie organique ; elle n'appartient, pour ainsi dire, qu'au système capillaire, et considérée isolément, que saurai-je, quand j'aurai appris qu'elle augmente de fréquence ou qu'elle est large, etc. ? rien, parce que dans tous les signes l'on ne doit pas considérer seulement ceux qui ne sont propres qu'à un organe, mais encore ceux qu'il exprime, par suite de l'influence qu'il reçoit du reste de l'économie. C'est surtout dans les maladies aiguës, telles que les fièvres, qu'on doit porter son attention sur les poumons, et, dans la séméiologie que nous examinons, ce sont le maladies chroniques qui fixent celle de l'auteur ; et si vous l'avez vu ailleurs rapporter des signes à des appareils organiques entiers, ici il suit cette route dans toute son étendue; muqueuse des poumons, parenchyme pulmonaire, plèvre, tout est amalgamé dans le même chapitre. Quand on suit ce qu'indique l'organisation pour base de ses idées, ne devrait-on pas distribuer celles-ci selon les tissus, et les subdiviser encore selon les élémens communs qui les forment? Il me semble qu'on devrait considérer une plèvre comme entièrement maladepar fois, et dans d'autres circonstances déterminer les signes des maladies qui sont propres ou aux exhalans, ou aux absorbans de ce même tissu organique.

Depuis les travaux de Laennec sur les maladies des poumons, la science a plutôt reculé qu'avancé dans cette partie, parce que c'est par le mode de respiration, et plus encore par l'état des exhalations, des sécrétions, et du système circulatoire, que l'on doit juger les fonctions des poumons, et l'état des désordres organiques. L'auteur du Cours de clinique, en le suivant pas à pas, pour ainsi dire, n'a fait que raffermir un mauvais exemple et contribuer à donner plus de poids à l'erreur. Laennec ne prouva rien autre chose, par ses prétendues sublimes découvertes, sinon qu'en s'éloignant de l'analyse de l'expression de la vie souffrante de chaque tissu organique le plus simple, il n'était qu'un homme vulgaire dans la science. La pneumonie présente, dit-on, trois degrés; et savez-vous quel est le premier? une sorte d'*engouement*. Et que veut-on dire? on n'en sait rien; car on ne me dit nullement par là, si c'est le système capillaire pulmonaire, ou général, ou tous les deux à la fois, qui reçoivent trop de sang, ou si leur organisme est altéré, et alors que sais-je? rien autre chose, sinon qu'un *engouement* est un *engouement*. Et quelle n'est pas la *profondeur* de ce signe, quand il est de *cette force!* Mais, lecteur, un peu de patience, je vais vous faire observer bien d'autres erreurs, et apprenez que le deuxième degré, p. 392, sera l'hépatisation *rouge*, et que le troisième sera l'hépatisation *grise*. Comme ces distinctions sont heureuses! ce qu'il y a de plus malheureux dans tout cela, c'est qu'il peut exister d'autres variétés, parce qu'à mesure que le sang pénètre le système capillaire pulmonaire et général, les degrés sont très-divers, depuis celui qui annonce une simple oppression, jusqu'à cet autre qui nous peint une hépatisation complète, et vous les appréciez d'une manière plus exacte, par l'altération des fonctions. Mais le maître ne l'a pas dit, et quel ne serait pas votre crime de rompre le silence! encore si l'on se bornait à ces seules distinctions! Malgré ces variétés que la nature admet, on vous en établira bien d'autres pour la pneumonie, et si leur inventeur vivait, vous auriez beau le prier de se comprendre lui-même, il vous ferait des réponses subtiles, où les distinctions seraient encore plus nombreuses, afin de vous paraître plus *ingénieux*.

Je passe plusieurs sujets, et j'arrive à celui des diverses productions développées dans les poumons. Comment puis-je concevoir une tumeur, une altération organique du tissu sans modification de la sensibilité de la muqueuse pulmonaire, et par conséquent sans toux? C'est impossible, et si faible qu'elle soit, si j'étudie bien la fonction, je déterminerai son existence; et, avec le *cylindre*, ne suis-je pas dans l'impossibilité d'acquérir cette connaissance? Et comment ferez-vous pour changer les symptômes en signes? Comme vous pourrez, et cependant le moyen ne me paraît pas impossible à trouver; c'est d'étudier les tissus dans leurs rapports étrangers, et non la poitrine comprimée par un tuyau de bois de noyer. Au reste, comme il s'agit de bien *indiquer* la nature de la maladie, en *changeant les symptômes en signes*, vous distinguerez dans les diverses productions accidentelles, les *acéphalocystes*, les *cartilagineuses*, les *osseuses*, les *pétrées*, les *crétacées*, et, la carrière n'étant pas fermée, on est surpris que l'auteur du Cours de clinique n'ait pas ajouté à tant de *grands travaux*; la science posséderait quelques pages de plus très-*importantes* pour l'humanité.

Je ne parlerai pas des signes que l'on donne comme caractérisant la pleurésie, je ne dirai pas qu'elle ne peut être une phlegmasie telle qu'on l'a faite, et que l'emploi du cylindre est plus que ridicule pour la reconnaître; je passerai de même sous silence tous les hydrothorax, où la percussion, aussi bien que le stétoscope, sont mille fois plus incertains que la simple histoire du mode de souffrir de chaque espèce de tissu pulmonaire; comme partout ailleurs, l'auteur copiste est loin de nous donner des signes qui signifient ce qu'il avance, et j'arrive à l'exploration du râle.

La respiration et ses variétés d'action, telle que celles de *large*, d'*accélérée*, de *rétrécie*, de *bâille-*

mens, de *soupirs*, de *hoquet*, de *râle*, n'expriment que les divers modes de vivre des poumons ou leurs divers rapports. Pour Laennec et son admirateur, qui nous entretient toujours d'organisme, savez-vous ce que c'est que le râle? *C'est le bruit produit par le passage de l'air à travers les liquides contenus dans les bronches ou le tissu pulmonaire*, p. 401. Prenez donc un cadavre, faites une ouverture à travers ses poumons, et faites-y passer l'air sur ses surfaces humides, et le bruit qu'il fera sera le râle. Qu'un homme ait un crachat léger dans les bronches, qui fera que l'air en entrant causera quelque bruit, et vous aurez le râle, oui le râle. Quelle physiologie si étonnante! Après avoir donné des distinctions pareilles, malheur à celui qui croirait que la séméiologie doit être une science pour rire. Ce n'est pas tout, le médecin, pour nous apprendre à faire signifier quelque chose au symptôme, sera observateur scrupuleux dans toutes les variétés morbides, dit l'auteur, et, avec ce caractère, il *distinguera*, 1° la *crépitation* ou le *râle humide*; 2° le *râle muqueux* ou *gargouillement*; 3° le *râle sec* ou *sonore*, après avoir défini le râle, bruit de l'air entrant dans les bronches à travers les *liquides* qu'elles contiennent, 4° le râle *sibilant* ou *sifflement*. Qu'on se rappelle les rapports des poumons avec l'excitant général, et les sécrétions pulmonaires, et toutes ces distinctions s'effacent ou deviennent puériles; et cependant l'auteur du Cours de clinique voit dans chaque variété une importance grande; il les parcourt, et avec tant de supériorité, qu'il est vraisemblable que nul, après lui, ne s'avisera de nous développer ce qu'indique chaque variété de râle ainsi considéré!

J'aurais bien d'autres choses à observer sur les signes qui peuvent nous indiquer les diverses affections pulmonaires; mais j'ai beau poursuivre le cours de clinique, le trouvant ici, comme dans les articles précédens, à la même hauteur, je passe au sujet, qui est celui qui embrasse les *phénomènes morbides formés par la chaleur animale, considérés comme signes diagnostiques*, p. 426. Rien que le titre que je viens de transcrire devrait me dispenser de toute discussion, puisqu'il annonce que la séméiologie que j'examine, quoiqu'écrite en 1826, est vieille de plus d'un siécle. Malgré son grand âge, ne pouvant passer sous silence des erreurs aussi patentes que celles qu'il émet, je suis forcé de l'envisager.

La chaleur animale nous fournira peu de signes locaux, dit M. Rostan, p. 426, t. Ier. Quoi, M. l'auteur du Cours de clinique, la chaleur ne vous fournira que peu de signes locaux; à vous, qui ne cessez, à l'instar des tomasiniens, de prononcer le mot phlegmasie ou irritation! quoi, dans toutes les phlegmasies, comme dans le plus grand nombre de névroses, la chaleur développée comme lors de la formation du panaris, ou diminuée comme lors de la suppuration, ou éteinte comme dans la gangrène, ne vous indiquera que peu de signes locaux! La première phrase de l'auteur est la preuve matérielle qu'il est étranger à son sujet; que le mot fonctions et produit de fonctions, ne sont pour lui que des entités médicales dont l'application est impossible, et qu'il serait déraisonnable de chercher à le concilier avec lui-même.

La chaleur, qu'il considère comme générale, p. 427, augmente, dit-il, dans les maladies inflammatoires. Il se trompe; car dans les inflammations vives et étendues, ce n'est que localement que cette chaleur est plus prononcée; mais il est vrai de dire qu'elle est sentie moindre dans les autres régions. Toujours les phlegmasies, précédées de fièvre, diminuent la chaleur; celle-ci est bien plus vive avant qu'après la pneumonie, la gastrite, la variole et l'érysipèle, et ces faits, qui sont constans, détruisent cette erreur. Au reste, qu'il développe la fièvre inflammatoire chez un animal, et qu'ensuite il la complique d'une phlegmasie soit cutanée, soit muqueuse, et nous verrons si jamais il obtiendra la preuve de ce qu'il avance. D'ailleurs, s'il était physiologiste, s'il avait réfléchi que les exhalations et les sécrétions exaltées sur une région, diminuaient les exhalations et les sécrétions dans le reste de l'économie, aurait-il tenu ce langage?

Qui croirait que les maladies aiguës, telles que les phlegmasies, les *hémorragies*, *commencent par une diminution* plus ou moins prononcée de température, et même par un véritable *frisson*, p. 430. Voilà donc que les hémorragies sont *aiguës*, et par conséquent inflammatoires. Ce n'est pas tout : je pensais qu'une maladie, propre à un tissu, ne débutait que par une altération de fonctions propres à ce tissu; mais ici, les hémorragies et les inflammations, dont on ne place pas certainement le siége dans la calorification, puisque l'on n'admet pas cette fonction, et que cela serait, qu'on ne devrait pas le faire encore, *com-*

mencent par *le frisson*. Ajoutez à cette *belle vérité*, celle qui précède, où l'on a dit que les phlegmasies développent la chaleur, et il vous sera difficile de comprendre qu'elles débutent par un état contraire. S'il est vrai que le cerveau souffre quand il ne peut coordonner ses idées, comme l'estomac quand il ne reçoit pas d'alimens appropriés à son mode d'être, je ne sais si je me trompe, mais je pense que l'auteur du Cours de clinique doit éprouver de violens maux de tête.

Enfin, car Dieu me garde de réfuter l'auteur en entier sur chaque sujet, « le *froid* ou le *frisson*, est » un des principaux caractères des fièvres intermit- » tentes. Il peut se manifester tous les jours, tous les » deux jours, ne revenir que le troisième ou le qua- » trième, etc., etc. » Voilà donc le froid et le frisson synonymes! ce qui est aussi vrai, à peu près, que si l'on disait que le défaut de sueur et la nullité d'action des exhalans cutanés, sont les mêmes. L'auteur n'est pas difficile; pour lui, le produit de l'action organique et l'organisme sont identiques. Ce n'est pas tout, qui croirait que les fièvres intermittentes, qui certainement n'existent pas sans avoir ce siége dans l'organisme, sont caractérisées principalement par le *roid*, qui n'appartient nullement à l'organisation, ou qui n'est ni un organe ni une fonction? Encore une ois, l'auteur renverse sa théorie, qui ne reconaît que des *organes* souffrans. Voulez-vous maintenant savoir ce que signifie, ou quel est le signe du roid ou frisson? C'est un *caractère principal des èvres intermittentes, qui se manifeste tous les jours*, tous les deux jours, etc., etc.; et voilà la marche heureuse de changer les symptômes en signes, et d'arriver à la connaissance des maladies! *fiat lux!*

L'auteur est court sur le sujet de la chaleur animale, et le voici arrivé aux phénomènes morbides des appareils exhalans considérés comme signes diagnostiques. Je croyais jusqu'ici que les appareils se composaient d'organes, et que les exhalans étaient au moins l'organisation la plus élémentaire; c'est une erreur, et désormais il faudra renoncer au langage de Bichat, pour être à la portée du langage du jour. Il se trompe dans l'énoncé de son article, et maintenant vous saurez que le diagnostic local *s'éclaire par des signes fournis par l'exhalation cutanée*, p. 433. Quand vous serez donc appelé près des malades, quoique l'on vous ait assuré qu'il ne faut voir que des organes souffrans, que vous importera que la peau soit sèche, ou couverte de sueur? On *s'éclaire peu par un signe pareil*. Depuis Hippocrate jusqu'à nos jours, on aura eu tort d'avoir signalé les différens modes d'agir des exhalans cutanés, et Bichat, plus grand tort de nous démontrer que l'exhalation en général fait partie du système organique le plus important.

On avance que, lorsque la sécheresse de la peau survient dans les maladies aiguës, ce phénomène morbide est un signe d'irritation. Cependant est-ce bien vrai? Si je fais cette question à l'auteur, c'est que j'ai vu des malades qui restaient fiévreux par l'emploi de la diette, des saignées, et de tout l'attirail débilitant, et qui cessaient d'être tels par l'usage de quelques alimens, de quelques bouillons. Or, M. le transformateur de symptômes en signes, pensez-vous que si la maladie était due à une irritation, en rendant celle-ci générale, on guérirait?

Vous ajoutez que cette sécheresse de la peau dans ces maladies, coïncide avec celle de toutes les autres membranes, et qu'elle est très-difficile à expliquer. Oui, sans doute, avec votre marche; mais renoncez à voir des organes souffrans; remontez à leurs élémens les plus simples, décomposez encore ces derniers, et voyez quel lien existe entre les exhalations et les sécrétions, comment l'une d'elles, cessant, il survient des causes qui diminuent l'action des autres, qu'elle est la nouvelle révolution qui s'opère dans l'économie, et dans les maladies aiguës, ces symptômes ne seront pas énigmatiques.

Maintenant faut-il suivre l'auteur sur l'observation qu'il fait, que la peau est souvent plus sèche dans une région que dans une autre, et lui prouver que ce phénomène morbide tient ou à une congestion sanguine, ou à une phlegmasie, etc.? car par le mot irritation, l'auteur n'entend pas autre chose d'après les exemples qu'il cite; qu'il est impossible de le comprendre dans ses distinctions de sueur critique et symptomatique, etc.; ce serait une discussion trop longue, et toujours par les motifs que j'ai donnés plus haut. C'est à tort qu'il pense que l'on ne peut tirer un diagnostic précis de l'odeur de la sueur; qu'il examine l'action organique quand nous souffrons, surtout dans les fièvres, et quelle doit être la composition de l'excitant général, et il saura que l'on peut tirer de grandes connaissances de l'odeur de la sueur, comme des autres fluides, sujet sur lequel je reviendrai encore.

J'abandonne l'auteur qui revient sur l'exhalation muqueuse; il a si bien encadré sa matière, qu'il ne fait, en quelque sorte, que la retourner plusieurs fois dans le même volume, et je m'arrête un instant sur les signes diagnostiques fournis par les séreuses. Ils sont très-obscurs, dit-il, p. 437, et plus loin il ajoute : « Comme » signe diagnostique, nous ajoutons très-peu d'im- » portance à la quantité, plus ou moins grande, de » sérosité que nous trouvons soit dans le tissu cel- » lulaire, soit dans les cavités séreuses ; ce phéno- » mène ne nous paraît, la plupart du temps, qu'un » accessoire *insignifiant;* la maladie qui le produit » mérite seule toute notre attention, » page 439. Voilà ce que c'est que de ne voir que des organes malades, et, pour comble de malheur, de les isoler les uns des autres ; alors l'auteur est dans l'embarras, et la matière est très-obscure. Dans les maladies aiguës, quel est l'état de l'exhalation cutanée des sécrétions muqueuses? Pénétrez-vous-en, M. l'auteur, et vous cesserez de voir trouble, là où l'on peut juger en pleine connaissance du sujet. Vous ajoutez très-peu d'importance à la quantité de sérosité que nous trouvons dans les diverses cavités propres à ce fluide, dans les maladies. A l'avenir, ayez moins recours aux bains à température d'été ou froids, aux épithèmes, aux boissons à la même température, surtout à la glace, et trouvant bien moins des collections de ce liquide, parce que vous n'aurez pas forcé un tissu à suppléer aux fonctions des autres, s'il est vrai que l'habitude de l'erreur n'émousse pas la force du sens commun, notre opinion changera-t-elle sur ce sujet comme sur bien d'autres qui sont loin d'être insignifians pour le médecin qui interroge les tissus, les organes, en écoutant leurs propres expressions, et non en les soumettant à de vieilles erreurs que l'on croit rajeunies en les affublant d'une théorie aussi ridicule qu'incohérente? Je le dis avec une conscience pleine de mon sujet, ce langage de l'auteur du Cours de clinique est tout-à-fait contre lui; il prouve un médecin nul dans les connaissances les plus positives des maladies générales, telles que les fièvres, et dans leurs complications, et je le défie, dans ces cas, de jamais présenter sur l'état du cadavre des données certaines avant l'ouverture.

Partout l'auteur nous adresse sa théorie, et non les raisons physiologiques de ce qui est, et l'on saura que dans les hémorragies il existe *presque toujours* une altération locale, p. 440, d'où naît une nouvelle contradiction; car que signifie ce *presque toujours*, après avoir assuré que la maladie consistait dans une lésion de la trame organique? Si vous n'admettez pas ces idées, je vous dirai qu'il me paraîtra toujours plus que vraisemblable qu'une épistaxis, pendant les chaleurs, chez un enfant qui joue, n'est pas l'effet d'une lésion d'organe. Comme dans les phénomènes morbides des appareils sécrétoires, l'augmentation ou la diminution d'activité des vaisseaux qui enlèvent ce fluide rouge, ne sont considérées que comme elles devaient l'être. On ne voit que l'appareil qui les sécrète ou les exhale, et ce n'est qu'à lui que se rapportent tous les efforts de l'auteur, pour connaître la vérité; tandis qu'elle reste complètement voilée, en oubliant quels sont ces mêmes vaisseaux qui agissent, et à quel système organique ils appartiennent. Aussi, après avoir énuméré les symptômes, a-t-il réussi à les changer en signes, c'est-à-dire à indiquer telle ou telle maladie? Qu'on compare, et l'on verra que la séméiologie n'est pas plus certaine dans cet ouvrage que la symptomatologie, et que constamment il confond la maladie qui appartient à toute l'épaisseur du tissu avec celle qui ne réside que dans l'une des parties qui le composent.

Il est plus que superflu, d'après ce que j'ai déjà fait connaître, de suivre l'auteur dans le faible reste qu'embrasse la séméiologie; il n'est pas plus satisfaisant à la fin qu'au commencement, surtout sur les phénomèmes morbides de l'appareil nerveux où il place une foule de signes qui leur sont étrangers, et nulle part il ne dévoile nos maux. Mais s'écriera-t-on, méditez-le dans sa seconde partie, et vous serez plus satisfait. Hé bien, je vais prendre, au hasard, quelques sujets; car enfin, après avoir vu la nature de l'organisation presqu'entièrement méconnue, on ne pourrait me contraindre à analyser un gros volume où je ne puis espérer d'être satisfait.

Nous passons à l'inflammation. Comment peut-on connaître une maladie? Pas autrement qu'en se faisant une idée précise de l'état normal des tissus organiques les plus simples et de leurs relations. Pour peindre la phlogose, on n'a donc pas d'autre marche à suivre, et cependant on vous l'a décrit, p. 43, t. II, comme on l'a toujours fait, c'est-à-dire sans y rien comprendre, puisqu'en désignant la cause qui est le sang on ne spécifie pas le siége. L'auteur est toujours le même, et partout dans ses écrits, je ne me trouve pas plus instruit après qu'avant la lecture. Il invoque Pierre Franck à son secours; mais la définition de ce dernier, et le préambule de l'auteur n'éclaircissent pas davantage mes idées. L'un, par ce qu'il en dit ne peint qu'un rêveur, que chacun peut imiter, et l'autre avec sa réserve me dit qu'il est comme moi, ce qui ne l'a pas empêché d'avancer plusieurs fois que tel ou tel symptôme était le signe d'une phlegmasie, quand il ne peut caractériser cette dernière que parce que tout le monde en dit, et que personne ne comprend. C'est un chapitre qui ferait juste le pendant de celui plus diffus et non moins obscur, que l'on rencontre dans les œuvres chirurgicales de M. le professeur Boyer.

Quand connaissez-vous une maladie? Par l'expression des fonctions des tissus souffrans. Alors que sera le cholera-morbus? L'auteur du Cours de clinique l'ignore, p. 132, t. II. Cependant si la vérité est caractérisée par ce qui est, nul doute qu'en disant que dans l'hémorragie il existe une exhalation sanguine, il dit vrai; et pourquoi ne le dirait-il pas encore en énonçant que le cholera-morbus est une sécrétion abondante et rapide de mucosités gastro-intestinales? Otez le passage du sang dans les exhalans, point d'hémorragie; ôtez le passage d'abondantes mucosités dans les capillaires sécréteurs, et rejetées sur les surfaces des muqueuses des voies digestives, point de cholera-morbus; et cependant vous avouez que vous connaissez l'hémorragie, et que vous ignorez le cholera-morbus; et à qui persuaderez-vous que ces aveux sont vrais? Vous dites que l'on ne trouve aucune trace de lésion organique après la mort dans ce dernier cas ; mais n'en est-il pas de même dans ceux d'hémorragies ?

Examinons maintenant ce qu'on nomme les dartres, page 189. Voilà encore des phlegmasies, et comme pour l'auteur, une inflammation n'est toujours qu'une inflammation, nous lui demanderons s'il croit, en suivant une médecine organique telle qu'il la comprend, avoir développé la nature du mal, et si son diagnostic n'est pas, dans ce smaladies, d'une nullité absolue ? Sans doute, son article sur ce sujet me prouve un savant, mais non un médecin physiologiste, et il a beau nous citer les ordres de M. Alibert et du docteur Bateman, etc., quand je vois l'un, invoquer la forme de la suppuration, et l'autre l'élévation de l'épiderme, et tous prendre ainsi l'effet de la maladie pour la maladie elle-même, je ne vois dans ces travaux que des efforts que chacun eût pu faire avec non moins de mérite sans nous éclairer sur la nature du mal.

Si, de ce sujet nous passons aux maladies cutanées, connues sous le nom de maladies aiguës, et à celles des autres tissus, qu'est-ce que je trouve dans l'auteur ? L'abandon de la séméiologie pour nous peindre ces maladies, telles qu'on les décrit, et avec ces descriptions suis-je plus avancé sur les idées que je dois avoir de leur caractère, que je l'étais avant qu'on eût prononcé le mot de médecine *organique*?

Nous voici arrivé à une des parties les plus importantes de la médecine, au diagnostic des maladies de l'encéphale, p. 263, t. II. M. Rostan demande si l'on prendra pour classification des maladies de ce viscère, *les modifications organiques* ou les *modifications fonctionnelles*. Qu'a-t-il avancé ? Qu'il ne voyait que des altérations organiques dans les maladies ; et aujourd'hui il fait une question pareille ! Ici, comme tant d'autres, il est en dehors de la vérité, et, entraîné par les faits, il tue son système, puisqu'il n'ignorait pas que l'épilepsie, l'hystérie, l'hypocondrie, la catalepsie, la danse de St.-Veit, etc., ne donnent lieu à aucune altération organique constante, p. 264. Il devait moins généraliser sa proposition, car les contradictions en médecine n'éclairent nullement sur nos maladies, et sont les meilleures preuves qu'on n'entend rien à ce qu'on avance.

Je trouve partout un pauvre auteur dans celui du Cours de clinique. Il entretient son lecteur de l'anémie cérébrale, p. 255, comme si cette maladie était idiopathique. Mais on a avancé qu'il ne pouvait exister que des maladies d'organes, et l'on a créé une anémie cérébrale. Je ne lui ferai aucune observation sur les phénomènes morbides directs de cette maladie, seulement, puisque l'on cherche à nous en donner les signes, et que l'on soutient que les convulsions existent dans les congestions sanguines cérébrales trop fortes, il aurait bien dû nous dire pourquoi elles ont lieu aussi dans l'*anémie cérébrale*, et quelle devait être la différence entre elles. Ce n'est pas tout, l'auteur a cru nous peindre l'anémie causée par la faim, p. 267, et son tableau ne contient que ce qu'il est le moins important de savoir, l'agonie du mal et rien de plus, période que l'on peut confondre avec celle d'une foule d'autres maladies; tandis que dans le début de toutes ces affections, on ressent tous les symptômes d'une légère fièvre inflammatoire, avec chaleur développée seulement au-dessus du degré ordinaire, et une diminution plus ou moins prononcée des exhalations et des sécrétions, et un pouls fréquent et un peu dur. Voilà ce qui est, et il n'a pas besoin d'aller interroger les naufragés de *la Méduse*, pour connaître cette vérité; qu'il observe les malades qu'il met, plus qu'il ne faut, à la diète, et il remarquera constamment ce que j'avance, et qu'il aggrave souvent le mal, en regardant ces symptômes comme signes de fièvre; tandis qu'il eût guéri ses malades, en suivant une route inverse.

Au reste, cette différence qu'il établit entre la saignée et la privation, est sans fondement, et partout on obtient les mêmes effets; car, si le malade est mourant par suite de saignées trop abondantes, il sera réduit à exprimer le même état que celui qui est agonisant par une faim trop prolongée. Maintenant, suis-je en droit de faire observer à l'auteur qu'avec tous ces *phénomènes morbides directs* et *indirects*, je ne suis pas plus avancé sur la maladie dont il s'efforce de me donner les signes, que je ne l'étais avant la lecture de son ouvrage?

Comme mon intention n'est pas de suivre l'auteur du Cours de clinique dans toutes ses erreurs, je passe aux méningites, page 272. Ici, il ne se dément que pour prouver qu'il est plus étranger que jamais à son sujet. Tout le système médical actuel est de chercher un organe phlogosé, d'où partent des irradiations qui vont troubler ensuite toutes les autres fonctions. Quelque maladie générale que vous éprouviez, quoique vous ne puissiez pas déterminer plutôt le phlogose d'un organe que d'un autre, on dira qu'elle est *latente;* on attendra patiemment, et s'il arrive qu'un organe paraisse enfin plus affecté que les autres, alors la maladie est *évidente;* on décrit ces nouveaux désordres, et on les déclare pères de tous les autres, quoique, à la rigueur, on renverse l'ordre de génération. En agissant de la sorte en médecine, on prend la cause pour l'effet, et l'effet pour la cause, ce qui va être prouvé par ce que nous dit des méningites l'auteur du Cours de clinique.

D'abord, longues dissertations pour reconnaître, pour distinguer les fonctions des membranes, ce qui n'empêche pas que l'on rattachera ensuite les mêmes signes diagnostiques à la pie-mère et à l'arachnoïde malades. Voilà donc une espèce de lacis vasculaire sanguin qui environne le cerveau, confondu avec une membrane où il n'existe nul capillaire rouge. Est-ce que, pour cet auteur, l'anatomie des tissus ne lui indiquerait pas que ces élémens, par leur différence de structure, sont appelés à jouer un rôle different? Au reste, il suit cette marche parce qu'un autre l'a indiquée, ce qui veut dire que, parce qu'on s'est trompé, on est en droit d'agir de même.

L'auteur écrit qu'il existe beaucoup de méningites latentes, p. 273, et une preuve de tout cela, est qu'il a vu ces sortes d'*inflammations* se terminer par la *suppuration.* Il faut convenir qu'il est bien clairvoyant ; mais l'on remarque aussi des produits dans les cavités de la plèvre, du péritoine, qui ont un aspect purulent, et qui n'appartiennent nullement à l'action inflammatoire. Ne faut-il donc que ces signes pour caractériser cette maladie, surtout chez les vieillards où il a observé ces produits?

L'auteur divise la méningite en trois périodes, et, lecteur, lisez ce qu'il dit de chacune, p. 276 et suivantes, et vous ne serez pas surpris, d'après la théorie de l'auteur, de le voir peindre ce qui n'est et ne peut être une méningite, mais une fièvre primitive et rien de plus, maladie que l'on rappelle à propos de chaque complication de cette maladie, ce qui fait que l'on prend l'effet pour la cause, et le tout pour la partie, ce que lui prouverait largement l'analyse des causes et des symptômes, et que nous lui donnerons encore bientôt dans notre traité des maladies générales et primitives du système capillaire. En attendant, nous lui conseillerons de se faire une idée plus précise des fonctions du cerveau, et de l'action qu'il ressent de toute l'économie, afin qu'il diagnostique mieux, et il saura alors pourquoi, dans la maladie qu'il décrit, il existe, non souvent, mais toujours, des douleurs qu'il rapporte aux membranes qui revêtent la convexité des lobes cérebraux, tandis qu'elles appartiennent positivement à ces mêmes lobes. Dans le tableau qu'il donne de la méningite, il est encore en contradiction avec ce qui est, en avançant que la douleur s'annonce par une douleur violente. Que sera donc celle bien moindre qui aura le même siége et les mêmes symptômes généraux?

« Une chose très-digne de remarque, dit-il, » p. 277, et qui doit beaucoup servir dans le diagnostique des maladies qui nous occupent, c'est que » les *phénomènes fonctionnels* que produit la méningite sont *ordinairement* généraux, (pour ne pas » dire toujours, car l'auteur n'aime pas à préciser), » quoique la maladie soit bornée. » Et vite on nous décrit les symptômes fébriles que l'on redit à propos de toutes les maladies locales dont celles-ci ne sont que la suite, ce qui fait que l'auteur prouve ce que j'ai dit plus haut, qu'il confondait une maladie avec une autre, etc. Mais supposons que la méningite ou les méningites se compliquent de pneumonie, de gastrite, de dyssenterie, de phlegmasie des synoviales, nous aurons des phénomènes sympathiques de la méningite ou des méningites; tandis que naguère la méningite et toutes les maladies sympathiques qui l'accompagnent, dépendaient de la trop célèbre gastrite; et, avec ces nouveaux raisonnemens, où se trouve-t-on réduit? Moi, j'avoue que si une vérité en médecine est, comme ailleurs, une monnaie courante, je ne vois dans la méningite, telle qu'on l'a faite ici, que l'effigie d'une médaille si mal frappée que, sous peu, elle n'aura pas le mérite de prolonger la durée de l'erreur.

Voici du diagnostic bien certain. L'auteur dit: « Lorsque la méningite occupe la base du cerveau ou » l'intérieur des ventricules, elle signale sa présence » par quelques différences dans les symptômes qui » l'accompagnent, ainsi que l'ont remarqué MM. Pa» rent et Martinet ». Je n'ai pas l'honneur de connaître les œuvres de ces deux docteurs, mais leurs idées avec celle de l'auteur du Cours de clinique équivalent à celle-ci, que la péritonite serait plus violente à droite qu'à gauche de l'abdomen; ce qui est absurde, et dénonce de pauvres physiologistes. Je le sens bien; c'est encore le cadavre que l'on invoquera pour prouver qu'on a raison; mais ce cadavre, tel qu'on l'interprète, ne sert qu'à méconnaître les vivans ou à les tuer.

Mais terminons ce sujet, en disant à tous ces *grands observateurs :* Étudiez les fonctions des séreuses; comparez ce que vous nommez péritonite et pleurésie; voyez l'influence qu'elles exercent sur le reste de l'organisme; raisonnez par analogie de tissus, de fonctions, et d'effets de ces fonctions, et constamment, dans ce que vous nommez le plus ordinairement inflammation de l'arachnoïde, vous aurez une douleur lancinante, correspondante au pouls, etc., symptômes que je décrirai ailleurs, en même temps que je ferai observer que ce que l'on nous donne pour une inflammation n'est pas, et que vous ne faites que confondre les altérations des fonctions du cerveau avec celles de ses enveloppes.

Suivez-le maintenant dans l'encéphalite, et il vous prévient d'avance, pour voiler son embarras, que ces maladies offrent avec la méningite la plus grande ressemblance, ce qui prouve, dit-il, l'*excellence de la médecine organique*, p. 288, t. II. *Preuve excellente !* et *heureux l'auteur qui la découvre !* Pauvre nature, tu fis inutilement des tissus organiques d'une structure différente pour remplir des fonctions qui ne fussent qu'à eux! Malades, ils ne pourront se faire connaître, et nous les confondrons alors tous ensemble ! et puis, qu'on se fatigue la mémoire et l'intelligence pour apprendre à diagnostiquer !

L'auteur était dans l'embarras pour passer d'un sujet à un autre, et, à l'aide de cette fausse proposition, voici sa grande œuvre : il nous donne un tableau de l'encéphalite, qui ne peint pas plus une inflammation du cerveau, qu'il ne décrit celle des méninges sous le nom de méningites ; et partout, il prend une complication d'une maladie générale primitive pour cette affection même ou une partie de cette dernière pour le tout, erreur qu'il renouvelle sans cesse ; ou bien, remontant à l'état organique sans interroger les causes, il est si obscur que tout cela fait que je le quitte pour le juger en général. J'aurais bien désiré toucher à l'article coqueluche, qui est pour lui d'un *caractère spécifique*, tandis que l'asthme *appartient à une lésion organique*, et lui prouver que, avec ces contradictions, ses idées de spécialité et de contagion, il rappelle les heureux temps où, comme aujourd'hui, on admettait ce que rien ne démontre : mais je sens que je suis déjà long.

L'auteur du Cours de clinique, considéré en général dans ses deux premiers volumes, est loin d'avoir concouru aux progrès des connaissances de nos maux. La science a des principes généraux, et lui, rétrécissant le génie de la nature, ôtant à tous les corps organisés le feu de Prométhée, transforme ces principes en fonctions, et, dans cette science, il est à l'unisson de celui qui chercherait à nier les principes de Newton en physique, ou de Lavoisier en chimie. Bichat porta jusqu'à l'évidence la nécessité de remonter, non aux organes, mais aux élémens organiques, aux parties les plus simples qui les composent; et, dans l'étude de la médecine, si l'on adopte la pensée de ce grand homme, M. Rostan raisonne en pratique comme avant l'anatomie générale, et il distribue l'étude des symptômes selon les appareils. Partout il faut bien considérer les maladies qui affectent chaque tissu dans sa masse, et ensuite dans les parties organiques qui entrent dans sa composition : cette distinction est de la plus grande importance, et dans la symptomatologie, la séméiologie, comme dans le diagnostic, il confond des maux essentiellement différens, et qu'il regarde comme simples. Il insiste sur cette différence que créèrent les anciens entre le symptôme et le signe, et il ne s'aperçoit pas qu'il ne fait qu'encenser une erreur nécessaire avant Bichat, et depuis lui devenue entièrement oiseuse. Ou un tissu est souffrant, ou il ne l'est pas. Dans le premier cas, qu'on démêle bien les cris, et ce qu'on prend pour un symptôme, soumis à l'analyse, est toujours le signe non équivoque de faux rapports d'un tissu organique donné avec ses excitans. Il est bien positif que chaque tissu, que chaque organe peut souffrir en totalité, comme je l'ai déjà dit, et parfois le mal se borner à quelques régions, et alors on ne doit voir que des maladies de tissu, d'organe, etc.; mais il entre dans ces tissus, dans ces appareils des parties organiques qui appartiennent à l'économie entière, qui souffrent en totalité, et, faute de bien considérer cette vérité, les symptômes et les signes sont forcément ralliés à un seul point souffrant; et l'auteur se trouve alors en contradiction avec l'organisme qu'il invoque et les faits les plus nombreux et les mieux caractérisés. Quand les cas de maladies générales se présentent, par une conséquence naturelle du mal, quelques appareils, quelques organes, ou plutôt quelques parties les plus simples de cet organe, s'affectent plus que les autres, il survient des complications nécessaires contre la première maladie qui est souvent son remède le plus heureux, et l'auteur esclave de sa théorie, et non des lois de la nature qu'il n'embrasse que dans quelques détails les plus grossiers, fait abnégation de la maladie générale, prend les symptômes de celle-ci pour ceux de la complication, les rallie à cette dernière, et c'est en vain que, de sa pleine autorité, il nous dit ensuite que ce sont les signes de cette même dernière affection, le lecteur judicieux le repousse à l'aide de son jugement basé sur l'observation des faits et sur le sens commun de la physiologie. Faux dans ses principes, mais sévère dans ses conséquences, si on le voit invoquer l'état organique après la mort, pour soutenir son système, il prend l'agonie de l'organe, ou sa dernière expression morbide, pour la première; il jette ainsi une sorte de fatalisme sur l'impossibilité de la guérison, et sa symptomatologie et sa séméiologie, ainsi appliquées, deviennent trompeuses. Sa théorie, entièrement dépourvue de base, et qui n'est, sous un autre nom, que celle des tomasiniens, montre surtout sa faiblesse dans son application; et l'auteur ne pouvant lutter contre les faits, trouve sa propre condamnation sur le terrain du diagnostic. Son second volume devient la réfutation du premier, et, entre ce qu'il conseille pour arriver à la connaissance de nos maux, et les faits qui les constatent sans en dévoiler le caractère, il pose lui-même un mur d'airain. Sans principes, méconnaissant l'analyse de l'organisme, étranger à ses douleurs différentes, ne pouvant les embrasser parce qu'il les groupe dans un siége qui réfléchit plusieurs maux différens, les symptômes n'ayant aucune valeur, parce qu'ils ne sont pas isolés, incapable de les transformer en signes, parce qu'il ne les réunit pour ne dire que ce qui ne forme qu'un tableau différent de tout autre, rempli de pensées éminemment fausses, d'un style diffus, tombant dans des répétions éternelles, jugeant les connaissances médicales au-dessous de ce qu'elles sont depuis Bichat, l'auteur du Cours de clinique s'est mis diamétralement en opposition avec le but qu'il voulait atteindre, et il se trouve assis sur le rang des médecins qui ont le plus nui aux progrès de la science et à l'humanité.

Quelques années s'écoulent depuis la publication de l'Examen des doctrines médicales, et l'on recueille des faits dans l'intérêt de la vérité, afin de combattre des erreurs qui s'emparaient de tous les esprits, et, dès lors, on vit paraître la Clinique médicale, ou Choix d'observations recueillies à la Charité, par M. Andral fils. Mais qu'est-ce que ce choix? Rien autre chose que le passé remis sur le tapis du présent. Par cette même raison, peut-il servir à dévoiler le caractère de nos maux? Je vais résoudre la question par quelques considérations sur cet ouvrage.

M. Lerminier a aussi innové en médecine, et il a presque aussi rétréci le nombre des fièvres que son confrère, M. le docteur Récamier. Il n'en admet que deux espèces, l'une continue et l'autre intermittente.

Mais combien l'homme est sujet à se tromper! Après cette division, on nous présente néanmoins la première espèce sous le nom de fièvres continues; ce qui veut dire que M. Lerminier n'est pas bien certain de sa division, puisqu'il voit plusieurs fièvres dans une seule qu'il avait d'abord admise. Au reste, ne l'en blâmons pas, car il ne veut convaincre personne de la réalité de ce qu'il avance, puisqu'il prend la durée du mal pour le mal même, et qu'il n'ignore pas que lorsque la fièvre intermittente paraît, elle a le même caractère que la fièvre continue.

Si le début de l'ouvrage ne nous apprend rien sur la fièvre, sinon que c'est une maladie qui est la fièvre, ce que personne n'ignore, peut-être l'auteur sera-t-il plus heureux dans l'exposition des faits? Il nous présente, pour la première classe de maladies, une foule d'observations que l'on peint d'abord dans un tableau général; et voyons si nous trouverons la connaissance du mal dans cette description si générale et si étendue. Le début du mal était uniforme, dit l'auteur, t. Ier., p. 12. Ainsi les maladies offraient toutes le même aspect. Voilà donc plus de deux cents fiévreux soumis à des causes dont l'action est très-différente, et qui néanmoins ont les mêmes symptômes, et on l'a vu, sans doute, oui bien vu. Cependant si je réfléchis que, dans les fièvres, tous les organes les plus élémentaires ont tant de rapports différens, que leur vitalité est très-variable, et qu'en outre dans les auteurs on trouve souvent des débuts différens, témoin Hippocrate, qui a écrit que la fièvre débutait par le frisson ou par une chaleur brûlante, il m'est impossible de reconnaître la vérité dans ce qu'on avance. Voilà une première erreur, et dans tout le reste du tableau, on ne trouve nullement l'expression de ce qui est dans la nature, et selon l'ordre qu'elle suit en maladie. Après avoir émis les premières idées, il ajoute : Les malades éprouvaient des *lassitudes dans les membres*, des *douleurs lombaires*. Qu'on observe tel fiévreux que ce soit, qu'on analyse son histoire, et jamais les lassitudes dans les membres ne se feront sentir les premières. Je n'ai pas l'honneur d'avoir observé à la Charité, sous un maître, mais bien dans des endroits qui étaient plus propres à l'instruction, et je me suis toujours convaincu que c'est constamment par le frisson et très-rarement, ou presque jamais par une chaleur insolite que débute la fièvre. Cette observation est conforme à celle des anciens, surtout d'Hippocrate, et non moins dépendante d'une saine physiologie quand on se donne la peine de considérer quel est le rôle de la calorification. Il n'est pas plus heureux en plaçant ensuite des *douleurs lombaires*. M. l'auteur de la Clinique de la Charité saura que dans toutes les fièvres il existe une altération générale et primitive de toutes les fonctions du système capillaire, tel que Bichat l'a fait; que, sitôt que cette formation du mal a lieu, on éprouve un malaise général; mais jamais de suite des douleurs dans une région autre que celle du front, et qu'alors par celles qu'il énumère, il ne fait que confondre une complication de la fièvre avec la fièvre elle-même. Veut-il la preuve de ce que je lui fais observer? Au lieu de suivre des maîtres, qu'il observe un peu mieux, ou bien qu'il s'empare des faits bien recueillis près du malade, car il sait bien qu'on en façonne beaucoup dans le cabinet, et il trouvera mon idée fondée. Au reste, aurait-il jamais vu un fiévreux avec des rhumatismes, ne pas éprouver la fièvre avant les rhumatismes? Non; et, alors, pourquoi les choses seraient-elles autrement dans ce cas-ci? Mais voici quelque chose de bien plus étonnant : après ces symptômes, on nous fait connaître celui de *faiblesse générale*. Toute faiblesse en maladie ne peut être que l'effet du mal, et comme dans les fièvres il est une expression d'une lutte de l'organisme contre la cause morbifique, et qu'il est bien évident qu'elle est antérieure à toute prostration quelconque; n'est-il pas réel que l'on confond le terme de la maladie avec son début, et son effet avec elle-même? Après la faiblesse, vient la *céphalalgie,* qui variait son siége. Si je ne me trompe, j'ai lu dans certains auteurs qu'on nomme Hippocrate et Pinel, qui certes en valent bien d'autres, que, dans les fièvres, les exhalations et les sécrétions étaient toujours diminuées ou annulées; je crois aussi avoir observé sur plus de mille fiévreux, que les causes étaient telles, ainsi que les symptômes, et avoir lu dans ces mêmes auteurs, et observé, à mon tour, que lorsque les exhalations ou les sécrétions se rétablissaient, le mal de tête cessait, ce qui me prouve qu'on n'a pas indiqué ce symptôme dans l'ordre naturel, et que l'on ne contribue pas, par de pareilles observations, à nous faire connaître le mal. Dans tous les cas, si M. le docteur Andral croit que je ne suis pas fondé dans ce que je lui reproche, qu'il me fasse l'honneur de me dire quel est le rôle du cerveau par rapport à toute l'économie, et peut-être me rendra-t-il justice ? Mais qui se serait douté, quand on copie la nature souffrante, de trouver le symptôme de *perte d'appétit* après le symptôme qui précède ? M. Andral saura encore que la fièvre étant du domaine de la vie organique, et que l'estomac étant le centre où se réfléchissent les besoins de cette vie, nécessairement ce symptôme existe avant la céphalalgie. Je ne suivrai pas davantage cet auteur dans la description du tableau du début général de la maladie de ces deux cents fiévreux ; j'aurais plus de reproches à lui faire encore pour chaque symptôme, car je lui prouverais qu'il prend des commencemens de guérison de la maladie pour le début du mal même, etc., je me bornerai à lui faire observer qu'il entend par début dans les fièvres, ce qu'on ne doit pas voir, puisque c'est faux sur le terrain du mal, et que le début de la maladie, c'est la maladie elle-même dans toute son étendue et sa plus grande simplicité. C'est une vieille habitude qu'il a suivie, et je ne saurais insister plus long-temps sur ce sujet.

Voilà le début, et passant à l'état des malades, qui étaient examinés après leur entrée, l'auteur écrit qu'ils souffraient selon le tableau qu'il nous trace, p. 13, t. Ier, et qui commence par ces mots : *céphalalgie partielle, brisement des membres*, etc. Je ne dirai pas que cette description est la preuve matérielle d'un froid copiste de la nature souffrante ; qu'elle est sans ordre ; qu'il est positif qu'elle n'est pas naturelle ; que constamment on ne tient pas compte de toutes les variétés des symptômes à mesure qu'une fonction nulle ou en action, réagit sur le reste de l'économie et la modifie, et que ce qui existe au lit du malade, et ce qu'on en dit, forment des contrastes; les discussions qui précèdent, me dispensent de ces détails. Je ferai seulement la question, si, avec ce qui ne peint pas exactement nos maux, je puis connaître ces derniers? Bien plus, supposons, pour un moment, que l'on ait peint ce qui existait chez ces fiévreux; je ne m'en trouverai pas moins dans l'embarras pour satisfaire ma raison. En vain je graverai dans ma tête les mots *céphalalgie générale* ou *partielle, brisement dans les membres, abattement physique et moral*, etc., etc.; que saurai-je? des mots, rien que des mots, puisque, malgré cette longue description, je ne pourrai m'imaginer le siége réel de la fièvre et sa cause immédiate.

Est-ce de la différence de succès du traitement, qu'on cherchera à tirer la connaissance du mal? Je vais examiner quelques observations, afin de résoudre la question. Dans la première, p. 16, t. Ier, nous retrouvons la preuve matérielle que l'auteur confond un commencement de réaction organique avec le début du mal; car il est facile de se convaincre que c'est le dévoiement qui a été le premier remède contre le mal général. Il n'est pas douteux que dans ce cas il n'a pu paraître qu'après lui, d'après l'idée positive qu'on peut se former de la fièvre en analysant son existence, et, en s'en rapportant aux instincts qui nous annoncent que ces déjections sont des crises, phénomène qui ne peut donc être le début. Abandonnons ces erreurs. La femme, qui fait le sujet de cette observation, est très-forte, et elle guérit si promptement qu'il n'exista presque pas de convalescence. Voilà ce qu'on rapporte; mais après toutes ces observations, je n'en connais pas pour cela la maladie. Serai-je plus heureux par le traitement? Dans ce cas, que fait la nature pour se délivrer du mal? Elle produit une sécrétion muqueuse, qui n'est pas très-copieuse, sécrétion qui s'arrête quand la guérison a lieu? Que fait le médecin? Il ordonne *deux demi-lavemens émolliens* avec *décoction de pavots*. Voilà sa prescription combinée avec une *tisane d'orge gommée*. Son intention est bien évidemment de supprimer la sécrétion muqueuse; et, quand je la vois être un bien, je dois penser, d'après ce traitement, que le mal était inconnu; qu'on a mal agi, et que la malade, comme cela arrive si souvent, a résisté au médecin et à l'affection morbide. Cependant je dois observer que l'on a fait du bien sans s'en douter, car, toute quantité de liquide introduit en lavement, ou donné en boisson dans les fièvres avec dévoiement, donne plus de force à ce dernier, ainsi qu'on peut s'en convaincre par les observations les plus simples, aussi bien que par la physiologie qui nous dit que tout organe qui sécrète, mis en action, sécrète encore plus. Il n'existait aucune altération organique, la nature a réagi avec force, et cependant le malade a été traité pendant cinq jours; et où est la preuve que dans ce cas, si l'on avait connu la nature du mal, celui-ci eût eu une si longue durée? Qui est-ce qui me démontrerait, à l'aide des faits et de la physiologie la plus simple, qu'en forçant la peau à imiter les muqueuses, selon les exemples que donne la nature, on n'aurait pas eu un plus prompt succès?

Tout ce traitement dit bien qu'on a traité; mais rien de plus, et les réflexions que l'auteur fait à ce sujet, p. 17, ne sont pas plus concluantes contre ma proposition. Il écrit que la malade fut à peine délivrée du *dévoiement* et de la fièvre, qu'elle recouvra sa santé; mais pourquoi séparer ici le dévoiement de la fièvre, lorsque l'on a avancé dans le tableau général que le premier était un symptôme de la dernière? pourquoi séparer la partie du tout? en quoi cette division m'éclairera-t-elle sur le mal général? on demande si elle se fût aussi promptement guérie par des émissions sanguines? Oui et non. Oui, et plus promptement, en ne faisant qu'une faible saignée, et en agissant ensuite sur les muqueuses et la peau; et non, en ne suivant pas cette dernière indication. Qu'on se demande quel rôle joue le sang dans les fièvres, quel est l'effet réel des exhalaisons et des sécrétions, et l'on aura la preuve évidente de cette différence.

On paraît tenir beaucoup à une suppression d'une transpiration habituelle partielle; mais quand cette habitude a lieu, ignore-t-on que la peau transpire aussi fortement, et pourquoi, dans ce cas de maladie surtout, oublier le reste de l'état du derme, sous le rapport de l'exhalation?

Ensuite, puisque l'on avoue, sur la fin du volume, que toute l'économie, dans les fièvres, est souffrante, pourquoi borner le traitement du mal à de pareils remèdes? J'ai beau considérer la description, soit générale, soit partielle de la maladie, en vain j'analyse le traitement et les réflexions de l'auteur, je me trouve réduit à avouer qu'avec tous les moyens dont on s'arme pour connaître la maladie, le mal n'en reste pas moins voilé, et qu'il est de toute impossibilité, en le prenant tel qu'on le fait, de jamais l'apprécier.

L'homme qui fut le sujet de la deuxième observation est très-faiblement constitué, il est atteint de la fièvre le cinquième jour, il a du dévoiement le huitième, il éprouve huit selles liquides, on ordonne la tisane d'orge gommée et la diète, et on termine l'observation en écrivant que le onzième jour le dévoiement se modère, et que la convalescence commence le huitième de son entrée. Voilà à peu près toute l'observation, et qu'est-ce qu'elle m'apprend? qu'on a vu un sujet malade et qui a guéri, et rien de plus; ce que tout le monde pourrait fort bien dire. Faut-il remonter au tableau général, à la description particulière, pour satisfaire à ma raison? Je ne serai pas plus heureux; car le tableau général ne signifie rien ainsi présenté; la description particulière n'est pas même une ébauche, et si je réfléchis sur le traitement, je me trouve dans le même embarras. Une vérité pour moi, dans ce cas, c'est que le malade, quoique faiblement constitué, a souffert peu de temps; ce qui me prouve que le mal n'était pas grave, et que si, profitant du dévoiement qui servait de guide pour le moins clairvoyant des physiologistes, on se fût ravisé, et qu'on eût agi légèrement sur tout le système exhalant cutané et sécréteur des muqueuses, il eût éprouvé moins de douleurs. Cependant je ne puis que louer la réflexion que fait l'auteur, que la guérison eût pu être accélérée par un émético-cathartique. Je suis de cet avis; mais il n'étend pas assez cette idée; car, en se bornant à ce seul remède, on eût pu produire encore de graves inconvéniens, en forçant une seule portion du système malade à agir pour tous les systèmes, vérité qui, de nos jours, est très-méconnue.

Si, d'un côté, toutes les observations ne me servent à rien, pour me désigner le caractère de la maladie, je remarquerai qu'à la sixième d'entre elles, p. 19, on dit avoir vu ce qui ne peut être, savoir : que les dents *étaient encroûtées*, et *la langue très-sèche* avec un *état bon général*. Sans doute les dents peuvent être encroûtées, pendant que l'état général est bon, parce que le mucus qui se colle aux dents, pendant la fièvre, devient si tenace par fois, qu'il persiste pendant que la fièvre s'anéantit ; mais alors il est toujours moins sec, parce que l'haleine est plus humide et moins chaude, c'est un fait incontestable ; mais une langue sèche et noire, c'est ce qui n'est pas, attendu le rôle que jouent les exhalations et les sécrétions dans les fièvres, et qu'elle se montrent à la langue avec autant de force que partout ailleurs. Quant à la noirceur, elle peut être avec un état satisfaisant ; mais très-bénigne, et, dans le cas présent, c'est affirmer ce qui ne peut être dans l'organisme. C'est une inadvertence de l'auteur, et en vain il m'affirmerait que non, je lui répondrais toujours que le temps est venu où l'on peut reconnaître les faits réels, et les distinguer de ce qu'on regarde comme tel, et qui ne l'est pas ; et dans ce cas-ci plus qu'ailleurs, on peut démontrer cette vérité qu'il peut découvrir lui-même, en se demandant d'où provient la sécheresse de la langue et sa noirceur, et, en comparant ensuite cette découverte à l'état des organes les plus élémentaires qui manifestait un mode d'être général très-benin.

Dans cette observation, je ne suis pas plus instruit que dans les autres, sur le caractère du mal ; et le suis-je davantage dans la huitième? p. 22. Le sujet de cette dernière mérite quelque attention. D'abord rien n'est plus vague que sa description ; je demanderai si ce n'est que le quinze que des taches pétéchiales auront paru, c'est-à-dire le onzième jour du mal, et si alors la guérison aura lieu le vingt-un, c'est-à-dire six jours après? Je crains bien que l'auteur ne se soit mépris. Quand je réfléchis à la nature de ces symptômes, et qu'ils ne se montrent ici que quand le malade est réellement mieux, puisque des sueurs abondantes s'étaient ajoutées aux diarrhées qui étaient bien antérieures à ces exanthèmes, je crois que la preuve matérielle de ce que j'avance est fondée. Quand on fait de pareilles observations, on a contre soi de grands observateurs, et encore la physiologie la plus positive.

Cette description est, comme toutes les autres, inutile pour me conduire à ce que je cherche à connaître. Il en est de même du traitement. Que signifient des décoctions d'orge et de lin dans ces cas? Je voudrais bien savoir réellement quel rapport il existe dans toutes les périodes de cette maladie et cette décoction. Par le remède je veux détruire la cause du mal, et, dans ce cas, on avoue qu'on l'ignore. Par le remède je veux donner des rapports naturels à des organes qui n'en ont plus ; et à qui persuadera-t-on qu'on trouvera cette puissance dans *une décoction de graine de lin ?* On écrit, p. 23 ;

qu'on eut soin d'écarter tout ce qui pouvait contrarier la *marche de la nature*. Où se trouve la preuve de ce qu'on avance ? Nulle part. Bien plus, c'est qu'on fait l'inverse. Comment la nature est-elle contrariée dans sa marche ? Par les relations non naturelles qu'elle rencontre, et rien de plus. Une fois dans ces circonstances, elle cherche à les éviter ; or, a-t-on enlevé directement ces relations, ou bien a-t-on su écouter les cris, les instincts des organes, imiter leurs efforts ? *L'usage de l'orge et du lin* en décoction, sont là pour donner la preuve qu'on n'a rien fait de ce qu'on croit, et que ces mots *marche de la nature* équivalent à ceux-ci, adressés à un homme que des courans d'eau entraînent et qui va périr sans secours : *sauve-toi si tu peux*. Et toujours je suis réduit à tirer la même conclusion qu'on ne connaît pas le mal qu'on traite.

Je passe aux observations où les sujets furent traités par des émissions sanguines. Serai-je plus heureux dans cette nouvelle série de faits ? La réponse va se trouver dans nos nouvelles réflexions.

Le sujet de la douzième observation est un homme très-fort ; il ressemble à celui de la première. Cet homme éprouve constamment pendant la fièvre une réaction presque générale des exhalations et des sécrétions. Le premier jour, ce sont des sueurs, le second, des sueurs et des déjections alvines très-abondantes ; le dévoiement continue avec la fièvre ; on traite le malade ; on augmente le mal ; le dévoiement arrêté reparaît à la longue ; on applique des sangsues à l'anus, et à la fin le mal cesse. Dans la première observation, la nature avait, dit-on, guéri toute seule ; et voici un cas plus grave qui se présente, mais qui est analogue sous le rapport de la constitution physique et des efforts organiques ; et loin de se borner à respecter la marche de la nature, on la contrarie, et on diminue tout-à-coup une grande quantité de l'excitant général qui servait à forcer l'organisme à réagir contre la cause morbifique. Est-ce rationnel que d'agir de la sorte ? Quand on saigne dans les fièvres, c'est pour obtenir des crises qu'on désire ; mais quand ces dernières se montrent aussi générales, surtout, comme dans le cas présent, saigner, c'est détruire les conditions nécessaires qu'avaient établies les besoins organiques pour la guérison. Cette conduite est très-blâmable. Il est vrai qu'on avoue ses torts, et par une bizarrerie singulière, après cet aveu, on revient aux applications des sangsues à l'anus, et, parce qu'alors le mal cesse, on s'applaudit de sa prescription, lorsqu'on aurait dû tenir compte des exhalations et des sécrétions qui s'étaient montrées avec tant de force, puisque le bien d'abord obtenu avait cessé avec leur disparition nouvelle. Cet homme est resté dix jours malade ; et pourquoi ? Parce qu'on n'a pas su abréger le mal, en enlevant sa cause. La nature l'indiquait d'une manière frappante, et, au lieu de saigner à propos, on saigne très-tard, et quand on s'est trompé, on ne sait pas imiter cette même nature, recréer les réactions, et, par elle, arriver promptement à la guérison. A la Charité comme ailleurs, les médecins *habent oculos et non vident*, ce qui fait que là, comme dans les autres hopitaux, ou dans d'autres lieux d'instruction, de grands travaux ne servent à rien, pour nous conduire au but que l'on veut atteindre.

Le sujet de la treizième observation, p. 29, se plaint de vives douleurs. Son état, bien analysé, n'est pas grave, puisqu'il existait un *pouls plein*, une *chaleur vive* et des déjections, avec une langue qui n'était pas tout-à-fait sèche. D'ailleurs, comme il était fortement constitué, tout présageait une prompte guérison, et voici cependant qu'on se décide à appliquer des sangsues à l'anus, en petite quantité, il est vrai, mais enfin on le fait; et parce que le mal cesse le huitième jour, et après une deuxième saignée locale, on ne manque pas de dire que le malade n'eût pas vraisemblablement guéri aussi promptement, s'il n'avait été soumis qu'à un traitement simplement adoucissant. Sur quoi se fonde-t-on dans cette opinion? Pour la réfuter, il suffit de rappeler le fait qui précède, et il est certain que, par les sangsues, en ajoutant aux mauvais effets de la boisson, on n'a fait que prolonger la maladie. Que fait l'organisme pour guérir? Il lutte, comme dans l'autre observation. Que dites-vous quand vous observez que la maladie cesse après des sueurs copieuses? Que ce sont des sueurs qui ont terminé le mal. Or, dans tous ces cas-ci, avez-vous tenu compte de ces efforts? avez-vous cessé de les anéantir? et n'est-ce pas aux déjections, aux sueurs que vous auriez dû attribuer la guérison, plutôt qu'à vos sangsues et à vos boissons?

Sans doute les sangsues sont bienfaisantes, quand le dévoiement est très-fort; alors, en dégorgeant les capillaires sanguins des environs du gros intestin, ou est cause que les sécréteurs sont moins irrités, et que la sécrétion est moins forte; mais il n'y faut recourir que quand le dévoiement est trop grand relativement à l'état fébrile, ou qu'il dure si long-temps qu'il prouve que les organes réagissent plus qu'il ne faut. Voilà le fait, et il est toujours vrai de dire que lorsque cette maladie existe avec la fièvre, ce ne sont pas les sangsues qui alors contribuent le plus à guérir l'affection générale, mais bien les sécrétions ou les exhalations qui se montrent.

Le malade qui est le sujet de l'observation, p. 38, mérite beaucoup d'attention. Il est faible, fiévreux et avec dévoiement. On le saigne, et le dévoiement persiste, avec amélioration de symptômes; quelques jours se passent, et l'on applique les sangsues pour calmer ce même dévoiement; enfin le malade guérit; et que dit-on alors? Que la fièvre *parut, s'accrut, diminua et disparut avec la diarrhée.* On est donc en contradiction avec soi-même, quand, dans ces observations, on attribue la guérison du mal à l'application des sangsues. Ce n'est pas tout; c'est que dans cette phrase il existe d'autres erreurs plus graves. D'abord la fièvre et le dévoiement ne peuvent paraître en même temps; et, dans ce cas-ci, c'est constamment ce dernier qui se montre le premier, et par des raisons bien simples que j'ai examinées ailleurs. Jamais elle ne s'accroît avec le dévoiement, tant que nous sommes livrés à ce que nos instincts réclament, et de là vient que l'état qui précède les déjections alvines, est toujours plus grave que celui qui vient ensuite, puisqu'il existe un commencement de réaction organique. Il est bien vrai que la fièvre diminue avec la diarrhée ; mais elle disparaît, que souvent celle-ci existe encore, à cause de la susceptibilité qu'ont acquise les sécréteurs de ces régions intestinales. De sorte que c'est en vain qu'on médite ces divers sujets, c'est toujours la même situation où l'on se rencontre, ce qui démontre qu'on ne sait ce qu'on fait, quand on prodigue ses soins aux malades.

M. Andral rappelle parfois un esprit judicieux, par ses observations sur les terminaisons des maladies; cependant, trop timide, il ne les remarque pas dans toute leur étendue. Dans l'observation dix-neuvième, page 23, il parle bien de sueurs générales qui, dit-il, furent critiques, et il ne tient pas compte de la diarrhée. S'il prenait un peu plus pour modèle la nature et Hippocrate, dans les livres des Épidémies, il verrait que la diarrhée a contribué à faire naître la sueur; que la tisane qu'il a ordonnée a été presque insignifiante, et qu'avec un peu plus d'appréciation des symptômes de la maladie, celle-ci ne fût pas restée un être inconnu, car telle qu'on la présente, elle ne me dit rien; et la tisane d'orge mondé bien moins encore.

La dixième observation, p. 24, et dont j'aurais dû parler plus haut, est très-importante. Bien analysée, elle eût dû mettre son auteur à même de déterminer la nature de l'affection. Qu'éprouve le malade? Une légère diarrhee qui cessa bientôt. Mais cette diarrhée n'a pas paru sans cause; il est même certain qu'avant elle, le malade éprouvait la fièvre, ce dont on ne tient pas compte; et alors que signifiera ce début pour l'appréciation du mal? Rien. Après cette diarrhée ainsi supprimée, que survient-il? La fièvre; et quand celle-ci disparaît-elle? Lorsque des sueurs abondantes se manifestent précédées d'une éruption miliaire. Or, qu'est-ce que cette éruption qui devient vésiculaire? Ne fournit-elle pas une quantité de matière qui est étrangère pour l'économie? et les sueurs ne sont-elles pas un moyen curatif qui, en suppléant à la diarrhée, finissent par détruire la cause du mal, et rappeler les exhalations et les sécrétions, qui, d'après le tableau général et particulier du malade étaient supprimées? Voilà ce qui est, et, en remontant au rôle que jouent ces fonctions, je pense qu'on eût plus éclairci le sujet qu'en en faisant seulement l'histoire. Je ne ferai pas observer non plus que cet exanthème n'est pas une maladie *sui generis*, je serais trop long, et il me suffit de dire qu'en suivant la marche de l'auteur, on ne ferait qu'accroître la science et la rendre plus obscure à la fois : il n'est de maladies particulières que celles qui ont un tissu et une cause différens.

La dix-huitième observation est vraiment curieuse, en ce que c'est la complication de la maladie générale qui fixe surtout l'attention du médecin; mais je demanderai si les sangsues, la saignée générale apprennent quelque chose de réel sur le caractère du mal? Ainsi on confondra la fièvre qui peut être simple, avec une autre qui peut éprouver des complications, et comme ces dernières sont immenses, il faudra que je m'en rappelle une grande partie pour passer pour médecin, et, avec ce savoir, n'ayant aucune marche générale, où serais-je réduit? A ne savoir ce que je fais. J'applaudis de tout mon cœur aux travaux de M. Andral; ils sont précieux pour celui qui veut bâtir un édifice complet, qui veut asseoir la médecine sur une base fixe ; mais encore une fois ainsi présentés, ils ne peuvent éclairer le médecin dans sa pratique, et il se trouve réduit à agir dans une incertitude qui ne l'abandonne jamais.

Jusqu'ici, M. le professeur Andral nous a donné des observations dont les sujets étaient à peine malades, et qui, tranquilles chez eux, en suivant la force de leurs instincts, auraient aussi bien guéri qu'à l'hospice; maintenant nous voici arrivés à un sujet plus important, celui de la dix-neuvième observation. D'abord on commence par nous apprendre que cet homme avait beaucoup fatigué. Quoique on dise, il était loin d'être épuisé, puisque dès le début de la fièvre, il présentait un état satisfaisant, attendu que la peau était moite, qu'il existait des crachats de catarrhe aigu, etc., ce qui n'est et ne peut jamais être dans une fièvre grave. Que fait le médecin? Il prescrit une copieuse saignée, et de l'eau d'orge. Le malade étant fatigué, ses fonctions les plus importantes réagissent néanmoins, et, oubliant ce qu'on avait dit d'abord, et que pour obtenir la réaction des organes souffrans, il est nécessaire qu'il existe un degré de force donné, non-seulement on ôte ces forces, mais encore au lieu d'agir dans le sens de la nature, de tendre à maintenir la peau moite, et l'expectoration, on prescrit de l'eau d'orge; et qu'obtient-on? Un accroissement grave de la maladie. Le frisson survient, le catarrhe reste stationnaire, etc., et le mal dure plus d'un mois. Toujours spectateur des efforts organiques, le médecin les méconnaît. Que signifie pour lui le frisson? que signifient les sueurs qui apparaissent ensuite? que signifient les diarrhées qui se montrent dans le courant de la maladie? Le voici : qu'il faut *prescrire de l'eau d'orge, et maintenir la diète pendant près d'un mois*; ce qui veut dire aussi que pendant tout ce temps on a trompé M. Lerminier; que le malade a pris, à son insu, un peu de substances nutritives; car, en éprouvant des saignées, des exhalations, des sécrétions, aussi abondantes, il n'aurait pu vivre pendant si long-temps, ce dont on ne saurait le blâmer, et qu'avec de pareils traitemens on ne sait rien sur le caractère de nos maux. Ce fait a encore un bon côté, c'est qu'il est la preuve évidente qu'avec tous les faits du monde, sans principes généraux et sans base anatomique distincte, on est nul au lit de la douleur, ou le plus souvent dangereux.

Quant aux réflexions que fait M. Andral, elles démontrent qu'il ne comprend rien au bon effet des sécrétions pendant les fièvres, car il dit que la maladie générale diminua à mesure que les *diverses inflammations* des muqueuses s'amendèrent. D'après ce langage, on voit un homme qui donne à entendre que la fièvre dépend de phlegmasies, et cependant la description prouve qu'elle existait avant. Pourquoi ne fait-il pas des sécrétions critiques, comme il a vu ailleurs des sueurs de la même espèce? Qu'il remonte au tableau général d'une fièvre primitive simple, sans complication aucune, et il verra qu'il confond toujours l'effet de la maladie générale avec cette maladie, et qu'il prend un commencement de guérison pour la maladie elle-même, ce que je suis forcé de lui redire si souvent. Bien plus, ce qu'on nomme phlegmasie, a-t-il ici ce caractère? à peu près comme il est vrai que les sueurs dont on fut témoin, étaient la suite d'une inflammation cutanée ; car enfin pourquoi les muqueuses n'auraient-elles pas souvent la faculté d'expectorer abondamment, comme la peau d'exhaler de même, sans être phlogosées?

Dans la vingtième observation, erreur non moins grande que la précédente, et lorsqu'on ose louer le traitement que l'on a suivi, on trouve dans le fait même sa propre condamnation. On voit le médecin n'être qu'un empirique qui agit sans savoir ce qu'il fait ; car pourquoi, lorsqu'il remarque partout des sueurs et des sécrétions terminer le mal, s'efforce-t-il d'agir contre ces efforts organiques qui tendent à ce but? A l'avenir, qu'il saigne moins, et qu'il stimule dans le sens de la nature, et quoiqu'il se félicite de ses succès, lorsque des malades qu'on pouvait guérir en un à quatre jours, souffrent des mois entiers, il pourra prendre alors un langage plus vrai. Que MM. Lerminier et Andral se pénètrent bien que lorsque le malade soumis à notre traitement ne va pas de mieux en mieux, du moment qu'on le traite, et que malgré tout il guérit, c'est notre faute qui a prolongé le mal. Pour les convaincre de cette vérité, qu'ils méditent la vingt-troisième observation, et ils verront si c'est aux saignées qu'on a pratiquées, ou aux efforts organiques que la guérison est due.

M. Andral écrit, p. 46, qu'il va présenter le mode de traitement de cet état qu'on nomme embarras gastrique, qui, dit-il, existe même parfois sans fièvre ? Mais est-ce bien vrai qu'il nous montrera cet état ? Quant à moi, je le nie formellement, et jamais, au grand jamais, un embarras pareil n'existera sans un trouble général plus ou moins prononcé; ou bien c'est qu'il me permettra de lui dire qu'alors la fièvre serait pour lui, comme pour tant d'autres, un être où la raison ne pourrait rien concevoir; ce qui n'est pas, puisque de toutes les maladies, c'est la plus simple et la plus frappante.

Jusqu'ici on traite sans savoir ce qu'on fait, et voici maintenant une foule de malades soumis à des stimulans des muqueuses des voies digestives. Les succès qu'on nous présente n'ont rien de surprenant, et on savait cette pratique long-temps avant M. Lerminier ; mais tous ces faits ne nous indiquent pas dans quels cas de fièvres et dans quelle période du mal il faut s'en servir, parce qu'on méconnaît la nature du mal, et alors à quoi servent les faits ? On peut leur en opposer d'autres où l'on a été malheureux par cette méthode, et ne pouvant me rendre compte de cette différence, à quoi, je le répète, servent les observations ?

Sans doute on obtient des succès plus rapides que par les autres moyens curatifs; mais qu'on médite la nature du mal, et l'on ne sera pas étonné de ces faits. On agit dans le sens des efforts organiques, et l'on ne commet qu'une grande faute, c'est de ne pas faire concourir tous les organes au même but, afin d'être bien plus heureux dans sa pratique, puisqu'alors on imiterait davantage la marche de la nature, qu'on ne signale que pour la perdre constamment de vue.

A la cinquantième observation, le malade éprouve des vomissemens, il sue après l'emploi de l'ipécacuanha, et aussitôt on fait la réflexion que ces sueurs ont été utiles, en *appelant vers la peau l'irritation des voies gastriques.* Parce que l'on vomit, on a l'estomac phlogosé; et survient-il des sueurs qui sont alors faciles, parce que quand les sécrétions réagissent, les exhalations sont très-disposées à les imiter, et savez-vous alors ce que l'on aura? *Une irritation dissipée par une autre*; ce qui est aussi sensé que si l'on disait qu'une crise se montrant d'un côté, fait cesser celle qui règne dans un autre. Quand on demande ensuite si l'ipécacuanha n'a pas été avantageux en déterminant cette révulsion, on est vraiment surpris d'un tel langage. On croit voir, dans M. Andral, un homme qui n'a aucune idée de la maladie, ni de l'action du remède, ni du tissu sur lequel il agit, et qui observe les terminaisons du mal, parce qu'il faut les observer, sans jamais en tirer les conséquences naturelles dans l'intérêt de la pratique.

Nous voici arrivés aux réflexions de l'auteur, page 70; et si réellement il ne m'intéressait pour les faits qu'il a recueillis, je l'abandonnerais dans la partie qui nous occupe. Oui, sans doute, beaucoup de maladies marchent vers la guérison; mais pour ne pas dire toutes, est-ce qu'il en aurait vu quelques-unes ne pas avoir ce caractère? Je serais fâché d'en voir quelques exemples, car alors il me serait impossible de croire à l'ordre admirable que la nature a établi partout, et principalement dans l'organisme pour le faire tendre toujours vers sa conservation.

Vient ensuite l'opinion qu'on ne saurait donner une préférence exclusive à l'une des trois méthodes dont on a successivement étudié les effets. Rien n'est plus positif, comme aussi d'avancer que toutes les trois réunies ou non, on ne ferait encore qu'un traitement très-incomplet, ce que la nature et l'expérience nous démontrent, et dont il ne dit rien.

Sans doute, dans le traitement par les boissons mucilagineuses ou accidulées, on ne fait pas grand mal, selon moi, dans une foule de cas; mais d'après les faits qu'on a rapportés, avancer qu'il suffit dans un grand nombre de cas, c'est dire, en d'autres termes, que parce qu'on n'a pas fait un grand mal, que la nature était très-résistante, on a fait un grand bien; puisque l'on ne connaît ni le siége du mal ni sa cause. C'est être absurde que d'émettre de pareilles opinions. Personne, si ce n'est un fou, ne conteste que prodiguer alors des émissions sanguines, c'est un mal; et il faut supposer de la part des malades une grande docilité, pour oser, dans ce cas, leur proposer un pareil remède. Voilà ce qui est généralement vrai; ce qui ne l'est pas du tout, c'est l'explication des avantages qu'on retire par les vomitifs. P. 72. Savez-vous, lecteur, pourquoi, dans les fièvres, les digestions sont pénibles, pourquoi l'on éprouve une pesanteur épigastrique, des nausées, l'anorexie? C'est parce qu'il *existe une espèce de mucus interposé entre les alimens et la membrane muqueuse. Tout cela ne sont pas des suppositions* (1). Heureuse découverte!!! Après nous avoir énuméré les causes en général, si le froid supprime les exhalations cutanées, muqueuses pulmonaires, il est bien évident que celles des voies digestives pourront éprouver le même sort, et alors

(1) Propres expressions de l'auteur.

il ne sera pas difficile de connaître pourquoi l'anorexie, la pesanteur épigastrique existent, et comment le mal disparaît par les vomitifs; et d'après l'auteur, c'est ce que rien ne démontre; et c'est ce qui est en dehors du tableau qu'on a tracé, qui nous donnera l'explication de l'action de ces poisons. L'auteur veut, bon gré malgré, que ce soit ainsi, et de là une dissertation sur les modifications que ces corps impriment encore à la sécrétion vicieuse des follicules. Mais vous avez dit que la langue était aride, ce qui, démontré, prouve vraisemblablement que l'estomac n'est pas très-humide, et alors que signifie votre mucus interposé entre la muqueuse et les alimens? Vous admettez le contraire de ce qui est. Enfin l'auteur, ne pouvant se rendre compte de ses propres actions, p. 126, tombe dans un vague fastidieux pour déterminer celle du vomitif, et c'est en vain qu'il cite pour donner quelque poids à ses erreurs, on ne voit en lui qu'un médecin qui, avec quelque talent pour l'observation, est en tout l'égal des hommes qui ne donnent sur ce qui les frappe, que des idées théoriques tout-à-fait puériles, et tout lecteur impartial qui lira l'ouvrage qui me suggère ces idées, aura la même opinion, à moins que, chez lui, raisonner ne soit un défaut.

Jusqu'ici nous nous trouvons dans un labyrinthe sur la nature du mal, et dans les fièvres plus graves, c'est la même position. Choisissez, au hasard, un fait parmi ceux qu'on rapporte, par exemple celui qui fait le sujet de la soixante-unième observation, et que trouvez-vous? Un malheureux dont la terminaison si frappante de la maladie nous prouve, comparee au traitement, qu'on n'a rien fait pour l'obtenir, ou plutôt qu'on a contrarié la nature, car les exanthèmes qui ont paru après une forte diarrhée, indiquaient bien autre chose que d'appliquer des sangsues à l'anus, ce qui était évidemment contraire, puisqu'on forçait la nature à ne pouvoir se servir d'un moyen curatif qui lui avait déjà été utile.

La soixante-cinquième observation mérite beaucoup d'attention. On y voit un homme, qui d'abord n'était pas gravement malade, souffrir pendant un mois, et un médecin qui, par ses prescriptions, en est la seule cause. Dès le début, il existe un mal de gorge qui démontre que les forces organiques sont telles que les instincts conservateurs se créent déjà un remède, et que fait-on? En même temps qu'on *prescrit une saignée*, on *ordonne le petit lait tamariné;* mais est-ce bien le moment de prescrire une telle boisson, quand le mal est si grave, et de le faire immédiatement après une seule saignée? Que penser ensuite *de lavemens émolliens*, en même temps qu'une telle boisson est ordonnée? Trois jours se passent, et enfin le malade éprouve trois selles liquides, et pour se décider à saigner de nouveau, on attend un espace aussi long, et jusqu'à ce que le ventre soit ballonné. Si l'on connaissait le mal, est-ce cette conduite que l'on tiendrait? Non, et encore non. Enfin, cette application prescrite, les capillaires sécréteurs moins accablés réagissent, et le malade éprouve douze selles. Il est donc bien positif qu'il existe une tendance marquée à la réaction chez ce malade, et lorsque cet effort est si salutaire, où applique-t-on les sangsues? A l'anus, c'est-à-dire là juste où il ne les fallait pas, puisqu'en cherchant à supprimer les selles, on expose les jours du malade. Il tousse, et rien de surprenant, surtout lorsque dans les fièvres on administre le petit lait, et aussitôt l'on *donne l'eau d'orge* qui, à l'état froid, n'est pas plus avantageuse, et l'on couronne ses *merveilleux efforts* par une *potion gommée*. Si l'on demandait à l'auteur de ce traitement ce que venait faire là cette potion nourrissante avec la diette, et que sa réponse ne fût pas sur-le-champ un aveu d'erreur, il faut convenir qu'en accueillant son explication par un sourire ironique, on serait loin de manquer d'égards. Le sang est diminué; malgré les autres moyens curatifs, les selles sont abondantes, et le malade est mieux. C'est bien et mal jusqu'ici : par le dernier effet des sangsues, on devait s'attendre à une réaction de la calorification, et à ce que la langue fût plus colorée; ces symptômes se présentent, et que fera le médecin ? Il fera appliquer les sangsues, et toujours au même endroit. Un autre se serait gardé de recourir aux saignées locales, et voyant les selles plus fortes et les symptômes s'accroître, il aurait augmenté les selles. C'est une marche qu'indique la nature, et c'est précisément celle que ne suivra pas M. Lerminier. D'ailleurs, on dirait qu'il est jaloux que les malades conservent assez de force pour réagir; à lui seul il est le complément de tous les systématiques dans bien des cas. Par malheur il est trompé dans ses espérances, et, pour réparer ses torts, il prescrira deux *vésicatoires* et deux lavemens *émolliens*. La prescription est *heureuse!* on a arrêté les déjections par les sangsues; et maintenant on prescrit des lavemens émolliens, pendant qu'on tourmente le malheureux par des vésicatoires. Et que veut obtenir M. le docteur Lerminier par ces derniers moyens? Il serait bien embarrassé de répondre juste; et s'il le pouvait, jamais dans les fièvres il n'aurait recours à ces moyens qui, par leur stimulation, sont si funestes, et ne peuvent produire aucun bien, à cause de leur effet qui tend à agir dans le sens de la cause morbifique. Tout conspire contre le malade; il a eu beau montrer quelques efforts conservateurs, on a cherché à les détruire; plusieurs jours s'écoulent depuis cette prescription, et la maladie prend un caractère alarmant; enfin, après seize jours de péril, comme si une espèce d'inspiration fût survenue à M. Lerminier, il prescrit le quinquina avec potion gommée; il cherche ainsi à stimuler les muqueuses dont il avait cherché à detruire la réaction; il fournit quelques matériaux nutritifs à un malade qu'il avait épuisé; il produit, par l'absorption des matériaux stimulans, une réaction générale, et le malade se trouve hors de danger le 14 août, c'est-à-dire après un mois d'angoisses.

Que conclure et des symptômes, et surtout du traitement? Ce que nous ne cesserons de répéter, que tant qu'on suit une marche pareille à celle de M. le docteur Lerminier, le malade guéri est en droit de chanter qu'il l'a *échappé belle*, et qu'il est constant que quand on est malade, on ne saurait mieux faire que de se livrer à la nature et non aux médecins empiriques ou systématiques, ce que prouve, d'une manière frappante, le livre qui a pour titre : *Clinique médicale*. Ce qui achève de me convaincre de plus en plus de cette idée, c'est quand je vois affirmer que les vésicatoires *calmèrent les symptômes nerveux*. Est-ce que M. le professeur Andral serait comme tant d'autres, qu'il jugerait d'après ce qui n'est pas? Son ouvrage prouve en sa faveur, et cependant, dans cette observation, il se dément; car je vois, au contraire, d'après lui, que le mal fut plus grave après l'emploi des mouches cantharides.

Prenons encore un autre sujet, celui de l'observation soixante-dixième, p. 118. Le malade reçoit, après la saignée, un grain d'émétique; le surlendemain, épistaxis violente, hémorragie qui se renouvelle cinq jours de suite, et que croyez-vous que prescrira M. le docteur Lerminier? Le voici : le mal a été au-dessus des forces organiques; et maintenant que le malade est accablé, et quoique les sécrétions et les exhalations n'aient pas été rétablies un seul instant, on prescrira des bouillons. Comme vous devez bien vous l'imaginer, il ne sera pas heureux; mais pour détruire la faiblesse, p. 119, il ordonnera une *infusion aqueuse de quinquina, une tisane d'orge vineuse et sinapisme;* et comme tout cela est l'indice d'un *génie médical!* Jusqu'ici j'avais cru que le seul moyen de relever les forces, c'était d'approprier à la sensibilité des rapports qui lui conviennent; parmi eux, je ne comptais pas les moyens curatifs ci-dessus; je me trompais, et à l'avenir, quand un bouillon ne tonifiera pas, toute la pharmacie tonique sera mise en usage. Bien plus, on saura que les sinapismes sont encore des agens qui donnent des forces. Malgré l'opinion de M. le docteur Lerminier, je ne crois pas que jamais celui qui sera faible, parce qu'il mourra de faim, relève ses forces avec de la poudre cantharide.

Voulez-vous avoir une idée profonde des connaissances des soi-disant maîtres en médecine? Lisez l'observation quatre-vingtième, p. 165, t. Ier. Un tailleur de cristaux, jouissant ordinairement d'une bonne santé, est atteint de la fièvre, qui est peu grave dès son apparition. Ce jeune homme, d'un tempérament lymphatique sanguin, entre à la Charité; et quel est son traitement? *De la tisane d'orge* et *lavement de lin.* Même état du 14 au 16 mai. Le 17, la stupeur et les autres symptômes qui, d'après le traitement, n'étaient pas bien prononcés, font des progrès. On élève sur cette stupeur diverses questions auxquelles je renvoie le lecteur, convaincu que dans un ouvrage il ne faut jamais s'occuper de niaiseries. On prend enfin un parti décisif le quatrième jour de l'entrée du malade; et quelle est cette décision? C'est d'appliquer les sangsues qui enlevèrent beaucoup de sang; enfin on a recours et aux sangsues et au quinquina, au polygala de Virginie, etc.; le malade éprouve un mieux si frappant, qu'on le croit convalescent; les sueurs et des déjections se manifestent; elles continuent, et, le 30, le malade est sans fièvre. Cet état est satisfaisant; malheureusement les sueurs et le dévoiement persistent faiblement; l'alarme pénètre dans l'ame du médecin qui lui prodigue ses soins, et, pour combattre cette triste position, on prescrit *une infusion de camomille, une crême de riz, une tasse de vin* d'abord; le lendemain, *trois onces de sirop de quinquina;* cet état persiste, on redouble ces moyens curatifs, et le malade meurt le 14.

Voilà le fait : quand les exhalations et les sécrétions reparurent, le malade était bien ; il devint comme convalescent ; et je demanderai si c'était le cas d'administrer alors la *camomille*, un *bouillon*, *du vin*, à un homme qui était épuisé par l'action des stimulans, et, en outre, par la quantité des fluides qu'il avait perdus ? Qui est-ce qui ignore, pourvu qu'il ait même une idée de l'organisation et des propriétés vitales, que l'infusion de camomille, portée sur un canal très-irritable, ne pouvait qu'entretenir les sécrétions muqueuses, et transmise dans le torrent circulatoire, exciter les exhalations ? Ce que je dis de ce corps, s'applique également au bouillon et surtout au vin. La moindre réflexion aurait dû détourner de pareils moyens curatifs ; loin, au contraire, d'apercevoir l'erreur, on ne change de prescription que pour accroître le mal, et vient le sirop de quinquina, qui est remplacé le lendemain par le vin de la même espèce ; et dans ce cas, pouvait-on espérer d'être plus heureux ? Ce que je viens de dire prouve le contraire, et si l'on eût été plus physiologiste qu'empirique, en observant que toutes les fois que l'organisme reste constamment et long-temps épuisé, il ne peut que lutter, chercher à détruire le stimulant, et que pendant cette lutte il s'épuise, et qu'il ne répare jamais ses forces ; il est bien évident qu'on doit conclure de ce traitement, qu'on ignore la nature des fièvres, et que l'on a aggravé la maladie au lieu de la diminuer. Si ensuite on tient compte du début du mal, de la réaction qui a eu lieu, de l'absence de toute pétéchie durant la maladie, de sa résistance, si l'on compare son état à celui des malades précédens qui, moins affectés, ont guéri, alors on fait plus que soupçonner un mauvais traitement, mais on a la conviction profonde que cet homme fut victime des erreurs de l'art. D'ailleurs, si l'on doutait un instant de cette vérité, l'ouverture du cadavre qui présente presque partout une pâleur affreuse, sans altération du tissu, ce qui démontre que l'homme est mort épuisé par les exhalations et les sécrétions, suffirait à elle seule pour l'acquérir. Mon intention n'est pas de nuire; mais lorsque, dans mes cours je ne crains pas d'avancer que dans mon début j'ai fait des victimes, en suivant le système du professeur Broussais, je crois que je suis en droit d'accuser les autres, quand ils éprouvent des revers qu'ils auraient pu éviter, en se donnant la peine d'étudier les instincts organiques, et non d'être des rêveurs.

On regarde comme un symptôme grave l'expectoration muqueuse qui parut en même temps que la sueur. Est-ce que l'on serait étranger à toute idée physiologique? Comment ne pas se rendre compte de ce phénomène, quand on est frappé des sécrétions muqueuses des voies digestives, des exhalations cutanées, fonctions qui, en dernière analyse, appartiennent toutes au système capillaire? Ensuite, serait-il raisonnable d'admettre que les stimulans ne portaient leur action que sur une seule région de ce même système? Toutes ces erreurs sont pardonnables : ne pouvant comprendre la nature du mal, on cherche néanmoins à justifier sa conduite; mais le fait est qu'on plaide une mauvaise cause, et qu'il est évident que ces mêmes sécrétions muqueuses pulmonaires qui ne se montrent jamais, ainsi que les autres fonctions, chez les individus fortement altérés, sont encore là preuve qu'on a méconnu le mal, et qu'on n'a fait que l'aggraver.

Quand en médecine on ne se reconnaît pas dans la nature du mal, on appelle bien vite à son secours le système nerveux, et c'est le parti qu'ici l'on a pris, p. 174, t. Ier. J'avoue qu'en agissant ainsi, on est loin de se placer sur un terrain solide. Quelles sont les causes des fièvres? Ce sont celles surtout qui agissent sur les exhalations et les sécrétions. Or, les nerfs sont-ils compris dans les tissus qui exhalent et qui sécrètent? Non sans doute. Quels sont les symptômes des fièvres? Ne voit-on pas que, dans les maladies, le système nerveux ne joue qu'un rôle secondaire sous tous les rapports; et pourquoi admettre alors ce que rien ne démontre? Ensuite, qu'est-ce que le système nerveux, par rapport au reste de l'organisme; et qui, en donnant la solution de cette question, pourrait admettre que telle fièvre que ce soit a son siége dans le système nerveux? Parce que l'on ne remarque pas de rougeur, des destructions des tissus, ou d'autres signes d'altération de l'organisme, on ne manque pas de dire que la maladie n'a laissé aucune preuve de son existence. A-t-on bien déterminé l'état naturel des tissus pour tenir un tel langage? Non, sans doute, car si cela était, on se serait convaincu qu'un cadavre tel que celui qu'on examine, ne fut jamais plus expressif et surtout plus accusateur de tous ces hommes qui sacrifient à un empirisme aveugle les instincts organiques. Ce n'est pas tout, la maladie sera encore nerveuse, parce que l'on n'observera pas ces espèces de lésions que l'on admet de nos jours, et qui, dans les fièvres, ne sont pas plus l'expression de ces maladies, qu'il est vrai qu'un bon et un mauvais médecin sont égaux au lit du malade.

Enfin, voici comment après avoir divagué sur la nature du mal, on développe la cause de la mort. On rapporte que le malade fut effrayé. A qui espère-t-on faire croire de pareilles idées? Est-ce que l'on aurait par hasard jamais vu la terreur exister avec le développement de la chaleur animale, la soif, les exhalations et les sécrétions? C'est impossible, et pour nous dire ce que c'était que le mal, on ne fait qu'élever un échafaudage ridicule, derrière lequel l'erreur ne se montre que plus hideuse.

Que dire aussi du sujet de la quatre-vingt-unième observation? On ne peut disconvenir qu'il était dévoué à une mort presque certaine, mais chez un être expirant par une horrible excitation, ainsi que le prouve son état, était-ce le cas de prescrire du *petit lait vineux*, des *linimens cantharidés*, des *vésicatoires*, le *camphre à l'intérieur* avec des *lavemens de guimauve?* On doit s'attendre à des désordres horribles, et pour les calmer, on appliquera la glace sur la tête!!! Après néanmoins avoir ordonné auparavant *des bouillons* et *du mercure*, et à qui? A un être mourant! Est-ce ainsi que l'on croit m'apprendre à connaître la nature du mal? Ne dois-je pas tenir le même langage sur tous les autres infortunés dont on me trace l'horrible histoire? Qui oserait m'empêcher d'élever la voix en leur faveur? Jamais la nature ne fut plus oubliée qu'à l'époque actuelle de la médecine.

Cette science est parvenue à son comble de barbarie, et tout le volume de clinique médicale, qui ne rapporte que des cas de fièvre, est un monument indestructible élevé contre de prétendues supériorités. Dans ces nombreuses observations, il n'en est pas une où le malade guéri ne le doive plutôt à lui-même qu'à l'art, qui, le plus souvent, n'ait résisté au mal et au remède, et qui descendant dans la tombe, n'ait, dans une foule de cas, trouvé ce sort dans le traitement, ou qui, grâce à celui-ci, ne soit mort plus rapidement. Quelque parti médical actuel qu'on adopte, on peut affirmer qu'on est plus funeste qu'utile; et j'avoue que l'image de la mort devrait flotter sur l'habitation des Brouniens et des Sangrado, comme sur celle des soi-disant éclectiques, afin de prévenir les dangers qui menacent les hommes. Et comment ne pas faire entendre ces cris? Je le demande, s'il faut prêter une oreille attentive aux accens de l'humanité, n'est-ce pas quand ils expriment la douleur? S'il faut toujours leur obéir, n'est-ce pas alors, oui alors, qu'ils ne sont jamais trompeurs? Hé bien, quel est l'être qui, aux prises avec la mort, et pouvant encore peindre par la parole ses besoins, ou qui trop faible, mais se faisant entendre par le langage des signes, dira jamais à son semblable de le déchirer en quelque sorte par des mouches, quand il souffre cruellement dans toute l'économie; d'adoucir ses maux par des fomentations réellement irritantes; qui soupirera après des matières nutritives, quand il éprouve pour ces corps une horreur indicible; qui implorera l'usage des vins et des alcools, quand la soif le dévore; qui espérera trouver la santé dans les amers ou les irritans les plus forts, tel que le polygala de Virginie, ou les breuvages qui, formés des aromatiques les plus puissans, ne peuvent qu'accabler celui qui succombe sous les *stimulus*, ou bien qui, n'ayant qu'un reste de vie qui est prêt à s'éteindre, conjurera l'homme de l'art de le couvrir de corps froids, de le soumettre à une diète rigoureuse, et de lui ravir le peu de sang qui l'anime pendant une lutte aussi terrible? Non, il n'en est pas : la nature n'a point appris à l'homme à soupirer sa propre destruction, mais bien à se livrer à ses désirs, et c'est alors qu'on apprend à connaître nos maux, et non sur le terrain où l'on veut nous placer, et où l'on ne serait pas plus dangereux, quand on aurait résolu d'exterminer son semblable.

Il est vrai que, pour paraître avoir raison, on s'empare des débris de la mort; mais que m'importent les couleurs blanches, rouges, brunes plus ou moins étendues des muqueuses des voies digestives, le développement des follicules, des altérations nombreuses, des échymoses dans les mêmes membranes, ainsi que l'état sain des veines, des artères, ou parfois des rougeurs de celle-ci, le ramollissement, l'hépatisation peu intense des poumons ou leur état sain, les lésions très-rares du système nerveux, et qui même n'ont existé que dans le cerveau ou ses membranes, et non dans les nerfs proprement dits, etc., etc.? Suis-je plus instruit sur la nature de nos maux? Ce que j'ai dit ailleurs résout la question par la négative, et quand on sait s'appuyer sur eux pour les connaître, tous ces signes ont une expression différente de celle qu'on leur attribue.

Nous voici parvenus au second volume de la Clinique médicale où se présentent les maladies de poitrine. Dans son article premier, M. le professeur Andral décrit la phlegmasie des bronches. En énumérant les diverses formes de rougeur que l'on remarque dans la muqueuse qui tapisse ces cavités, il nous dit que cette couleur est très-variable, et voici du nouveau ou tout au moins de l'incertain, quand il affirme que parce que l'on ne trouve pas cette couleur dans une région où l'on avait soupçonné une phlegmasie, l'on ne doit pas en conclure que celle-ci n'a pas existé. Je suis en partie de cet avis; mais ne serait-on pas en droit aussi de demander à l'auteur si, parce que l'on rencontre des rougeurs, on doit émettre l'opinion que le tissu où on les observe, était phlogosé? Je lui demanderai aussi, pour répondre à cette question, s'il penserait qu'un animal à sang blanc qui présenterait une portion de son tissu plus engorgée qu'une autre, aurait eu toujours cette partie irritée par ce fluide? Non, sans doute; car les fluides s'accumulent dans des régions données, selon le genre de mort: or, parce que le tissu d'un animal à fluide blanc et rouge à la fois, présentera des espaces organiques plus rouges les uns que les autres, faudra-t-il en conclure que ces espaces étaient enflammés? L'auteur veut prouver par analogie ce qu'il avance, et il nous annonce que les membranes séreuses remplies de pus, tapissées de fausses membranes, ne présentent fréquemment aucun changement de couleur, aucune altération appréciable de texture, *quoiqu'elles aient été enflammées*, p. 3, t. II. Mais on prouve contre soi; ce que vous appelez pus, n'en est pas. Est-ce que la sueur n'est pas souvent épaisse, visqueuse pendant que la peau est blanche, et que le produit exhalé dans l'état naturel est limpide? et allez-vous en conclure que c'est du pus? Pourquoi tirez-vous une conséquence différente pour les produits qu'exhalent d'autres membranes? Les fausses membranes vous embarrassent beaucoup; car, comment ne pas voir en elles le produit d'une phlegmasie? Cependant qu'on se donne la peine d'examiner la constitution physique des individus chez lesquels on les observe, d'analyser l'histoire du mal, de porter une faible attention sur la tendance qu'ont tous les produits épais à s'organiser, et M. le docteur Andral se servira un peu mieux de l'anatomie pathologique, pour apprécier la nature de nos affections morbides, anatomie à laquelle il est plus étranger qu'il ne pense.

Je pourrais multiplier les preuves en faveur de ce que j'avance, surtout lui conseiller d'augmenter ses *errata*, quand il s'agit d'écrire en français, car, à la page 3, comme dans bien d'autres, il prouve que notre reproche est fondé; mais nous ne prétendons catéchiser personne sur ce que nous ne professons pas, et seulement nous ferons observer que si l'auteur de cette clinique n'a pas été heureux dans ce qu'il avançait, il l'est bien moins encore lorsqu'il admet que les tissus peuvent *s'enflammer* sans *rougir*, p. 3. Je pensais qu'un homme qui, par son tempérament, se rapproche plus d'un animal à sang blanc, que de celui qui est à sang rouge, pouvait émettre cette idée; parce que l'on juge presque toujours d'après ce qu'on sent; mais je ne me doutais guère que M. le professeur Andral aurait avancé cette opinion. Par elle seule il donne la preuve matérielle qu'il est étranger à la plus grande partie de ses observations. Est-ce que l'on peut concevoir une inflammation sans sang? Est-ce que l'on peut la concevoir encore sans rougeur? J'en appelle au type de ce qu'on nomme phlegmasie, et je me trouve avoir raison. Inflammation sans sang, c'est pour moi un contre-sens pathologique; c'est prononcer des mots qui hurlent ensemble.

J'abandonne l'auteur dans les variétés de Bronchite chronique; j'aurais trop à faire que de relever le défaut de précision qui se trouve dans la description de la maladie; il n'en sera pas de même pour la dix-neuvième observation, p. 72. Un homme est atteint de la rougeole, celle-ci est peu alarmante; tout-à-coup elle disparaît, et il survient une dyspnée des plus graves. On avance que ce n'est pas une pneumonie; le malade succombe; l'on ouvre son cadavre; on observe une rougeur très-vive des bronches, et l'on prononce le mot de *bronchite* ou d'*inflammation des bronches. Admirable découverte!* qu'elle *nous instruit grandement* sur la nature du mal qui est devenu mortel! Jadis on eût regardé, dit l'auteur, cet exemple comme une rétropulsion de la rougeole, et, dans les théories actuelles, cette difficulté de respirer sera expliquée par l'inflammation! C'est encore bien instructif! M. le professeur Andral est malheureux quand il sort de l'exposition des faits où il n'est pas trop heureux encore, et en lui rappelant ce que nous lui avons dit plus haut sur les rougeurs des muqueuses, n'aurons-nous pas détruit en partie cette erreur? L'inflammation est pour M. Andral, comme pour tous les autres médecins, un être insaisissable. Qu'il observe tous les symptômes qui précèdent la rougeole; qu'il se pénètre bien du but de la nature en créant cette maladie cutanée; que cette même maladie soit envisagée dans toute sa simplicité, et il verra qu'en disparaissant, cette même nature n'a fait que reproduire sur les muqueuses ce qu'elle avait engendré à la peau, et qui certainement n'est pas une phlegmasie, ainsi qu'on peut s'en convaincre en la comparant à la variole. Si ce phénomène une fois existant, le malade est mort presque subitement, qu'on se fasse une idée de la muqueuse dans cet état qui ne permet pas de décomposer l'air, l'on ne verra rien de surprenant dans cette mort, et loin de blâmer les anciens, on leur rendra cette justice, qu'avec moins de connaissances anatomiques ils étaient bien plus près des connaissances de la nature de nos maux, parce qu'ils n'étaient pas systématiques.

Je laisse ce premier chapitre, et je me hâte d'arriver au second, où l'on avance, p. 85, t. II, que l'inflammation du parenchyme pulmonaire est aujourd'hui l'une des maladies les mieux connues. On ne sait pas ce que c'est que l'inflammation et on l'annonce comme connue. On ne connaît pas les poumons quand on les prend dans ce qu'on nomme leur parenchyme, et voilà l'inflammation de ce dernier qui est encore précisée. En médecine, la vérité serait-elle dans les mots, et non dans les choses? Dans le second chapitre, on rapporte plusieurs faits qui constatent, selon M. Andral, ce que les médecins appellent pleuropneumonies, et qui, selon moi, n'en sont pas. Que vois-je dans la première observation? Une simple complication des fièvres qui consiste dans une diminution de l'exhalation séreuse gauche, une faible congestion sanguine dans le système capillaire pulmonaire, et une réaction des capillaires sécréteurs, et rien de plus. Mettez le tableau qu'on vous donne, d'accord avec l'anatomie générale et l'histoire de la maladie générale qui a précédé la *terrible* inflammation, et vous serez convaincu de cette vérité. Parcourez toutes les observations qu'on trouve dans ce même chapitre, et presque toutes auront le même caractère. On vous dira que ce que j'avance ne prouve rien, et cependant peut-on croire qu'on ait raison, quand l'anatomie des tissus et la physiologie la plus simple repoussent l'opinion qu'on émet? Il me restera toujours à comprendre comment, si la plèvre est enflammée dans ce cas, l'inflammation peut disparaître en quelques heures, quand l'ophtalmie ne nous donnera jamais cet exemple, et lorsque les muqueuses sont bien plus faciles à s'enflammer. D'ailleurs voyez ce malheureux qui est dans la position de tous ceux que l'on cite; on le saigne, il survient une diarrhée abondante, il guérit en quarante-huit heures; et comment concevoir dans ce cas une phlegmasie du parachyme des poumons, malgré le triple excitant qui agit sur ces viscères si importans, lorsque toute autre phlegmasie, comme celle du foie, par exemple, sera toujours longue à guérir?

Ce qui contribue aussi à émettre ces fausses idées, c'est le traitement. On ignore le mal, on le soumet à es moyens curatifs dangereux; on est cause que par ui on trouve des rougeurs dans les poumons, des épanchemens séreux, et vite on crie à l'inflammation. Qu'à l'avenir on caractérise bien le mal, non d'après ce qu'on en dit, mais d'après ce qu'il est, et l'on n'aura pas des idées pareilles. Qu'on saigne moins, qu'on use moins surtout de boissons émollientes, qu'on imite les efforts organiques que fait la nature dans la deuxième observations, qu'on ait bien le soin de détruire la cause secondaire qui entretient la fièvre antérieure à la complication, qu'on remarque le bien qu'ont obtenu les sueurs dans les troisième et quatrième observations, et secondant les efforts de la nature, les *pleuropneumonies*, au lieu de durer huit à quinze jours, seront guéries dans l'espace de quarante-huit heures à quatre jours au plus, et l'on n'aura pas une foule de revers. On est attristé quand on médite les observations de M. le docteur Andral. Par exemple, qui ne regretterait la vie du sujet de la neuvième observation, t. II? Qu'éprouve-t-il? A la suite d'un froid humide, il frissonne, bientôt il ressent une chaleur brûlante, ce qui prouve que la fièvre n'est pas grave, puisque le frisson n'est pas intense; il tousse, la nature cherche à produire une complication contre le mal général, ce qui annonce encore que le mal a le caractère que je viens de lui assigner; d'un autre côté, on a la certitude, d'après l'histoire, que cette complication est peu intense, puisque le pouls est plein et fréquent, et que fait-on? On soustrait une grande quantité de sang, on prive l'organisme des moyens nécessaires pour réagir, et le mal s'aggrave. Voilà une première erreur. Une seconde, ce fut de recourir aux sinapismes aux jambes. Est-ce que le même jour d'une saignée, dans cette complication, on peut espérer de dériver? Si l'on pouvait se pénétrer de ce qu'est cette complication, quelle pitié n'exciterait pas le médecin qui agit ainsi! Non-seulement on ne peut obtenir ces résultats par une foule de raisons qu'il serait trop long d'énumérer; mais par la douleur que l'on cause, on accable le malade, on épuise la force organique, et, en outre, on entretient la diminution ou la nullité d'action des exhalans et des sécréteurs, ainsi que je le prouverai ailleurs; et l'on empêche les réactions organiques les plus importantes dans ces cas, ce qui rend le mal plus long, et très-souvent mortel.

Le malade en entrant souffrait moins que le lendemain; maintenant, pour détruire le mal, qu'ordonne-t-on? Des vésicatoires, et par conséquent on ajoute aux causes existantes. Le septième jour, il se meurt, et vous croirez peut-être qu'on se ravisera, qu'on étudiera cette nature. Détrompez-vous; on commence par des *lavemens* et des *boissons antiphlogistiques* et des *saignées*, et en même temps qu'on stimule la peau, ce qui est très-*rationnel*, l'on couronnera l'*œuvre* par deux vésicatoires de plus, quand le malade peut à peine respirer, tant il est accablé! Voilà le premier moyen curatif; et lorsque personne n'ignore que, dans la suffocation imminente, tout liquide introduit dans l'estomac ne fait qu'accroître le mal, on prescrira une *pinte* de décoction de *polygala gommé!* Qu'importe la quantité? Des médecins, comme M. Lerminier n'y regardent pas de si près. En jugeant d'après les faits rapportés par M. le docteur Andral, on veut sans doute stimuler encore par le polygala; et oui, c'est là le cas! Le malheureux ne doit sa position cruelle qu'aux *stimulans* dont on s'est servi, et aujourd'hui qu'il succombe, on stimulera la muqueuse digestive, comme si celle-ci n'avait aucun rapport avec celle des poumons! Ensuite n'est-ce pas le moment de prétendre dériver une soi-disant inflammation aussi vaste que celle que l'on nous peint? . . . .

Comme il est facile de le prévoir, le malade succombe; et maintenant veut-on apprécier la profondeur du génie médical actuel? Voici le moyen. Qu'avait-on diagnostiqué? *Engouement, inflammatoire* du sommet des deux poumons. Admirable découverte! Et demandez aux grands pronostiqueurs ce que c'est qu'un engouement? Ah! on le caractérise, nous dira-t-on, par un tableau qui peint une variété morbide; et rien de plus. Voilà le savoir actuel, et avec lui, vous saurez que l'*engouement* est l'*engouement*. Demandez ensuite ce que c'est que l'engouement *inflammatoire*? On vous dira que c'est celui qui est *rouge*, et une preuve qu'on a raison, c'est que chez les victimes que l'on vient de faire, les lobes supérieurs des poumons étaient *rouges*. Négliger l'état fébrile du malheureux, lorsqu'il est atteint d'une complication morbide; ne porter son attention que sur cette dernière qui est toujours assez frappante pour se faire remarquer; avoir l'*heureux* génie de l'aggraver par tout ce qu'on fait pour accroître l'affection générale; ne caractériser que cette complication qui le plus souvent ne peut être une phlegmasie; observer la rougeur qui se manifeste dans le cadavre, montrer l'accord qui existe entre le pronostic et le diagnostic, quand cette rougeur est le signe patent qu'on n'a fait que méconnaître les efforts organiques et les enrayer, voilà le secret de la supériorité des grands Esculapes du siècle. Mais est-ce bien difficile d'être leur rival, quand on suit cette route; quand on ne perd pas de vue surtout qu'il existe une si grande quantité de fluide rouge dans l'homme ? Mais supposons que cette rougeur n'eût pas existé, on n'en aurait pas eu moins raison. Est-ce qu'il n'est pas des *phlegmasies sans sang?* Ne dirait-on pas que toutes les théories médicales sont façonnées de manière à prouver que quand un médecin tue son malade, il n'a pu mieux faire? D'un autre côté, avec les rougeurs continuelles à la piste desquelles se placent tant de docteurs, ne penserait-on pas que l'homme, pour ne pas mourir, devrait être à fluide rouge pendant la vie, et un animal à fluide blanc après la mort?

Voulez-vous juger encore des erreurs médicales? Méditez l'observation dix-neuvième, et vous verrez qu'il ne faut pas éprouver des maladies graves pour succomber rapidement, quand les médecins ne voient partout que phlegmasies. D'abord l'histoire est curieuse; on nous apprend tout simplement que le pauvre porteur d'eau, qui fait le sujet de cette observation, éprouvait depuis trois jours une vive douleur au-dessous du sein. Et n'y avait-il que tout cela? On n'en dit rien, ce qui ne prouve cependant pas que cela fût ainsi. Le jour qu'on l'examina, le mal n'était pas très-grave non plus, car le râle était crépitant, la partie la plus malade résonnait encore, la dyspnée était peu considérable, les crachats étaient visqueux et transparens, ce qui nous démontre que la pneumonie n'était pas violente, ainsi que la pleurésie, puisque le malade avait soif; d'un autre côté, le pouls était plein et dur, symptômes qui n'existent jamais dans ce qu'on nomme les pleurésies intenses et étendues.

Voilà son état : il est positif que, pour l'homme tant soit peu physiologiste et praticien, il est peu de maladies aussi légères. Mais ce n'est pas le tableau naturel des organes souffrans qu'on s'est mis dans la tête, on ne rêve que phlegmasie; et ce malade âgé de *cinquante* ans, perdra à la fois, tant par les saignées locales que générales, *quarante* à *cinquante* onces de sang en six heures; et cependant c'était si peu le cas de porter si loin la saignée, que le sang ne présenta pas même de couenne. Qu'on examine comment cet état morbide survient; qu'on réfléchisse au danger que l'on court en privant tout-à-coup l'organisme d'une si grande quantité de sang, et il est impossible de louer cette pratique. Si, en outre, on observe que lorsqu'un point de l'économie est trop irrité, en saignant abondamment, surtout chez l'homme qui décline, on prive de force le reste de l'économie, et que le point le plus irrité appelle de plus en plus le restant du sang, combien cette pratique doit paraître meurtrière! Ensuite, puisque les sécrétions tendaient à se rétablir, n'est-ce pas par ce moyen qu'on les arrête et qu'on nuit au malade? Après ces saignées, on demandera aussi ce que signifient les émolliens qui sont donnés en boissons? Pour une maladie aussi légère, voilà le grand remède qu'on emploie; et, comme si nos organes malades ne souffraient que parce que le sang les accable, on ne sait que saigner, et l'on oublie ainsi quelle est l'étendue de la vie malade, ou bien on accroît les relations non-naturelles de cette vie. De cette ignorance complète de la nature du mal, naissent de plus grands désordres, et ici comme partout, on ne cherchera qu'à les accroître. On redoute encore la force du malade quand on le voit succomber, et en dix heures de temps, on fait couler un *litre* de sang. Les progrès du mal n'avaient pu éclairer le médecin; la gravité nouvelle qui survient n'a pas plus de succès, et *seize onces de sang* coulent encore; le septième jour, quoique très-affaibli et plus malade, on se modère, et l'on se borne à *huit onces*. Le malade va succomber, et pour sonder son degré de résistance, on le couvre maintenant de vésicatoires, de sinapismes, on lui prodigue le polygala, le kermès, et quand ? Lorsqu'il n'offre qu'une vie qui s'éteint. On ne s'est pas démenti un instant dans sa marche horrible que prouve ce que j'ai dit dans d'autres sujets, en même temps qu'il est impossible de ne pas se dire si l'on ferait mieux, si l'on était résolu de sacrifier le malade. Sans doute on aura recours au cadavre pour se donner raison; mais puisque vous avez persisté à diminuer la masse sanguine sans permettre aux organes de la décomposer, en leur ôtant toute énergie, devez-vous être surpris que la nature ait toujours tendu à faire naître une congestion sanguine? Non, sans doute, pas plus que d'observer des exhalations séreuses, quand, par votre traitement, vous supprimez celles de la peau et les sécrétions de la muqueuse ? Pourquoi donc prendre cette maladie pour la maladie générale, et, faute de cette connaissance, ouvrir une tombe de plus ? Le cadavre alors, loin de défendre l'art, l'accuse, tant il est vrai que nos erreurs paraissent partout quand on ne prend pas la nature pour guide.

Comme mon intention n'est pas de suivre l'auteur dans chaque observation, je passe aux pleurésies, et d'abord à celles qui ont lieu avec épanchement. D'après lui, la quatrième observation, page 398, tome II, est donnée comme exemple de cette variété d'affection, et malheureusement il a mal choisi son sujet. Qu'éprouvait le malade qui la fournit? Un *violent* point de côté au-dessous de la mamelle droite, la poitrine percutée *résonnait* moins bien postérieurement; dans cette même partie, le *bruit* respiratoire était *très-faible*, etc. On applique des sangsues, la douleur diminue; on les réapplique, la douleur disparaît, et avec elle le son mat, la faiblesse du bruit respiratoire, et voilà donc un épanchement que l'on a guéri! Hé bien, non; le son mat, la faiblesse du bruit respiratoire dans ce cas ne tenaient qu'à un très-faible engorgement d'une partie du système capillaire pulmonaire, et rien de plus. Qu'on se rende compte des douleurs pleurétiques, de leur caractère, et l'on verra qu'elles n'existent que par défaut d'exhalation séreuse dans tous les cas que cite l'auteur, et par une autre raison qu'il serait trop long de développer ici. Or, s'il y avait eu épanchement, aurait-on ressenti de la douleur? Non, sans doute, puisque la cause aurait été enlevée. Au reste, M. le docteur Andral nous fournit lui-même la preuve de cette vérité dans sa douzième observation, page 427. Là, le malade cesse de se plaindre d'une douleur pongitive; mais la difficulté de respirer persiste, et en prenant un autre caractère, elle augmente, et finit par devenir mortelle. Ce n'est pas avec du bois qu'on apprend à juger ces maladies, et bien d'autres qui ont leur siège aux poumons. M. le docteur Laennec, avec sa manière d'interroger les maladies de la poitrine, n'a fait qu'ajouter aux erreurs médicales sur ce sujet, et M. Andral nous en donne la preuve en les adoptant. Je pourrais donner d'autres preuves pour défendre l'opinion que j'émets dans ce cas-ci, et les tirer soit de la nature du sujet malade, soit de ses fonctions, soit du mode d'être du reste de l'économie, lorsqu'il existe épanchement pleurétique ; mais la raison que je viens de donner suffit pour démontrer que M. Andral n'a pas connu la maladie dont il rapporte l'exemple.

Si l'auteur n'est pas heureux pour nous développer le caractère du mal, on lui demandera s'il connaît bien la pleurésie diaphragmatique. Otez l'idée qu'il donne du siége de la douleur dans l'observation dix-huitième, page 457, et qu'y trouve-t-on? Une description si imparfaite et si irrégulière du mal, qu'on croit lire un tableau tracé par un médecin étranger à toute connaissance des fonctions organiques. Non-seulement ce défaut est frappant, mais il lie les symptômes qui ne peuvent exister ensemble. Par exemple, est-ce que les traits de la face qui expriment *l'anxiété la plus vive*, une toux *avortée*, peuvent exister avec un pouls *doux* et *fréquent*, et une peau *brûlante?* Qu'on examine l'état d'un malade atteint d'une péritonite des plus aiguës, ayant les traits de la face exprimant la plus vive anxiété, et je défie que le pouls soit autrement que faible, lent, intermittent parfois, et accompagné du frisson, symptômes qui ont toujours lieu quand les viscères de la vie organique éprouvent de violentes douleurs ; et à plus forte raison dans la pleurésie diaphragmatique, ne rencontrera-t-on pas ce que l'auteur avance.

Ici comme ailleurs, on est même si étranger aux connaissances de la nature des maladies, qu'on ne sait que se servir de la même arme pour combattre des maladies différentes. Aussi qu'obtient-on? Des revers. En remontant au véritable caractère du mal, aux fonctions du tissu où il existe, on peut au contraire calmer instantanément cette douleur si violente, et obtenir ensuite une guérison des plus rapides, puisque trente-six heures à trois jours au plus pourraient mesurer sa durée; et le malade aurait beau nous rappeler qu'il avait pris un *petit verre de liqueur poivrée*, nous ne le regarderions pas pour cela comme atteint d'une maladie mortelle. Quand même il serait dans la dernière période de la maladie, nous ne changerions pas d'idée : disons plus, fût-il expirant, oui expirant, il serait encore pour nous un être fait pour revenir à la santé; et c'est en vain qu'on nous exposerait les débris cadavériques, loin de nous décourager, nous ne verrions en eux que des motifs de plus pour avoir prétendu à la guérison, parce que chez nous le mort est lié au vivant, et l'expression d'un tissu souffrant à celle du reste de l'économie.

Je ne suivrai pas l'auteur plus au long dans ces

variétés des maladies aiguës de poitrine; en vain il cite, en vain il varie son traitement, en vain le cadavre se présente à ses regards sous toutes les formes, les faits par eux-mêmes ainsi isolés et tels qu'il les comprend, ne présentent rien qui soit capable de me donner une idée du mal. Est-ce qu'ici je vois jamais la cause précise du mal? Tout en me donnant une idée d'une affection générale, n'est-ce pas seulement d'une affection locale que l'on nous entretient? Liet-on une partie de l'organisme gravement affectée au reste de l'économie qui partage ses angoisses? Dans ces affections locales, distingue-t-on dans le poumon, l'affection qui appartient au système capillaire pulmonaire, de celle qui n'a son siége que dans la partie qui appartient au système capillaire général; et *vice versâ?* Fait-on plus? Isole-t-on l'affection morbide qui n'intéresse que les capillaires de la nutrition de ce viscère, de ceux qui sécrètent les mucosités? Non! non! Et que fait-on alors? Rien autre chose que peindre des maladies essentiellement différentes. Dans les maladies de la plèvre, porte-t-on son attention sur celles qui appartiennent à son tissu entier, ou qui dépendent des faux rapports de ce tissu? Isole-t-on celles qui dépendent des exhalans, des absorbans, ou des vaisseaux de la nutrition? Ces distinctions sont trop subtiles selon les oracles du jour; mais qu'ils ne s'y trompent pas, elles sont simples pour celui qui les applique à la santé et à la maladie. On parle du traitement pour juger le mal; il ne sert à rien qu'à prouver que l'on se trompe et que l'on tue, puisqu'il ne s'adresse pas aux relations étrangères des tissus souffrans ou à celles des parties organiques qui les composent ; tandis qu'en suivant une marche analytique, les guérisons obtenues ne seraient pas dues au malade, mais au medecin ; qu'on aurait abrégé la durée du mal de plus de ses deux tiers, et compté une infinité de revers de moins. Les cadavres ne sont pas en faveur de leur cause. N'étant pas interrogés selon le mode réel de la douleur, nécessairement ils sont devenus muets pour les instruire sur le mal, et ils n'ont conservé d'autre expression que celle de leurs erreurs, et la force de rappeler d'innocentes victimes.

J'abandonne l'auteur de la clinique médicale dans les lésions organiques des poumons. Comme tous les autres, il me rappelle, en signalant chaque variété de destruction, celui qui voudrait dans ses observations sur des murs anciens et écroulés, et qui compterait chaque point de destruction différent, me donner une idée positive de ces murs à l'état neuf. Des ruines disent bien quelque chose, mais elles n'apprennent rien sur la forme première de l'édifice, et la cause de son renversement. En se rappelant ensuite que la quantité et la qualité des urines varient selon le mode de sentir, et les rapports des reins, je pense que, par cette même raison, nos tissus en sortant d'une lutte mortelle, doivent offrir des changemens dans leur mode d'être, qu'il est impossible de classer. Ce que j'ai déjà dit fait assez ressortir cette vérité ; mais ce que je ne passerai pas sous silence, c'est la péricardite guérie, page 431, tome III. Comme partout ailleurs, la cause est vague, et plus encore les symptômes qui précèdent la maladie du péricarde que l'on croit caractériser. Nous lui demanderons si, quand on veut faire l'histoire du mal, on doit se contenter de dire, en parlant du sujet de cette observation : « Il *avait eu* d'abord des signes de con-» gestion cérébrale; puis il *avait eu* de la *fièvre*, *et » de plus*, *depuis* quatre jours, il éprouvait une assez » vive douleur au-dessous de l'appendice xiphoïde. » A part le style, sur lequel on doit pardonner beaucoup à M. le professeur Andral, comme à tant d'autres, je serais curieux de savoir ce que signifient ces symptômes, et comment ils se lient avec une péricardite; car enfin les phénomènes morbides se lient comme ceux de la santé. On applique des sangsues à l'épigastre, et quand on pense aux symptômes précédens qu'on a rapportés, symptômes qui sont pourtant bien expressifs, sans les comprendre on aggrave le mal; ce qui est naturel, puisqu'en partant des faits, on peut admettre, en général, que les médecins ne sont pas faits pour guérir; et savez-vous ce que le malheureux tailleur de pierres éprouve alors? « Une douleur *intolérable* à la région précordiale; » celle de l'épigastre était moins vive; cette douleur » (mais laquelle? on parle de deux), n'augmentant ni » par la pression, ni par l'inspiration, elle semblait un » peu moindre lorsqu'il était couché sur le dos que sur » l'un ou l'autre côté; les battemens du cœur, calmes » et réguliers la veille, étaient *irréguliers et tumul-» tueux*; le pouls *aussi* très-irrégulier, *fréquent*, » de *force* ordinaire. »

Voila donc le tableau d'une péricardite!! Voyons s'il est vrai. La douleur *intolérable* a son siége dans le péricarde, et cependant on aura un pouls *fort comme à l'ordinaire.* Est-ce que dans la péritonite l'on a jamais senti un pouls *avec douleur intolérable, fort comme à l'ordinaise;* et à plus forte raison, cela ne doit-il pas être dans la phlegmasie du péricarde? Est-ce que dans tout organe enflammé, sujet à des rapports organiques, la nature n'a pas soin de rétrécir ses mouvemens, pour rendre la douleur moins vive, et ici, suivrait-elle une marche inverse? On demandera encore si, lorsque deux douleurs existent, celle qui est intolérable n'annule pas l'effet de l'autre; et cependant c'est le contraire qui a lieu d'après ce tableau. On écrit qu'elle est moins vive, selon la position que l'on prend, et précisément, on ignore celle qu'il veut désigner, et ce n'est qu'en commentant le tableau que l'on sait qu'il s'agit de celle de l'épigastre; car on ne persuadera jamais à qui que ce soit que, dans une péricardite, le malade étendu sur le dos n'aggrave pas le mal; et alors pourquoi ne pas tenir compte du symptôme le plus grave? On peut avoir les battemens du cœur irréguliers et confus, et n'éprouver nulle péricardite; il suffit que l'action cardiaque soit accablée dans bien des cas, pour obtenir ces symptômes, et s'il avait su se rendre compte de l'affection générale qui existait avant et pendant cette *péricardite,* il n'eût pas admis ce qui n'était pas. Parlerai-je maintenant de la *force ordinaire* du pouls avec un *battement de cœur tumultueux?* je m'en crois dispensé d'après ce qui précède, et surtout d'après certaine dose de bon sens physiologique qui dit que ces symptômes ne peuvent exister ensemble. Il est vrai qu'on m'accusera de nier un *fait;* mais qu'importe l'accusation, parmi les faits impossibles, celui-là n'en est pas moins un, et quand tous les Esculapes de la capitale affirmeraient le contraire, je ne les croirais pas.

Maintenant ferai-je observer à M. le professeur Andral qu'il oublie ce qui caractérise en partie le péricardite, des joues livides, la nécessité constante de se tenir assis, symptômes qui ne se trouvant pas dans sa description, appuient mon opinion; et que la fièvre plus intense qui survient après la seconde application des sangsues, est précisément une preuve positive qu'il n'existait pas de péricardite, sans quoi elle ne se fût jamais développée ainsi? Je pense en avoir assez dit pour prouver que ce qu'on avance est faux. Je pourrais lui démontrer qu'il ignore entièrement la formation des fausses membranes dans le péricarde aussi bien que leur cause, et que son style, dans cette prétendue péricardite, sent un peu l'Auvergnat comme dans bien d'autres passages; mais voici ce que j'ai à lui assurer : c'est que la péricardite, qu'il rapporte p. 44, t. III, n'en fut jamais une. Comment concevoir qu'une inflammation aussi vaste que celle de la peau, pendant une petite vérole confluente, permette le développement d'une péricardite? De plus, suffit-il d'étouffer, et de trouver une matière séropurulente dans la péricarde, pour affirmer qu'il existait une péricardite? Cependant voilà tout ce qu'on nous apprend. M. le docteur Andral aurait-il émis cette idée, s'il avait su ce que c'était que la fièvre qui précède la petite vérole; quel parti prend la nature pour prolonger la vie, quand la variole est mortelle, etc? Non, sans doute, et il n'aurait pas besoin d'attendre que l'on soit mort, pour prétendre

15.

connaître la maladie; il pourrait toujours déterminer à coup sûr l'état des viscères intérieurs avant la mort, comme avant l'ouverture cadavérique.

En remontant à la connexion qui existe entre le cœur et le foie, à l'aide du système veineux, il est facile, depuis les travaux de Bichat, de déterminer la cause de l'engorgement du foie dans certains cas, tel que celui qui fait le sujet de la première observation, pag. 99, tom. IV; mais la cause n'est pas toujours aussi apparente, les symptômes ne coïncident pas avec elle d'une manière aussi frappante, et alors, comment connaître les maladies de cette glande? Il me semble que, pour arriver à ce but, il faut déterminer la structure, et M. le professeur Andral a fait sur ce sujet quelques considérations qui ne sont pas à négliger, quoiqu'elles ne soient pas nouvelles. Par elles, il est évident que le foie est composé d'un réseau vasculaire sanguin dans sa plus grande partie, et par une conséquence naturelle, celui-ci nous dit que les vaisseaux capillaires sont comme tous ceux de leur espèce, susceptibles de se dilater et de se resserrer. Cette propriété est même plus prononcée chez eux que dans celle des tissus muqueux, cutanés; puisque, d'après l'expérience, le foie est susceptible de prendre un volume énorme, et de le perdre sans subir aucune altération organique, phénomène qu'on ne voit jamais porté au même degré, en suivant la même marche, dans les tissus ci-dessus dénommés. Voilà donc une première vérité incontestable, et si le mode d'être du tissu nous sert à présumer quelles doivent être ses fonctions, il est bien de la dernière évidence que le foie doit contenir habituellement beaucoup de sang, et être susceptible d'en recevoir une plus grande quantité encore. Si maintenant nous portons notre attention sur son lien avec les autres organes, ce qui nous frappe, ce sont les vaisseaux veineux qui y arrivent et qui en partent. Une remarque à faire, c'est que les premiers se subdivisent à l'infini, qu'ils forment une espèce de système capillaire particulier, d'où partent les seconds. D'où viennent ceux qui s'y rendent, et où vont finir ceux qui en partent? Il est bien évident que les uns ont leur origine dans le système capillaire général, et les autres leur terminaison au cœur droit, qui les sépare du système capillaire pulmonaire. Ces considérations terminées, que se passera-t-il s'il arrive qu'un malade éprouve une forte dyspnée? Le cœur ne pouvant chasser le sang qu'il reçoit, et les capillaires ne cessant pas pour cela leur action à cause de la différence de sentir du cœur et de ces vaisseaux, nécessairement le sang arrivera au foie d'un côté, et n'en pourra partir de l'autre, ce qui fera que les capillaires de cette glande seront fortement distendus. Le mal ne partira pas toujours du cœur; le plus souvent il aura une autre origine, et supposons ces cas de fièvre où le frisson est intense, où la contraction de toutes les fibres est extrême, et où le malade n'aura pas éprouvé de fortes saignées, alors le cœur droit violemment excité, n'aura que des mouvemens faiblement étendus, peu de sang arrivera au système capillaire pulmonaire; par la même raison, peu de fluide parviendra aussi au cerveau; cependant le sang, chassé de tous les canaux qui le contiennent, où se réfugiera-t-il? Dans ceux qui, par leur mode de sentir, semblent à l'abri de ces commotions générales, et qui, par la forme qu'ils donnent à l'organe, où on les observe, et la place qu'ils occupent, sont destinés à le recevoir; et par conséquent le foie, après lui la rate, et souvent le corps caverneux, seront gonflés par ce liquide. Si l'on réfléchit à la structure de ces corps organiques, aux vaisseaux sanguins mille fois anastomosés, qui sont inhérens à une espèce d'enveloppe extérieure résistante, à leur lien avec de nombreux canaux veineux, à la facilité de pouvoir acquérir un grand volume sans éprouver aucune gêne dans leur développement, il semble que l'on doive adopter cette opinion. Ces organes sont tels, qu'ils sont destinés à devenir des espèces de réservoirs propres à recevoir le sang dans les désordres morbides prompts et terribles; et, selon le genre de ces derniers, l'on observera tantôt la rate gorgée, tandis que le foie sera presque naturel, tantôt l'un et l'autre présentant ce même état; parfois, comme chez les pendus, les corps caverneux seront distendus à leur tour, et le membre viril restera plus ou moins long-temps en érection. Je ferai observer néanmoins que dans ce cas-ci le phénomène morbide sera précédé de la congestion sanguine du foie et de la rate, à cause du rôle plus important que ces derniers organes jouent dans les orages morbides, et la raison de cette différence est facile à sentir. On doit attribuer en partie le même rôle aux sinus cérébraux dans quelques congestions cérébrales. Voilà ce qui arrivera; mais toutes les fois que le malade aura perdu beaucoup de sang, qu'il aura été mis à une longue privation, que la maladie aura été longue, comme dans certaines fièvres, et que l'agonie n'aura pas été accompagnée d'un frisson intense, nécessairement dans ces cas vous n'aurez pas à observer des congestions sanguines de la rate, du foie, etc. Partant de ces idées, que je développerai à propos d'autres signes, que m'importent maintenant ces faits où l'on observe que le foie était engorgé, si l'on ne me fait pas connaître la nature de ce fait dans toute son étendue. C'est aussi par cette raison que je ne saurais voir un premier degré d'inflammation du foie dans une congestion sanguine de cette glande, p. 103, t. IV. Un premier degré d'inflammation est toujours une inflammation, et j'avoue, dans ma simplicité médicale, que je ne saurais le trouver dans une congestion sanguine; car si cela était, les hommes qui s'adonnent aux boissons alkooliques, et qui ont si souvent les capillaires sanguins de la face engorgés, aussi bien que tous ceux qu'on remarquerait dans le moment de l'érection, seraient donc dans des phlegmasies commençantes? L'idée est neuve; je la crois néanmoins un peu trop faible pour aller à la postérité. Si l'on en croyait certains docteurs, on penserait que la nature s'est trompée en nous donnant des organes qui admettent des fluides rouges, et que, pour vivre, elle aurait dû nous départir le seul fluide propre aux limaçons. Ne pouvant se comprendre, on a admis des phlegmasies blanches, et aujourd'hui nous aurons un premier degré d'inflammation qui cependant est cause que le foie est fortement dilaté, et qui ne *causera aucune douleur*, pas même par la *pression*; et tout cela n'est pas *douteux*. Cependant, rien de plus faux, quand on remonte au type de ce qu'on nomme inflammation; est-ce que le phlegmon commençant et étendu n'est pas douloureux, surtout par la pression? Je suis forcé de le dire, on ne doit de la reconnaissance à M. le docteur Andral que pour nous avoir recueilli des faits; mais, comme tous les autres, il en apprécie mal la nature, et partout on le voit faire abnégation de ses propres travaux pour encenser des systèmes, et, comme tous les autres, ne jamais préciser ce qu'on entend par inflammation. J'en suis fâché pour lui; mais dans le cas qu'il cite, il prend une complication d'une maladie générale pour la maladie entière, et M. le docteur Rouzet n'est pas plus heureux. J'ai dit comment le cerveau s'affectait dans les fièvres; quand il existe une complication dans ces maladies, et qu'elles ne guérissent pas l'affection générale, ou que du moins le mal n'est pas allégé, le trouble cérébral n'en doit être que plus considérable, et alors sait-on quelle sera cette dernière affection morbide? Une *irritation symptomatique du cerveau*, ce qui, en d'autres termes, signifie que le cerveau était phlogosé. Et comme on est bien satisfait avec de telles explications!

Espérez-vous trouver dans le traitement quelques connaissances de la maladie? Vous serez encore trompé. On nous a dit que le malade était fortement constitué; qu'il était atteint d'une hépatite aiguë, et on lui pratique deux saignées, on applique quarante sangsues en deux reprises, et l'on a recours ensuite, pendant toute la maladie qui est longue, à des émolliens et des stimulans; tandis que l'on a saigné un vieux porteur d'eau jusqu'à lui enlever plus de cent onces de sang, et tout cela pour une pleurésie! Quelle conduite médicale si bien raisonnée! Je demanderai ce que sont venus faire ici des *émolliens* avec des *sinapismes* et des *lavemens purgatifs?* Est-ce que c'est dans l'usage des corps dont l'action est différente que consiste le génie de traiter? Pouvait-on espérer dériver une inflammation aussi vaste? et où? En la dirigeant sur la plante des pieds? Quelle région si bien *choisie!* Faut-il le dire à MM. Andral et Rouzet? On n'a fait que méconnaître la maladie; on n'a pas assez saigné le malade, ce que prouve l'ouverture du cadavre, et l'on n'a fait qu'entretenir l'affection morbide par l'usage des émolliens froids, et l'accroître d'une manière horrible par les sinapismes dont l'action douloureuse, en forçant à une contraction plus grande toutes les fibres, a contraint les fluides à refluer de plus en plus dans le foie, et à accroître le mal. Voilà un fait positif que l'on peut, dans quelques cas, reproduire chez les quadrupèdes; et à quoi nous sert alors l'observation ainsi présentée? Je viens de le dire, et je le répète, à égarer.

Je ne suivrai pas l'auteur dans d'autres observations sur les maladies du foie et leurs complications; j'aurais toujours le même reproche à lui faire, surtout à lui prouver que le sujet de la quatrième observation n'a pas été bien décrit dès son entrée à l'hospice, et que, s'il avait été atteint de l'affection qu'on lui attribuait, il n'eût pas été guéri en quittant l'hôpital; que le cadavre du malheureux sujet de l'observation neuvième, p. 147, t. IV, n'est qu'une victime de l'ignorance la plus complète de l'affection morbide dont il fut atteint, etc. Je vais porter un instant mon attention sur quelques observations qui embrassent les maladies d'autres tissus, et la première qui se présente est la septième, p. 445.

Qu'est-ce que le sujet de ce cas de maladie? Un jeune homme très-fort. De quoi se plaint-il? D'après l'histoire qu'on nous a transmise, il est positif qu'il est atteint de ce qu'on nomme fièvre, que l'on placerait, d'après M. Pinel, dans le système nerveux, et qui serait une violente gastro-entérite d'après des médecins du jour, etc., et qui, d'après l'analyse, ne peut être ni l'une ni l'autre; et que fait-on? Rien, qu'ébaucher la description, et avoir soin d'*énumérer les symptômes qui doivent se trouver d'accord avec le cadavre*. Ainsi, on nous décrira les symptômes de *pesanteur de tête*, de *délire*, d'*étourdissement*, de *tintemens d'oreilles* et de *dévoiement*, et malgré cet artifice de l'auteur, on se convainc, 1° qu'ici il a pris des symptômes particuliers comme indiquant une affection morbide locale, quand la maladie était générale, ce qu'il est facile de lui prouver, quoique l'histoire soit des plus vagues; 2° qu'il est positif que quand le malade s'est offert à l'observation du médecin, il présentait d'autres symptômes qu'il est probable qu'on avait remarqués, et qu'on a ensuite retranchés, par le motif que je viens d'énumérer, ce qu'il est impossible de ne pas penser d'après l'idée la plus simple que l'on possède des fièvres, et que je me charge de prouver au besoin; 3° qu'il admet, ce qui ne peut être, un pouls *plein*, *dur* et *médiocrement fréquent* avec *température ordinaire de la peau*; car la chaleur animale avec un pouls pareil, en maladie, est constamment plus développée que dans l'état normal, et je défie l'auteur de jamais me montrer un état morbide semblable; 4° qu'il n'est pas vrai que, dans ce même cas, la langue fût dans un état naturel, surtout quelques heures avant la mort, car ce serait admettre la non influence des organes souffrans sur ceux qui les avoisinent, ce qui n'est pas dans les maladies locales graves, et à plus forte raison quand la maladie est générale comme ici. Et que signifie cette observation, considérée indépendamment de l'ouverture cadavérique, qui prouve contre l'histoire que l'on avait façonnée pour elle? Que l'auteur, loin de nous éclairer sur la nature du mal, ne fait rien autre chose que nous égarer, et qu'il est étranger aux connaissances de l'état organique le plus simple, et à ses rapports, soit dans l'état sain, soit dans l'état morbide.

Je devrais m'appesantir sur la neuvième observation, p. 465, t. IV, et démontrer encore à M. le docteur Andral, qu'il tombe toujours dans la même erreur, qu'il prend la partie d'une affection générale pour cette affection entière, qu'il ne fait autre chose, dans cette maladie locale, que regarder comme ses complications, des symptômes qui appartiennent à la maladie générale primitive, et qui n'ont nullement le caractère morbide qu'il leur attribue; ce qui est cause qu'il ignore ce que c'est qu'un embarras gastrique ou intestinal, la céphalalgie, aussi bien que toutes les maladies aiguës dont il nous a entretenus jusqu'ici, et qu'il ne sait approprier aucun remède au mal, puisque, d'après le fait, on le voit, tour à tour, se servir de ceux qui ont une action contraire dans les mêmes cas, sans nous mettre à même d'avoir une marche certaine pour leur emploi. Ces erreurs funestes pour la science et pour l'humanité ne tiennent qu'au défaut d'analyse de l'économie souffrante. Qu'à l'avenir M. le docteur Andral fasse mieux l'histoire des maladies, qu'il précise bien les causes et le siége réel du mal, au lieu d'oublier complètement les unes, et d'être des plus vagues dans la recherche de l'autre; qu'il se pénètre bien de ce siége pendant la vie, car le cadavre n'est qu'une scène sans acteurs; qu'il tienne compte exactement des exhalations et des sécrétions, et de leurs rapports avec le reste de l'organisation, et tous ces cas de maladie qu'il rapporte avec fièvre seront facilement connus, non moins facilement ralliés les uns aux autres; l'on y verra le plus souvent un bien dont la nature se sert pour combattre nos maladies générales, et il ne viendra pas, en imitateur servile des systématiques du jour, nous apprendre à méconnaître ce bien et à être nuisible à ses semblables.

M. le docteur Andral nous livre, dit-il, sans réflexion, la dixième observation, p. 467, t. IV; c'est le meilleur parti qu'il ait pris, et son ouvrage sans réflexion n'en serait que moins mauvais. Ce sont des *symptômes de gastrite chronique avec céphalée qui s'aggravent par le traitement antiphlogistique, et qui disparaissent par un régime substantiel.* Pourquoi tient-il cette conduite? La raison en est simple: il est frappé de phlegmasies; et, en voyant les symptômes de l'une d'elles disparaître par les moyens curatifs qui l'aggravent constamment quand elle existe, ici, ne pouvant se comprendre, il garde le silence pour ne pas faire abnégation de ce qu'il croit savoir. Que nous prouve tout cela ? Que tout ce qu'il nous a donné pour des phlegmasies n'en était pas. Voilà le fait, et nous le conseillerons encore, en lui disant d'étudier les rapports de l'estomac avec le reste de la vie organique, ceux du cerveau avec cette même vie, et il aura le plaisir de sortir de la persplexité où il se trouve; car alors il saura pourquoi l'on a des symptômes de gastrite avec céphalée sans cependant être atteint ni de gastrite ni de céphalée; et, en outre, il apprendra des vérités plus importantes encore, vérités qui lui démontreront que presque toutes nos maladies aiguës sont ignorées; qu'on leur oppose un traitement très-dangereux, que le plus grand nombre lui doit une issue funeste, que l'on entretient presque constamment les fièvres avec tous les traitemens actuels, et que le tiers des malades qui sont atteints de ces affections périssent d'inanition.

Quant à la onzième observation, p. 470, elle est des plus intéressantes, et il n'est pas possible de porter plus loin la preuve réelle qu'avec toutes les observations imaginables; mais isolées les unes des autres, et avec les défauts ci-dessus signalés, on ne comprend rien à son propre sujet. Madame la comtesse de ***, puisque comtesse il y a, va nous donner une grande histoire, et ici l'on n'oublie presque rien, comme si l'on ne devait être long que quand il s'agit de gens titrés. Elle n'a que vingt-neuf ans, *nota benè* qu'elle est née d'un père *mort d'une affection organique de l'estomac*, comme si tous les enfans étaient fils de leur père. On l'a mariée à *dix-sept ans*, ce qui est très-important à connaître pour apprendre la nature de la maladie; elle est très-féconde, elle devient mère de quatre enfans en *cinq ans*, ce qui annonce sans doute que c'était une comtesse du bois dont on les faisait, il y a certain temps, car une fécondité pareille n'est pas du bon ton; elle n'est pas non plus une comtesse très-sage, et, comme bien d'autres, elle éprouve une blennorrhagie vénérienne que l'on traite par les antiphlogistiques, et que l'on supprime par la potion astringente connue sous le nom de baume de copahu: c'est triste, mais les rangs ne dispensent pas des erreurs humaines. Tout symptôme vénérien cesse; madame la comtesse assure ne s'être jamais si bien portée; elle éprouve seulement, de temps en temps, *quelques boutons* aux grandes lèvres, *qui disparaissent promptement* par l'usage des *bains et des lotions d'eau de guimauve*. M. le professeur Andral a la vue perçante quand il s'agit de phlegmasies; celles-ci lui *semblent d'un aspect dartreux*. Observation ingénieuse! et c'est avec une certitude aussi grande de la maladie, qu'on soumet *madame la comtesse* à l'usage de bouillons rafraîchissans, et aux bains de Barrège, ce qui est très-efficace contre les maladies qui ont *un aspect dartreux*. *Deux ans* s'écoulent, et *madame la comtesse* est d'une santé parfaite. *Au bout de ces deux ans*, répète l'auteur, *madame la comtesse* éprouve des chagrins profonds, et elle tombe dans un état morbide présentant *tous les symptômes d'une lésion organique de l'estomac*. Voilà ce que nous apprend le professeur Andral. Mais est-ce que l'appétit se perd dans toutes les lésions organiques de l'estomac? Non, et jamais entièrement quand la lésion organique est primitive, ou simplement idiopathique. Que M. Andral se donne la peine d'étudier le phénomène de la faim, et il verra qu'il se trompe, et que, parce que la malade n'avait pas d'appétit, ce n'est pas une raison pour admettre une lésion organique. Les alimens *causaient une sensation pénible*; mais que dites-vous de cette comtesse? Qu'elle était livide, plombée; que toute l'économie était débilitée, et lorsque les yeux ne supportent alors que difficilement la lumière, les membres inférieurs la marche, etc., M. le professeur Andral voudrait-il qu'il n'y eût pas harmonie entre la vie animale et la vie organique, et que l'estomac digérât alors le mieux du monde? Ce serait une absurdité, et c'est cependant l'erreur où il est tombé. Il n'est pas plus fondé à avancer que ce symptôme est un signe de lésion organique, qu'à soutenir qu'après une marche pénible, le malaise qu'on éprouve en marchant est un signe de lésion organique des membres inférieurs. Si je le suivais dans les autres symptômes tels que les vomissemens, les éructations, je lui prouverais qu'on les rencontre dans une foule de cas où l'état de lésion organique n'existe nullement; que d'un autre côté, il n'est pas vrai que les selles soient ordinaires dans une affection semblable, à cause de l'exaltation de sensibilité qui a lieu dans un point de l'économie; qu'il ne dit rien de ce qui caractérise une gastrite chronique, et qu'il ignore entièrement cette maladie et bien d'autres qu'il croit connaître, en lui en déplaise; mais je me hâte d'arriver au traitement qui mérite quelque attention. On vient de voir quelles étaient les idées du médecin sur la nature de la maladie : l'on applique fréquemment des sangsues, on se sert à l'extérieur des émolliens, des vésicatoires volans, du cautère, de la glace même sur l'épigastre, etc.; voilà une faible image de la conduite que l'on tint dans ce cas. D'abord on ne manqua pas d'assurer que c'était une gastrite; et où trouva-t-on la preuve du contraire? Dans la résistance de la malade; et si elle eût succombé, on n'aurait pas manqué aussi de trouver dans le cadavre des preuves que le diagnostic était positif. Ainsi, avec toutes les observations du monde, que sais-je sur la nature du mal? Rien, comme l'auteur des observations. Quand on réfléchit à l'histoire de la maladie et à son traitement, on voit un médecin aussi vulgaire que tel autre que ce soit, oublier le passé, et n'avoir son attention fixée que par quelques symptômes que l'on a ralliés à un appareil, quand on perd de vue tous les autres; parce que, comme tout le monde médical systématique, on a l'imagination fascinée par la phlegmasie. Maintenant, irai-je dire qu'on ne fit qu'aggraver le mal? Tout ce que j'ai écrit sur l'observation précédente peut servir ici de preuve matérielle pour l'affirmative; et d'ailleurs son histoire me donne raison, puisque, malgré tous les efforts de l'art, l'affection morbide faisait des progrès alarmans. Enfin, on désespérait de la guérison, lorsqu'un jour la malade se plaignit d'une difficulté d'avaler, et l'inspection ayant montré une espèce d'ulcération sur la paroi postérieure du pharynx, M. le docteur Andral, qui conserve si bien l'histoire des maladies, ne voit plus qu'une affection syphilitique. La *découverte* était tardive, et supposons que cette faible ulcération n'eût pas paru, on aurait continué à voir une gastrite, ou, en d'autres termes, à agir sans savoir ce qu'on faisait.

Voilà un tableau court, mais précis, des oracles du jour, des soi-disant observateurs! Il faut convenir que la nature est pour nous bien souvent d'un puissant secours, et ici, sans elle, Mad.... eût sans doute péri! Cependant était-ce bien la maladie vénérienne qui était cause de *cette gastrite*? Lecteur, je vous prie de vous rappeler que M. le professeur Andral nous a assurés que la malade avait joui, pendant deux ans, d'une santé parfaite après le premier traitement, qu'elle n'était tombée malade que depuis ses chagrins; que dans cette maladie on ne trouve nul symptôme de syphilis; et je vous demande si vous adopteriez cette opinion? Ne vous paraîtra-t-il pas que c'est un singulier virus, que celui qui séjourne aussi longtemps dans le corps d'une comtesse, sans nuire à sa santé, et qui vient se développer juste après plusieurs mois d'un traitement qui, à lui seul, dans ce cas, aurait pu le détruire; car M. le docteur n'ignore pas que, dans les vieilles véroles, la diète et les sangsues sont parfois avantageuses? Ne vous paraîtra-t-il pas démontré aussi, lecteur, que si l'on croyait M. Andral, la médecine serait aussi vraie que les contes des *Mille et une Nuits* seraient pour vous une histoire? Nous, qui ne craignons pas d'encenser la vérité, nous lui dirons qu'il se trompe dans toute l'acception du mot. N'a-t-il pas énuméré les causes et les symptômes qui nous prouvent que toute l'économie est souffrante; et que fait-on par le traitement? Rien autre chose qu'annuler les exhalations et les sécrétions. Voilà un fait; et alors que fera, à la longue, l'organisation? Elle cherchera, comme dans les fièvres, à produire une destruction du tissu, afin de suppléer aux exhalations qu'on interrompt sans cesse et rien de plus naturel, ce qui fait aussi que, dans les cadavres des fiévreux on trouve les muqueuses parfois ulcérées, parce que le traitement antiphlogistique agit de même dans ce cas; vérité que je démontrerai dans d'autres circonstances. En outre, si l'on réfléchit que la malade éprouvait des vomissemens, qu'a de surprenant cette ulcération? Je viens d'expliquer le mal; on administre le mercure à l'intérieur d'abord, et ensuite à l'extérieur, et l'on obtient une amélioration frappante après l'emploi des frictions, et enfin la guérison. Le succès n'est dû, comme on voit, qu'à l'action des stimulans qui réveillent les exhalations et les sécrétions, et qui, par conséquent, agissent dans le sens contraire du premier traitement; et quand on pense que madame *** resta si longtemps dans une grande anexcitation, on ne doit nullement être étonné du succès. Peut-être se réfugiera-t-il dans la prétendue *action spécifique* du mercure? Voici notre réponse : nous lui citerons, s'il le veut, des faits bien autrement graves que les siens, où les malades ont souffert, pendant deux ou trois années entières, de prétendues gastro-entérites accompagnées d'ulcérations dans la bouche et le pharynx, qui n'étaient rien autre chose que des affections morbides dues aux erreurs de l'auteur de cette observation; et nous pouvons l'assurer qu'on n'a pas eu besoin de voir des ulcères pour changer d'idées sur le mal, ni de mercure pour le guérir. M. Andral nous dit tenir cette observation de M. son père; mais qui que ce soit qui l'ait fournie, elle est, comme toutes les autres, une preuve certaine qu'on n'entend rien à ce qu'on remarque; que, dans la tête du père, comme dans celle du fils, les mots gastrite et syphilis sont des mots vides de sens, et je ne balance pas à affirmer qu'il faut l'autorité d'un certain renom, pour donner quelque poids à des observations que renierait le médecin le plus obscur, autant pour sa réputation que pour l'intérêt de la science.

Je quitte ce sujet, et je vais chercher à satisfaire ma raison dans ce qu'on nomme la péritonite. Je ne reprocherai pas à l'auteur d'être toujours, dans l'appréciation des causes et la description des symptômes, d'un vague qui n'a pas même de pareil dans la science, ce serait me répéter trop souvent, ce que je fais et que je ne puis éviter à cause du sujet, et je passe à la quatrième observation. Que voit-on? Une femme qui éprouve une perte abondante immédiatement après l'accouchement. Quel doit être le but du chirurgien? De supprimer l'hémorragie; mais quel est le mode de guérison? L'application de la glace sur l'hypogastre et le suc de citron porté sur l'utérus. Que fait-on? On supprime un écoulement nécessaire dans tous les cas, et si l'on se fait une idée simple du lien qui existe entre les sécréteurs des lochies et les exhalans du péritoine, il est de la dernière évidence que le traitement remplace une maladie par une autre bien plus grave; et dans ce cas vous croirez peut-être qu'on analysera le mal nouveau, pour lui appliquer un remède convenable? Détrompez-vous. On a dans la tête le mot *inflammation*, et l'on ne saura que saigner. On traitera toujours de même, et si l'on applique un *stimulus*, ce sera loin des parties où il était essentiel de le faire agir. Si ensuite l'on réfléchit que les émolliens, appliqués sur le ventre, sont dangereux par leur propre poids, par le refroidissement qu'ils causent, et qu'ils agissent dans le sens de la cause première, tout en prononçant le nom de phlegmasie, croit-on nous donner une opinion réelle du mal? Non, mais on fait gémir, et l'on est tout étonné que ce soit toujours la théorie qui remplace la nature, et qu'avec la première on ne soit qu'un être terrible pour les malades. Qu'on étudie mieux les hémorragies, surtout celles qui sont utérines, et l'on se convaincra que ce traitement contre elles est barbare; qu'il ne faut jamais y recourir, et en se rappelant que par elles la nature annonce la nécessité des sécrétions, on saura la servir sans lui nuire, ou être son ennemi le plus acharné.

Dans toutes les observations des péritonites aiguës, des sixième, septième et huitième observations, et de plusieurs autres, on souffre pour les malheureux qui en sont le sujet; malgré soi, l'esprit compte presque le nombre des victimes par le nombre des observations; et il est positif qu'en remontant à l'affection générale qui précède toutes ces maladies, et au mode d'être de ces dernières qui ne sont jamais dès leur début des phlegmasies, on aurait plus de succès.

Je vais terminer cette discussion par celle de l'observation quinzième, page 582, tome IV. Ce sujet est à lui seul la mesure de tout l'ouvrage de la Clinique médicale, et bien analysé, il eût pu suffire pour démontrer toutes les erreurs qu'il contient. C'est la plus belle observation de l'auteur; elle est une espèce de chef-d'œuvre pour servir à elle seule à démontrer la fausseté de la marche actuelle de la science dans les connaissances de nos maux et de leur traitement. Comme dans cet ouvrage je ne puis approfondir aucun sujet, je ne suivrai point cette observation dans tous ses détails, vu que j'y reviendrai plus au long à propos des maladies du système séreux.

Une femme, âgée de vingt-sept ans, accouche laborieusement d'un enfant. Son état reste normal jusqu'au sixième jour, et le septième, les lochies sont supprimées. La face est pâle, l'abdomen souple, indolent; on ressent au toucher une tumeur douloureuse, qui est celle que forme la matrice non encore revenue sur elle-même; le col utérin est *mollasse*, *brûlant*, *tuméfié*, et *sensible*. La malade éprouve, en outre, dit l'auteur, de *la fatigue* dans les aines, et bien d'autres symptômes aussi qu'il n'énumère pas, car il ne nous dit rien de la sécrétion laiteuse, ce qui est important dans ces maladies.

On caractérise la maladie de *métrite aiguë*, parce que le col utérin était dans l'état que l'on vient d'indiquer, comme si, quelques jours après l'accouchement, les femmes n'éprouvaient pas cette position à quelque chose près. Si en outre les lochies étant supprimées, l'on remarque qu'il existait une disposition à leur retour, que leurs capillaires sanguins étaient par conséquent plus ou moins engorgés, on sent que cet état de sensibilité est naturel et ne présente nullement une phlegmasie aiguë, ce dont on peut se convaincre par la physiologie de l'inflammation et la comparaison de celle-ci avec la congestion sanguine.

La nature tend, comme on voit, à réparer le

mal qui existe, et croit-on qu'on favorisera ses efforts? Non; le mot fatal est prononcé, et viendra une saignée générale qui, en diminuant l'irritation locale, nuira au développement de la congestion sanguine, et par conséquent à la sécrétion muqueuse et à l'apparition des lochies. On fait plus, on applique les sangsues à la vulve, et par elles on est encore plus nuisible, puisque non-seulement on agit comme par la saignée, mais par leur piqûre on produit une irritation qui diminue celle qui existe. On recommande des *fumigations émollientes, et avec elles un bain tiède*, et comme je ne sache pas que par elles on ait jamais rappelé des sécrétions, qu'est-ce qu'on fait? Juste tout ce qu'il faudrait pour arrêter les lochies si elles existaient, et par conséquent tout ce qu'il y a de mieux pour aggraver le mal, et *voilà le fruit de l'observation !!* A quoi sert-elle? A soutenir, bon gré malgré, des erreurs homicides. Le lendemain, même état, et, avec un traitement aussi actif, l'inflammation n'est pas même diminuée; et remarquez la force du génie! on va chercher à détruire alors le mal par une simple tisane *délayante* qui ne *délaye* pas. En effet, le septième jour, la malade a le ventre tendu, douloureux; elle éprouve des nausées, des vomissemens, symptômes qui continuent le huitième jour, avec ballonement du ventre plus considérable. Qu'avait-on fait? On avait agi dans le sens de la cause morbifique, et aussitôt gravité du mal bien plus prononcée; et que fera l'organisation? Elle cherchera par d'autres efforts à résister à la maladie, et les sécrétions muqueuses de l'estomac seront mises en activité. Celles des intestins auraient paru les premières par suite du lien plus prononcé qui existe entre la matrice et le gros intestin ; mais les lavemens émolliens et les autres moyens curatifs ont nui au développement de ce moyen conservateur. Voilà des vérités qu'on ne peut contester, et maintenant sait-on quelle sera la nouvelle maladie? Une *péritonite*. De sorte qu'au lieu d'une affection morbide, nous en aurons deux. Mais est-ce bien ce qu'on annonce qui est la vérité? Lecteur, n'avez-vous jamais observé des espèces d'extinction de contractilité musculaire d'une partie plus ou moins étendue, et quelquefois d'un membre entier à la suite d'une suppression subite de transpiration? Or ce qui arrive dans ce cas, par suite de cette cause, ne peut-il pas survenir pour les muscles des voies digestives à la suite des suppressions des lochies? Lecteur, vous êtes trop judicieux et trop instruit pour ne pas admettre cette opinion que d'ailleurs on vous démontrerait au besoin. D'un autre côté, si l'on remarque qu'à la suite des suppressions de la transpiration et des sécrétions muqueuses, on est témoin du même phénomène dans les cas graves, il est difficile de résister à cette opinion. Cela posé, quand nous serons donc frappés d'un météorisme dans ce cas, nous n'y verrons pas un signe de péritonite. Si ensuite on observe que les exhalations séreuses suivent l'ordre de réaction des muqueuses, la douleur sensible à la pression nous sera expliquée par le frottement des surfaces du péritoine, qui ne sont plus humides comme auparavant, et par leur trop grand frottement, par suite de la distension de l'abdomen par des gaz. Il existe une autre raison bien plus importante, mais les précédentes suffisent pour démontrer que ce qu'on nommait péritonite n'en était pas une, et je la passe sous silence. Le mot fatal est encore prononcé. *Péritonite ! péritonite !* Et c'est en vain que les désordres les plus graves auront suivi les premières erreurs, et que les vomissemens viendront les dévoiler, les docteurs du *premier rang* ne reçoivent des conseils que des hommes et non de la nature; les soupirs des mourans ne pénètrent jamais leur ame, et, selon les *oracles* du jour, on aura recours au *grand arcanum, aux sangsues*, aux fomentations *émollientes*, à un lavement *émollient*. Mais admirez la sagacité médicale; on mêlera dans ce dernier cas avec la décoction *émolliente* de *l'huile essentielle d'anis.* Et pourquoi ? Pour *calmer et exciter* en même temps une partie qui n'est pas irritée, et qu'on ne peut ainsi stimuler assez pour opérer le bien. Lecteur, ne vous impatientez pas; l'observation est curieuse. Les vomissemens continuent, les selles surtout paraissent, elles sont liquides; et que nous disent tous ces symptômes ? Que le mal diminue, que l'économie supplée par les sécrétions muqueuses des voies digestives à celles de l'utérus. Dès ce moment, le ballonement cesse, puisque la cause disparaît, il survient une réaction de la calorification ; par le même motif, toute l'économie est alors plus animée; mais on a l'imagination fascinée par les systèmes régnans, et, parce que la langue est *rouge, colorée*, on crie à la *gastrite*, de sorte qu'avec des médecins de cette trempe, l'économie, qui cherche à se guérir, a toujours tort, et, pour la punir, on détruit son effort organique le plus important, les déjections alvines et liquides, celles qui suppléent si souvent aux lochies, et l'on applique quinze *sangsues* à l'anus; et toujours l'esprit frappé de phlegmasies, êtres presque chimériques, on ajoute au traitement *une tisane d'orge gommée.*

On avait regardé comme une péritonite ce qui ne l'était pas; et, singulière péritonite, en effet, que celle qui disparaît en trente heures! Cela pouvait-il être, d'après la structure du péritoine? Après elle était survenue une gastrite, et maintenant qu'on a arrêté les selles liquides, une fièvre interne paraît, la langue devient sèche, la peau aride, et avec tous ces désordres les fonctions cérébrales se troublent, le délire se manifeste, et voilà la *métrite aiguë* compliquée encore d'une *céphalite!* Le cerveau qui avait donc jusqu'ici résisté aux impressions qu'il recevait, est accablé par celles beaucoup plus fortes qui lui arrivent; d'ailleurs il est affaibli, et parce qu'il ne résiste plus, il est *enflammé.* Mais est-il vrai que, pendant toute la période de la maladie, la *phlegmasie métrite* a existé? M. le docteur Andral n'en dit rien, et cependant pourrons-nous croire qu'elle a causé les vomissemens, les selles, etc., sans cesser d'être, surtout avec le traitement qu'on a suivi? Non, sans doute; ce serait ne pas avoir le sens commun dans les connaissances des maladies et de l'organisme que de penser ainsi; et, alors, que signifie ce langage de M. Andral?

Voilà une nouvelle maladie, et pour la combattre, on applique, pendant plusieurs jours qu'elle dure, les sangsues derrière les oreilles, des vésicatoires aux jambes; enfin les convulsions les plus violentes surviennent, et si l'on étudie l'effet qu'elles produisent, si l'on réfléchit que constamment elles sont un bien, en ce que, par les contractions musculaires qui ont lieu, elles excitent les exhalations cutanées, et que, par continuité de tissu des exhalans avec les sécréteurs, les sécrétions muqueuses sont favorisées, on ne doit pas être surpris de la guérison, sans pouvoir néanmoins s'empêcher d'admirer cette nature qui, par la manière dont elle nous a créés, semble nous avoir donné plus de moyens pour la guérison que pour entretenir le mal, nous avoir, en quelque sorte, bronzés contre l'effet mortel de cette dernière, et avoir prévu les mauvais médecins.

M. le professeur Andral s'est arrêté à un certain nombre de complications de la *métrite aiguë*; et pourquoi? En homme observateur, il aurait pu, au moins, en compter quelques autres. N'a-t-il pas dit que, dès le début du mal, la malade éprouvait une *fatigue* aux cuisses, et une inflammation logée dans les membres? N'eût-elle pas été aussi réelle que les autres? Ne nous a-t-il pas dit qu'il existait un *ballonement*; et, alors, pourquoi avoir négligé de voir une *phlegmasie* dans les muscles des intestins? Quand on analyse aussi bien que M. Andral, on ne lui pardonne pas des oublis si nuisibles à la science. Après la péritonite a paru la gastrite; et pourquoi ne pas avoir admis que, puisqu'il existait des selles liquides, la malade était atteinte d'une *colite?* Il l'a admis ailleurs; il aurait bien fait de ne pas l'oublier ici. Après les vomissemens et les selles, la chaleur devient vive, la peau sèche, etc., on est témoin de ce qu'on appelle une fièvre bilieuse, et comme alors il existe une rougeur de la peau, pourquoi ne pas avc', compté une rougeur qui *simulait* une *phlegmasie cutanée?* Dans ce même cas, la malade éprouve une espèce de brisement dans les membres, et, pour être exact, la raison ne demandait-elle pas qu'on admît des *rhumatismes musculaires?* Cet oubli est impardonnable; celui de ne pas avoir vu des *phlegmasies du tissu cellulaire sous-cutané* dans cette même maladie, puisqu'alors la plus légère pression est douloureuse, ne l'est pas moins. Si je comptais bien, j'en trouverais encore d'autres, mais je passe à la quatrième complication. Il faut convenir qu'on a mille regrets que M. le professeur Andral ne se soit pas expliqué davantage sur la douleur cérébrale, car on aurait pu reconnaître si le cerveau, ainsi que ses enveloppes, étaient phlogosés. Il est vraisemblable que cela devait être, car, lorsqu'on observe que la peau est sèche, l'exhalation de l'arachnoïde cesse en même temps, d'où naît une douleur lancinante, qu'on regarde comme *cérébrale* et qui ne l'est pas. Si l'on raisonne par analogie, il est vraisemblable aussi que puisque la langue était rouge, la tête étant douloureuse, la muqueuse du conduit auditif ne supportait qu'avec peine la présence de l'air, et qu'elle devait être *enflammée*, d'où une maladie de plus. Pourquoi négliger des faits si importans, et, au lieu de trois complications que l'on compte, on eût intitulé son observation métrite aiguë, compliquée 1° d'une *phlegmasie de cuisses*; 2° des *muscles des intestins*; 3° d'une *colite*; 4° d'une *rougeur cutanée simulant une phlegmasie*; 5° de *rhumatismes musculaires*; 6° de *phlegmons sous-cutanés*; 7° d'un *arachnitis*;

8° d'un *catarrhe auriculaire aigu*, etc., etc.; et, en suivant cette marche, on eût trouvé dans une fièvre quelconque, plusieurs centaines d'inflammations au moins. Voilà l'avantage immense de l'*observation ainsi offerte*, et *aussi réelle!* Comme elle familiarise le médecin avec la nature du mal! Pour ne laisser aucun doute sur ce sujet, il suffit de rappeler cette dernière observation, ainsi que celle de madame la comtesse de ..., où l'auteur nous paraît ici comme dans les autres faits, d'une *supériorité frappante*. M. le docteur Andral sentira le reproche que je lui fais, de ne pas présenter ses observations d'une manière complète, ce qu'on peut lui faire connaître chez le plus grand nombre de malades, et, avec un talent né pour fertiliser le terrain *de la médecine organique*, nous osons espérer qu'à l'avenir, à propos d'une maladie très-simple, il nous en présentera une foule d'autres sous le nom de complication. En suivant cette marche, son exemple servira puissamment la science, et le jour où la reconnaissance publique couronnera de pavots l'ultra-Sangrado du jour, il aura aussi son instant de triomphe, et, auprès de lui, brilleront les R....., les B....., etc., etc.

L'auteur de la Clinique médicale, comme tous les médecins de l'école moderne, oublie la recherche de la cause morbifique, ou du moins elle est si vague, que par ce défaut de précision, on ignore réellement le caractère de la maladie. Les symptômes sont en faible partie énumérés, mais encore dans un ordre si irrégulier, et avec une incohérence telle, que presque jamais ils n'expriment le mal dont il croit par eux faire le tableau. Dans les affections morbides générales, il confond toutes les périodes du mal, le moment de réaction avec celui de diminution ou de nullité d'action organique; il ne fixe son attention que sur les réactions partielles, et partout on le voit encenser les erreurs actuelles. Dans les maladies locales aiguës, plus que jamais il se trompe encore; constamment on le voit regarder ces maladies comme primitives, tandis qu'elles sont consécutives, prendre surtout une réaction partielle pour cette affection locale, onfondre ainsi un commencement de guérison de l'affection générale avec une maladie idiopathique, et partout ne jamais simplifier le siége du mal. Pour lui, chaque symptôme prédominant, et qui se montre à la suite d'un autre qui l'a frappé le premier, est à ses yeux une maladie de plus qui grossit nos maux; partout on le voit dans un embarras éternel, quand il s'agit de décrire la douleur, parce qu'il ignore comment une maladie devient générale, se localise, ou en enfante d'autres, et avec les faits les plus nombreux, il accroît l'étude de la science, sans nous éclairer sur les effections morbides qu'elle embrasse. Partout chaque réaction organique, moins celle des exhalans cutanés, est pour lui la maladie principale; il ne peut voir en elle un effort organique conservateur, un remède puissant contre une autre maladie qui, en disparaissant, détruit celle qu'elle avait enfantée. Solidiste, la nature a beau le frapper par des cures qui lui prouvent qu'il est sur une fausse route, son imagination ne voit que phlegmasies, mot qui pour lui dit tout, et qui ne prouve rien. Son système est clair; il regarde l'économie comme dans une erreur continuelle dans sa lutte contre la mort; il combat ses moyens conservateurs, s'en montre l'ennemi juré, et par cette terrible méprise, il n'est pas un seul malade qui reçoive un traitement régulier, qui ne doive sa guérison plutôt à sa force organique qu'à l'art, qui le plus souvent ne lutte contre le mal et le remède, et qui, dans les cas de mort, ne doive très-souvent cette issue funeste au traitement. L'auteur de la Clinique médicale sacrifie la nature à la théorie; il apprend à n'avoir que des revers, et partant de ces erreurs, si, pour se défendre, il interroge les cadavres, ces débris organiques sont encore ses plus grands accusateurs. En nous montrant des rougeurs partielles plus ou moins étendues, n'est-ce pas alors qu'il nous dit que l'économie cherchait à réagir, qu'elle s'efforçait de détruire la maladie, et où est la preuve matérielle qu'on a secondé juste et à propos ses efforts sublimes? Est-ce dans vos saignées, dans vos stimulans que vous la trouverez? Et précisément les unes sont trop fortes, ou pratiquées intempestivement, et les autres qui n'arrivent que pour détruire, parce que l'on dirige mal leur action, s'élèvent contre vous. On recueille avec soin des destructions de tissus, toujours très-rares dans les cas aigus, et que prouvent-elles? N'avez-vous pas agi dans le sens de la cause du mal, et par cette destruction partielle qui simule soit une sécrétion, soit une exhalation par suite de la matière qui en découle, qu'a-t-elle fait alors cette économie tant méconnue par vous? Rien, que chercher un remède héroïque aux dépens d'une partie, dans l'intérêt du reste de la vie, et par ce sacrifice sublime, guérir ou du moins prolonger l'existence; et cette lutte si ingénieuse, est-elle d'accord avec celle que vous avez livrée à sa douleur ? Le cadavre n'offre à l'intérieur qu'une pâleur générale, lorsque pendant la vie on ne rêvait que phlogoses, et l'on s'écrie qu'il n'existe point des traces du mal. L'auteur de la Clinique médicale ignorant que les morts, surtout à la suite des cas aigus, conservent encore des débris organiques qui se trouvent dans des rapports avec les excitans qui les animaient, et que parmi eux le sang s'y rencontre en plus ou moins grande quantité, tant qu'on ne l'a pas soustrait avec trop de force, ne voit dans cette pâleur qu'une preuve des non lésions organiques, quand elle révèle alors qu'on a trop soustrait les solides au sang, a qu'on cherché à les faire vivre sans la dépendance du stimulant le plus important, et qu'elle montre dans le mort une victime, et dans l'homme de l'art un homme dont les instincts d'humanité furent abrutis par les théories les plus funestes. La Clinique médicale est le Machiavel de la médecine; elle a appris à redouter les médecins qui ne rêvent que théorie tout en en faisant l'éloge. C'est le monument le plus précieux qu'on ait élevé contre l'erreur médicale. Réduit aux seuls faits, il servira celui qui voudra coordonner la science et la ramener à son état naturel. Sous ce dernier rapport, M. Andral doit être loué, et quoique ses tableaux soient très-imparfaits, qu'il ne développe pas la nature du mal, il sera toujours placé à côté des médecins qui furent utiles à la science, quoique des plus nuisibles aux malades.

Portons un instant notre attention sur quelques autres auteurs qui ont embrassé la médecine dans une moindre étendue. Celui de la *Pyrétologie phy-*

siologique des fièvres modifie les idées du professeur du Val-de-Grâce sur ce sujet. Il prétend que toutes ces affections ne sont que des phlegmasies plus ou moins étendues, et qui peuvent avoir des siéges différens. Avant de l'envisager en général, citons son opinion sur la fièvre puerpérale. Pour lui, cette maladie est l'irritation des mamelles, engendrée *sympathiquement* par celle de l'utérus. Cependant, si cela était, les ulcères, les cancers de la matrice devraient produire constamment une irritation du sein, celle-ci la sécrétion laiteuse, et par conséquent la fièvre puerpérale; et précisément c'est ce qu'on n'observe pas. Tout est de la même trempe dans cet ouvrage; demandez à l'auteur ce que c'est qu'une phlegmasie, et vous serez peu étonné, car c'est le caractère du siècle en médecine, d'entendre un *physiologiste* qui n'a nulle idée positive de son sujet. Supposons d'ailleurs que cette partie de la science lui soit connue, et, continuant vos questions, priez-le de vous démontrer l'existence de ces phlegmasies, constamment antérieure aux fièvres qu'on nomme essentielles, et l'impossibilité où il se trouve de satisfaire à la raison la moins sévère, détruit sa théorie. Poussez plus loin vos objections, et exigez qu'on vous rende claires, évidentes, les causes du mal, ainsi que leur enchaînement; que surtout on vous fasse, en quelque sorte, palper celle qui vivifie la douleur, et son embarras qui s'accroît ajoute à votre conviction, et vous dit que l'auteur n'est qu'un systématique de plus. Il parle *d'organes enflammés*, et dans tout son ouvrage nous dira-t-il quel est le tissu le plus élémentaire qui se trouve phlogosé ? Sans doute il nous désignera des capillaires sanguins, et constamment il nommera juste les vaisseaux qui ne peuvent être enflammés. L'auteur de la Pyrétologie physiologique des fièvres veut aussi interroger les cadavres. Si l'exemple est bon à suivre, comme pour son maître, que peuvent-ils être pour lui qui jamais ne s'est fait une idée, même légère, des rapports de l'organisme pendant la vie, et qui, par conséquent, ne peut en interroger les faibles restes après la mort ? Rien, sinon que des débris qui ont même perdu le langage des signes les moins équivoques.

Depuis long-temps les muqueuses ont le privilége exclusif de fixer l'attention des médecins à cause du système dont elles sont devenues la base, et si l'auteur précédent nous a dit que toute fièvre est une phlegmasie, comme le chemin des erreurs n'a point de bornes, un autre docteur modifie la doctrine tomasinienne, et, les yeux armés du microscope, il ne voit plus les fièvres que dans les phlegmasies des glandes muqueuses. Ainsi on suppose connue l'inflammation que personne n'a bien précisée, et ensuite est-il vrai qu'on ait vu ces glandes enflammées ? De plus, cela serait, ne pourrait-on pas demander si la maladie n'est pas alors consécutive au lieu d'être primitive, et faire contre cette théorie les mêmes objections que contre les précédentes? Le commencement du dix-huitième siècle, en médecine, touche, plus qu'on ne pense, aux siècles de barbarie.

Qu'on médite les opinions des médecins qui s'abandonnent à la clinique, est-ce qu'il en est une seule qui soit satisfaisante ? Comme je crois avoir suffisamment démontré la vérité qui fait le sujet de cet examen, je me bornerai à demander à l'inventeur de la *fièvre catarrhale*, ce qu'il entend par cette dénomination? Comme tous les autres, il énumérera des symptômes, nous peindra toute l'économie souffrante; comme tous les autres, il nous les redira mille fois sans aucun ordre analytique; comme tous les autres, il confondra les expressions des appareils, des organes et des tissus; et comme tous les autres, il oubliera les fonctions des parties les plus élémentaires. Comme tous les autres, il se crée une théorie désordonnée, et, quand il est si facile de se rendre compte de la nature, on le verra se jeter dans des comparaisons triviales, comparer la vie à une chandelle qui brûle ou qui s'éteint, et soumettre ainsi les phénomènes physiologiques à l'empire des lois physiques. Mais avec cette manière d'envisager ce qu'on nomme la fièvre ou les fièvres, a-t-on concouru à développer le caractère de cette maladie? Quand l'auteur prouve que cette matière est pour lui un chaos, il dicte lui-même la réponse. Au reste cette maladie n'est pas d'invention récente; elle n'est qu'un nouveau parvenu qui déguise son ancien titre de *bilieuse grave* sous lequel elle ne pouvait faire fortune autrefois, et qui vraisemblablement ne sera pas plus heureuse sous ce dernier, vu qu'elle n'est pas plus catarrhale que bilieuse, et bilieuse que catarrhale, n'en déplaise à l'inventeur *malheureux*.

Sans doute, malgré cette anarchie d'opinions, et une pratique disparate, les conquêtes faites dans le domaine des connaissances de l'homme et de ses rapports sont des plus sublimes, et jamais, à aucune autre époque, la science ne fut plus riche; mais, je le redis encore, et je le redirai toujours, avec tous ces avantages, nous n'avons que des notions imparfaites dans la partie la plus importante de la science, dans celle qui embrasse les connaissances de nos maux. Sur ce terrain, nos pères, moins brillans, étaient plus profonds, parce qu'ils écoutaient plus la nature que les autorités. Au reste, cette opinion est commune, et la Faculté de médecine de Paris l'a, en quelque sorte, mise, l'année dernière, au concours pour l'agrégation. Un homme est submergé, il périt dans les eaux; tous les phénomènes morbides qui se passent alors semblent ne pas devoir nous échapper; mille expériences sont faites sur ce sujet, et cependant où est la vérité pour un esprit qui ne hasarde rien? La Faculté sent le vide qui existe sur ce sujet, et, dès lors, elle demande si l'on peut reconnaître les signes certains de la mort par submersion. Toute l'antiquité eut la conviction qu'il existait une foule de maladies dépendantes d'une altération soit primitive, soit consécutive des humeurs: cette opinion subsiste jusque vers la fin du siècle dernier; mais alors une autre opinion s'élève, triomphe, et l'on ne voit plus que des maladies dépendantes d'une altération primitive des solides. Quelques années s'écoulent, et la Faculté attentive à l'expérience, et incapable d'encenser des opinions erronées, demande s'il n'existe pas des maladies dépendantes d'une altération primitive de nos humeurs. Voilà sa conduite; et alors que penser de l'assurance de ceux qui affirment là où elle doute? Que l'on parcoure toutes les questions qu'elle a mises au concours, et toutes, quoique très-ingénieuses, prouvent la vérité que j'énonce, que la connaissance de la nature de nos maux est très-voilée.

J'ai envisagé en général les erreurs des médecins sur les connaissances de la nature des maladies; je cherche à être aussi clair que possible, et je vais entrer dans des discussions particulières sur diverses maladies dont on place le siége dans des tissus organiques, et voyons si, l'"anatomie générale à la main, notre opinion est fondée. Le professeur Pinel, sentant, dit-on, l'imperfection des auteurs dans la classification des fièvres, a mieux aimé prendre, pour base de la sienne, les *lésions* qui accompagnent ces maladies, que leurs types différens. C'est un exemple heureux; mais cette intention a été si mal remplie qu'elle est plus qu'insignifiante. Il place la fièvre inflammatoire dans les vaisseaux sanguins. A qui persuadera-t-il que les veines, les artères et les capillaires à fluide rouge tombent malades à la fois, et qu'ils puissent être atteints de la même maladie, lorsqu'ils ont une organisation et des propriétés vitales différentes? D'ailleurs, n'est-ce pas un fait contraire à l'analyse des symptômes, et ignore-t-on que, dans les affections morbides, les tissus artériels et veineux sont comme les os, les cartilages, difficiles à sentir la douleur, et plus difficiles que ces mêmes os encore? Et s'il était vrai que la fièvre inflammatoire fût une affection des veines et des artères, il serait probable que, lorsque ces tissus sont si souvent affectés, les os devraient l'être plus souvent encore. C'est dommage que l'on n'ait pas créé une fièvre osseuse; elle aurait passé tout comme une autre, en sortant des mains de quelque autorité.

De plus, on ne s'explique pas sur ce mode de souffrir des tissus sanguins. On aurait dû dire si c'est parce qu'ils ont leur force vitale altérée, ou bien si c'est parce que les corps qui les excitent n'ont plus une action naturelle; car dans tous ces cas différens, le mal, ni son traitement ne pourraient être les mêmes.

Les fièvres bilieuses ou gastriques occupent de grandes pages dans la nosographie philoso-physique. Elles n'appartiennent surtout qu'aux *membranes* de l'estomac. L'anatomie générale à la main, comment pourra-t-on admettre des idées aussi vagues? D'abord on ne connaît pas l'étendue du siége du mal, et ensuite on lui donne néanmoins pour le même siége, une partie des muqueuses, des séreuses et du tissu musculaire des voies digestives. Quelles inconséquences! A qui prouvera-t-on que, dans une affection générale, tout le reste de la masse de ces trois tissus ne souffre pas? Comment comprendra-t-on que des tissus d'une nature différente, ayant des rapports différens, soient atteints d'une maladie identique? C'est impossible. Ensuite qu'a de commun une sécrétion muqueuse, qui est le symptôme qu'on regarde comme principal dans cette maladie, avec les autres symptômes, et de plus, pourquoi rapporter à l'estomac ce que l'on dit être une sécrétion bilieuse?

Le professeur Pinel ne fut pas plus heureux dans le siége des fièvres adénoméningées ou muqueuses.

Elles affectent, selon lui, les différentes parties du système muqueux, surtout celles de l'appareil digestif; mais la fièvre précédente affecte les membranes de l'estomac, et comme la muqueuse est au nombre de ces tissus, il est bien évident que la fièvre première et celle-ci peuvent avoir en partie le même siége; et que deviendra alors le sort de l'une ou de l'autre? En annonçant que la muqueuse est affectée dans ceux-ci, croit-on préciser le mal, quand il est constant que ce tissu, pris en général, est un véritable organe? De plus, on ne dit pas si c'est l'organisme qui souffre indépendamment de ses rapports, ou si le mal n'est que relatif aux rapports du tissu, et cependant, comme cela peut être, je demande si avec ce silence on peut assurer que le mal soit précis. Supposons, ce qui peut fort bien être, que, dans la fièvre inflammatoire, il survienne des vomissemens bilieux, et qu'ensuite toutes les sécrétions muqueuses entrent plus ou moins en action, nous aurons donc alors trois fièvres à la fois. Je pensais que quand on disait les fièvres, on devait entendre les variétés des fièvres ou les diverses fièvres, mais non qu'il peut en exister trois ensemble et plus encore. Il faut convenir que l'anatomie genérale et l'observation interrogée dans sa nature selon les théories ne sont rien moins qu'incompatibles.

La fièvre adynamique appartient au système musculaire : c'est une prostration de ce tissu qui caractérise cette maladie. Si c'est la faiblesse d'un système organique qui peint le mal, on ne peut disconvenir que l'adynamie n'appartienne à toutes les fièvres, puisqu'il n'en est pas une seule où le malade soit fort.

Bien plus, c'est que si l'on porte son attention sur les autres systèmes organiques, il n'en est pas un qui ne soit au moins aussi accablé. Les exhalans, les sécréteurs n'exercent plus leurs fonctions, et alors pourquoi ne pas les avoir pris pour siége de la maladie? Le malade est comme insensible; pourquoi ne pas avoir attribué encore cette prostration à l'état de cet élément organique qui embrasse les nerfs?

Sous le nom de fièvre ataxique ou maligne, Pinel désigne une affection générale qui a son siége dans le système nerveux, et qui porte surtout une atteinte profonde à l'origine des nerfs. On se demande, quand on lit de pareilles idées, comment il se fait que des hommes si grands, sous une foule de rapports, puissent être si vagues, quand ils cherchent à nous faire connaître la nature du mal? On dit que c'est le système nerveux qui est affecté, et où en est la preuve, puisqu'on ignore les fonctions des nerfs? Si ensuite on étudie l'état pathologique de ces derniers, on est démenti dans cette assertion : d'un autre côté, c'est admettre l'impossible : est-ce qu'une affection morbide générale et primitive de l'économie peut jamais être une maladie du système nerveux? Il faut convenir que la nature a créé des ouvrages sublimes pour des aveugles, quand on assure que le système organique, le moins fait de tous pour s'affecter, est le siége de l'une des maladies les plus terribles. Je croyais que Bichat avait démontré, jusqu'à l'évidence, que d'après la structure du tissu, on pouvait présumer son état de résistance; et ici on méconnaît cette vérité.

Là, c'est un symptôme qui, plus qu'un autre, frappe l'imagination du nosographe français; et si deux symptômes au lieu d'un, agissent sur lui, comme dans le cas où l'économie éprouvera de violens désordres avec des symptômes d'une affection des glandes, on aura la *peste* ou la *fièvre adéno-nerveuse*. Les objections que je viens de faire contre le siége de la fièvre précédente existent contre une partie de celle-ci; elles seules suffiraient pour prouver que cette espèce de maladie est sans fondement réel. Mais nous voici à des objections plus solides : Bichat n'a-t-il pas démontré que chaque tissu avait une structure et des propriétés vitales à lui? et suivant cette marche, nous aurons donc une maladie simple, appartenant à deux élémens organiques différens. On avance que les glandes sont affectées : que l'on considère l'état des tissus muqueux, séreux, cérébral, les exhalations, les sécrétions, et chacun d'eux ne pourrait-il pas disputer au tissu glanduleux les signes de cette affection morbide? Anatomie générale et fièvres considérées comme ayant le siége que leur attribue le professeur Pinel, sont deux sujets qui s'excluent. Si l'on voulait ensuite remonter à l'analyse des symptômes et à leur enchaînement, on serait de plus en plus convaincu de cette vérité : la gloire du professeur de Paris restera tout entière dans l'observation.

Après avoir ainsi considéré les fièvres, Pinel ne nous dit pas comment le mal arrive et comment surtout, une fois créé dans un tissu, il s'étend à d'autres. Depuis ces erreurs, on a donné un autre siége aux fièvres, comme je l'ai avancé plus haut, et l'on est venu nous assurer que toutes dépendaient d'une phlegmasie de la muqueuse gastro-intestinale. Le professeur nosographe met une espèce de doute dans son opinion; mais l'auteur de l'Examen des doctrines médicales est convaincu, et voyons sur quoi se fonde sa certitude examinée à l'aide de l'anatomie générale. D'abord, pour être en droit de soutenir que la muqueuse est primitivement affectée, il faudrait prouver que les désordres des autres tissus dans les fièvres sont postérieurs à la gastro-entérite qu'on admet, et l'expérience dit le contraire. Voilà une première objection; une seconde, c'est qu'en cherchant le siége réel de la fièvre, l'analyse démontre que celui qu'on lui assigne est chimérique. Quels sont les symptômes que les auteurs signalent après avoir énuméré les causes de ces affections morbides ? Tous disent qu'après leur action, la peau est sèche, la bouche plus ou moins pâteuse, couverte d'un mucus épais, que tous les appareils organiques sont affectés, et que les fièvres ou la fièvre disparaissent ou diminuent sitôt que la chaleur animale reparaît, que l'haleine devient humide, etc., ou, en d'autres termes, que la maladie cesse, quand tous les tissus reprennent leurs fonctions naturelles. Ainsi, en ne parlant qu'aux sens les plus grossiers, il était donc bien plus naturel d'admettre que ce qui est, étant la vérité, cette maladie qu'on nomme fièvre, appartenait plutôt à tous les tissus ou aux parties les plus élémentaires qui les composent, qu'à un seul élément organique. Disons plus, c'est que si l'organe qui est constamment affecté dans les fièvres, devait être le siége du mal, le cerveau aurait dû être regardé comme le foyer de la maladie, puisqu'il n'est point de fièvre sans malaise ou douleur de l'encéphale.

Si, d'après le fait, on ne peut admettre les fièvres dans un seul tissu, l'expérimentation la plus simple prouve encore comme l'observation. Que se passe-t-il lorsqu'un corps irritant tombe dans l'estomac? La sensibilité de ce viscère, toujours très-prononcée à cause qu'elle appartient à la vie organique, accuse aussitôt la présence de ce corps; et si ce *stimulus* est peu intense, le mal ne sera encore que local. Voilà le fait le plus réel; cependant, si la fièvre était une gastrite, pourquoi, dans tous les cas, ne ressent-on aucune douleur épigastrique indépendante de tout autre désordre général; et pourquoi des désordres généraux surviennent-ils indépendamment de cette prétendue phlegmasie que rien n'atteste? On ne persuadera jamais à qui que ce soit, que le plus susceptible de nos tissus puisse souffrir jusqu'au point de donner la mort sans exprimer aucune douleur. Si cela était, la nature aurait inutilement créé le cerveau pour connaître les dangers qui nous menacent, puisqu'il ne recevrait pas les impressions du tissu souffrant, qu'il ne pourrait diriger ses moyens curatifs, que l'observation la plus positive serait trompeuse et l'anatomie générale un rêve.

Voilà des objections qu'on ne peut prétendre détruire à moins que d'outrager le sens commun. Mais les muqueuses existent ailleurs que dans les voies digestives, et l'on se demande si en admettant une cause générale du mal, on concevra jamais que les muqueuses des yeux, de la bouche, du pharynx et surtout des poumons, qui, plus que toute autre, reçoivent l'action des agens morbifiques, puissent être épargnées, tandis que celles de l'estomac et des intestins, qui sont les plus dérobées, seront profondément affectées ? J'avoue, dans toute ma simplicité que ceux qui accordent à l'auteur de telles opinions, de grandes connaissances dans l'anatomie générale, prouvent bien eux-mêmes, par ce jugement, qu'ils parlent sans connaissance du sujet.

Oublions tout ce que nous venons de prouver, et voyons si la phlegmasie est aussi facile dans les muqueuses qu'on le dit. Là où les capillaires sanguins existent en grande quantité, le sang est comme on sait susceptible d'y abonder; mais pour prévenir les désordres qui pourraient naître de cet appel considérable du fluide, qu'a fait la nature ? Elle a voulu que ces muqueuses fussent couvertes d'un grand nombre de capillaires sécréteurs, pour qu'au besoin ce sang eût une issue facile, ou qu'il pût être promptement décomposé. Or, quand, dans une gastro-entérite, le sang doit toujours abonder dans le tissu phlogosé, et que l'on n'est témoin ni d'hémorragie, ni de sécrétions gastro-intestinales, peut-on admettre qu'il existe alors une phlegmasie, surtout quand c'est une marche universelle dans le reste de ce même tissu ? D'un autre côté, si l'on observe que les muqueuses gastro-intestinales sont plus minces que celles des lèvres de la bouche et des parties génitales, et qu'ici des phlegmasies les plus légères détruisent le tissu, on sent qu'il entrait dans le plan de la nature que la muqueuse gastro-intestinale fût peu disposée aux phlegmasies.

L'opinion de l'auteur est repousseé par la nature du tissu, et lorsque l'on sait que, comme dans l'empoisonnement, dans l'ophthalmie, dans le coriza, dans les écoulemens vénériens aigus, tous les irritans accroissent la douleur, il est positif qu'on ne peut voir une gastro-entérite dans une maladie que l'on guérit par des stimulans directs. Cependant c'est ce que l'expérience nous dit tous les jours; et si cela n'était, où seraient les faits des Browniens en faveur de ce que j'avance? Bien plus, l'auteur, en se rappelant ces faits, se fût aperçu de sa méprise, s'il n'était du pays de ces hommes où une idée particulière, où un seul fait sont pris pour toutes les idées et pour tous les faits, et qui, s'il fallait le juger par l'homme que je combats, serait la Béotie du royaume.

Si ces faits repoussent cette opinion, lorsque l'on voit toutes les autres muqueuses, telles que celles du nez, des poumons, des organes générateurs une fois irritées, donner promptement lieu à des sécrétions abondantes, comment se fait-il que les vomissemens, que les selles fréquentes ne surviennent pas dans toutes les fièvres? et les sécrétions muqueuses existant, comment se fait-il encore que le mal n'en soit parfois que plus grave, tandis que dans les autres muqueuses le contraire a lieu? Voilà pourtant les idées d'un homme qui a osé invoquer d'abord Bichat, mais avec la prévoyance de le critiquer aussitôt qu'il s'est vu en renommée, parce qu'il sentit bien, comme tant d'autres, que ses erreurs seraient détruites du moment qu'on examinerait cette opinion à l'aide de l'anatomie.

Faisons mieux, jugeons si la phlegmasie muqueuse

gastro-intestinale est la fièvre même, par les squirrhes, les ulcères des voies digestives, et précisément dans tous ces cas la fièvre n'existe jamais. Cependant ce sont là des phlegmasies par excellence.

D'un autre côté, là où l'on ne doute pas que la phlegmasie gostro-intestinale n'existe, comme dans un empoisonnement par un corps corrosif, voyons si l'on trouvera les symptômes de ce qu'on nomme les fièvres ou la fièvre, et précisément l'expérience dit le contraire. Jamais dans ce cas la calorification n'est développée, le pouls plein, la respiration large et accélérée; jamais l'on n'aura ce délire si facile à naître dans les fièvres; et si l'on voulait comparer tous les symptômes, l'on ne pourrait trouver celles-ci dans une gastrite, quelle qu'elle soit. Ensuite, remarquez que, dans ces deux cas, les stimulans, comme dans les fièvres, sont très-souvent avantageux, portés sur les voies digestives, tandis que, dans le cas d'empoisonnement, ils sont toujours dangereux; et on nous assure encore que la fièvre est une gastro-entérite.

L'auteur dit que, dans les fièvres, ce sont les vaisseaux capillaires sanguins de la muqueuse gastro-intestinale qui sont enflammés : je conçois qu'un capillaire de cette espèce peut contenir trop de sang; mais cette congestion locale ne constitue pas une phlegmasie, car si cela était, il s'ensuivrait que tous les individus pléthoriques vivraient dans une phlegmasie continuelle et générale, ce qui serait incompatible avec la vie. Prenant pour type le phlegmon, on ne conçoit la phlogose qu'autant que le sang circule dans les capillaires de la nutrition, et allez alors, si vous pouvez, imaginer une phlegmasie des capillaires sanguins.

Mais cet état des viscères gastriques que l'on remarque dans les cadavres des fiévreux, ces traces de phlegmasie que l'on rencontre à *coup sûr* dans les muqueuses des voies digestives, ne sont-elles pas des preuves matérielles que ce sytème est basé ? D'abord, l'auteur a-t-il bien défini la phlegmasie ? En a-t-il précisé le tableau ? N'agit-il pas ici comme les autres médecins, dans les fièvres, sujet dont tout le monde parle et dont nul ne sait ce qu'il en dit ? Il a cru qu'en voyant beaucoup, il avait droit de parler en maître : qu'il sache, cependant, qu'on n'acquiert ce droit qu'en voyant d'un peu plus près qu'il n'a fait ; et peut-être serait-on plus fondé à penser que l'état contraire, la pâleur des muqueuses, est une cause de mort. Au reste, des hommes extraordinaires ont bien été frappés de ces rougeurs, et aucun d'eux n'a été tenté d'en faire la base d'un système. D'ailleurs, si le passé combat le présent, l'expérience agit de même, et l'on ne trouve pas à coup sûr des phlegmasies dans la muqueuse gastro-intestinale des fiévreux. En vain l'amour-propre traite de pauvres pathologistes les Morgagni et surtout les Bichat ; en vain on ose nous dire que tout médecin se trompe dans les observations d'anatomie pathologique ; et que hors ses sens, tous les autres sens perçoivent mal ; il s'agit d'un fait, d'un objet matériel, et ces sens ne nous découvrent à coup sûr dans quelques cadavres qui ont été épuisés par des saignées ou qui ont souffert long-temps, qu'une pâleur extrême, et cet *à coup sûr* n'est pas un doute.

Pendant la vie, ce qu'on dit d'une maladie ne s'accorde nullement avec ce que démontre l'organe, où l'on place le mal; mais abordons la question avec plus de force. Nous avons dit que, pendant l'existence, chaque tissu était en rapport avec un stimulant; que l'air agissait sur la peau et les cavités pulmonaires, les alimens sur les voies digestives, le sang sur les canaux soit artériels, soit veineux, soit capillaires, etc.; voilà des faits positifs: mais si l'on observe qu'une foule d'entre eux, tels que ceux que nous venons de nommer, commencent à agir sur nous du moment que nous apparaissons au monde, que le sang nous excite avant, et qu'ils ne cessent pas un instant de porter sur nous leur influence, que même après la mort, on les retrouve encore tant que les tissus ne sont pas tombés en décomposition, il est bien évident qu'en les trouvant après le trépas, ce n'est pas une preuve matérielle que l'un d'eux, ou que plusieurs d'entre eux, nous aient détruits. C'est un ordre général des choses; la nature l'a ainsi prescrit; elle a voulu que tant que les tissus ont une espèce de trame, le monde où ils vivaient apparaisse encore, et c'est en vertu de cette loi que l'air est autour des cadavres, dans les poumons, que nos débris organiques contiennent encore du sang, divers fluides blanchâtres, etc.; ensuite, connaît-on la quantité de sang nécessaire à l'existence, ou qui nous tue? Non, sans doute; et alors n'est-on pas aussi fondé à soutenir que, dans les fièvres, l'on est mort pour avoir été trop saigné, ce que prouverait surtout la pâleur des muqueuses, qu'à avancer, parce qu'elles présentent des traces rougeâtres, qu'on est mort des phlegmasies de ce tissu organique? De plus, si l'on veut remonter à cet excitant général pour se rendre compte des causes de la mort, pourquoi négliger de mettre en ligne de compte les autres excitans qui sont en dehors ou au dedans des cadavres? Est-ce qu'ils sont dépourvus d'action? En négligeant de suivre l'homme dans ses rapports divers pendant la vie, en santé et en maladie, et de porter cette étude jusques au-delà du dernier soupir, nous ignorons comment nous mourons, parce que nous ignorons comment la vie a lieu. L'anatomie pathologique, en ne prenant pas soin de se dire qu'elle ne faisait que la recherche de l'état des tissus et de leurs rapports avec des excitans qui survivaient, n'a rien fait pour l'avancement de la science, surtout de cette partie qui embrasse les fièvres. Disons plus, c'est qu'en ne suivant pas cette route, elle ne le peut. Ce n'est pas seulement le cadavre qui nous instruit sur la nature de la maladie, alors il n'est plus qu'une scène sans acteurs, mais bien l'observation des degrés divers d'altération des fonctions pendant la vie, et je ne me trompe pas, j'ai en ma faveur l'expérience du passé.

Ainsi, dans l'état même actuel de la science, cette question: les traces rougeâtres que l'on rencontre sur les muqueuses gastro-intestinales des cadavres des fiévreux, sont-elles un signe de phlegmasie? doit être résolue par la négative. D'abord, on ne peut déterminer si c'est une congestion sanguine, ou une phlegmasie qui les forme, puisqu'à cause des anastomoses des capillaires, on peut les imiter ou les détruire à volonté sur le cadavre, à l'aide d'une pression exercée en sens divers, expérience d'autant plus facile, que le malade était plus robuste, moins épuisé, et que l'on agit sur une région où dominent les capillaires sanguins.

En général, si parfois certaines régions organiques sont plus rouges que d'autres, c'est parce que ces parties ont conservé un peu plus long-temps leur force organique, et que le sang s'y trouvant en plus grande quantité au moment de la mort, s'y montre de même après cette dernière. Une comparaison va rendre cette idée plus claire; à mesure que la vie s'éteint, on ne peut contester qu'il arrive un moment où le pouls est nul, tandis que le cœur bat encore, quoique l'un et l'autre appartiennent au même système. Cette vérité admise, pourquoi voudrait-on qu'il n'en fût pas de même pour les capillaires à fluide rouge? Rien ne contredit ce que j'avance. Or, s'il arrivait, par une cause quelconque, que le cœur cessât de battre au moment où les cavités sont remplies de sang, faudrait-il en conclure qu'il est mort d'une phlogose, parce que dans le cadavre on trouverait ses cavités gorgées de sang? Non, sans doute. Voudrait-on en tirer une conséquence inverse pour les capillaires qui meurent ayant certaine étendue de leurs canaux remplie d'excitant général?

On objectera que l'état naturel de la couleur des muqueuses, après la mort, est la pâleur. Cette couleur ne peut être constante; elle est relative au fluide qui la fournit. Est-ce que la peau, les canaux biliaires, les aponévroses, chaque appareil circulatoire, n'ont pas une couleur relative au fluide qui le parcourt? C'est le même phénomène pour le smuqueuses. S'il reste du sang en grande quantité ou en quantité moyenne dans les capillaires, ces membranes seront plus ou moins rouges; si, au contraire, le malade est mort d'hémorragie, ou à la suite d'un traitement trop débilitant, les capillaires ne contenant presque plus de sang, les muqueuses seront pâles, les fluides qui concourent à la nutrition étant alors plus apparens, ou plutôt le tissu ayant cette couleur d'après son organisation. Et je le demande, qu'offrent d'étonnant ces variétés de couleurs?

Cette vérité peut aussi être prouvée par des expériences faites sur les animaux, ainsi que je le fis dans mon premier cours; et si l'on avait réfléchi aux fonctions des muqueuses des voies digestives, au rôle qu'elles jouent, surtout au rang qu'elles ont dans la vie organique, et à leur structure, jamais des questions pareilles n'eussent occupé les esprits. Dans tous les cas, il est une preuve plus tranchante pour résoudre la question. Prenez un chien, soumettez-le aux causes qui peuvent lui communiquer les fièvres, ouvrez l'abdomen de cet animal pendant qu'il éprouve cette maladie, en incisant sur la ligne blanche, tirez en dehors une partie très-étendue des intestins, ou de l'estomac, ou de tous les deux à la fois, et vous verrez que les muqueuses gastro-intestinales ne présentent pas une rougeur plus foncée que les autres muqueuses, si l'on en juge par les capillaires environnans. Le contraire cependant devrait être, vu la phlegmasie locale qui appelle le sang dans cette région.

Quand donc la couleur des muqueuses gastro-intestinales est rouge, même foncée, ce n'est pas une raison pour en conclure que le tissu muqueux était phlogosé, et que c'était de cette maladie que dépendait la fièvre qui a amené la mort. Que diriez-vous d'un médecin qui affirmerait qu'un malade a péri d'indigestion, parce qu'il rencontrerait, après la mort, quelques restes d'alimens dans les intestins? Vous ririez. eh bien! pour être conséquent, riez donc de celui qui affirme que la mort du fiévreux est la suite d'une quantité de sang à peine sensible parfois dans les capillaires des muqueuses gastro-intestinales.

M. Pinel ne cherche point à expliquer les symptômes; l'auteur de l'Examen est plus hardi, et partout il se montre le même, étranger à son sujet. Il me suffira, pour prouver ce que j'avance, d'entrer dans quelques discussions, mon projet n'étant pas de l'examiner en détail, tâche que je remplirai ailleurs. Le délire, dans les fièvres, est selon lui, la suite des irradiations douloureuses de toutes les surfaces muqueuses gastro-intestinales, p. 29, 1re. édition. Si cela est, pourquoi dans les empoisonnemens les plus violens, dans ceux où les vomissemens et les selles sont des plus fréquens avec des douleurs violentes et un pouls petit, lent et intermittent, le délire ne se montre-t-il pas? D'ailleurs, si cela est, pourquoi dans ces mêmes gastrites, qui sont des fièvres pour lui, le délire disparaît-il par l'influence des stimulus? Peut-on avancer des erreurs plus matérielles? S'il avait analysé les maladies qu'on nomme fièvres, il aurait vu, non-seulement que le cerveau délirait, parce que chaque point organique lui transmettait des impressions pénibles, mais que le même viscère était encore malade indépendamment d'un autre tissu.

A mesure que les fièvres deviennent plus graves,

l'auteur vous rend compte aisément de cet accroissement du mal, et il aggrave à son tour la gastro-entérite; et savez-vous ce que c'est que le météorisme? « C'est une irritation qui intéresse toute l'*épaisseur* » *du canal digestif*, y produit un *étranglement*, y » fait affluer les liquides, et détermine un dégage» ment de gaz, » p. 30, 1re. édition. Offrez un prix pour les efforts de celui qui se trompera le mieux et le plus dans le moins de mots possible, et qui oserait disputer cette supériorité à l'auteur de l'Examen? Qui pourra jamais concevoir une *irritation* qui intéresse toute l'épaisseur du canal digestif? Il est vrai que, pour lui, ce mot sonne de même que celui de phlegmasie; mais c'est une erreur de plus dans laquelle il est tombé; car ces deux maladies ne peuvent être les mêmes. Ensuite, dans beaucoup de fièvres, le météorisme disparaît et le mal augmente; cependant, puisqu'alors la phlegmasie s'aggrave, le météorisme devrait faire des progrès. Bien plus, avec ce sublime physiologiste, la plus violente phlogose existera sans douleurs! et cependant c'est ce qui est dans le météorisme. A-t-on jamais été témoin d'un empoisonnement avec douleurs, sans qu'il existe contraction violente des muscles abdominaux et resserrement de l'abdomen contre la colonne vertébrale? Dans le cholera-morbus, où une irritation violente n'est pas douteuse, est-ce que les phénomènes physiologiques ont lieu autrement? et dans une phlogose, qui intéresse toute l'épaisseur d'un canal digestif, le contraire a lieu. Mais allons sur un terrain non moins certain, et si l'idée de M. le docteur Broussais était vraie, il aurait dû, tout au moins, admettre un météorisme dans les ulcères, les cancers du canal digestif, et précisément il eût été en peine de prouver cette nouvelle invention. La phlegmasie, dit-il, est des plus violentes, il y a étranglement, et cependant observez qu'alors les liquides, et quelquefois des matières nutritives ne trouvent aucun obstacle dans leur trajet, et croyez ensuite l'auteur de l'Examen. Les fluides, selon lui, affluent de toutes parts, et comment cette idée est-elle basée, lorsque tout prouve le contraire? Si cela était, nul doute que le météorisme détruit, on devrait éprouver des vomissemens ou des selles provenant de matières affluées, et précisément c'est ce que rien ne démontre. Que signifie une phlegmasie qui cause la *sécheresse* de la peau, de la langue, et qui fait affluer les liquides dans l'endroit de son siége? Je défie l'auteur de jamais montrer, dans la fièvre primitive, la sécheresse du plus grand nombre de tissus avec afflux de liquides sur d'autres. Voilà un chapitre peut-être sans modèle en fait d'erreurs, et pour le montrer dans un jour plus clair, nous demanderons à l'auteur si jamais il convaincra, même l'esprit le plus faible, que le météorisme soit ce qu'il avance, quand après la mort on ne trouve aucune trace de cette maladie? Ainsi la muqueuse des voies digestives, si facile à détruire, surtout par l'accumulation de sang, ce que prouvent les chancres divers, sera donc un tissu des plus résistans. Eh! puis voilà l'homme qui prononce avec emphase les noms de physiologie, d'anatomie générale et d'anatomie pathologique! On sera encore coupable à ses yeux; mais si, en sa présence, je communiquais une fièvre à un chien, qu'ensuite je produisisse sur lui le météorisme, avec la précaution de l'ouvrir aussitôt le mal arrivé, que dirait-il en voyant que les voies digestives ne sont pas ce qu'il avait dit? Que je me trompe; et espérez d'avoir raison aux yeux d'un soi-disant maître que l'on combat. S'il eût analysé sévèrement l'économie, il aurait été convaincu que cette complication des fièvres ne tenait qu'à l'influence du système capillaire sur le système musculaire, non-seulement des voies digestives, mais encore des parois abdominales, vérité que je développerai ailleurs, et qu'il me suffit d'énoncer, ne pouvant ici entrer dans de longs détails.

Je viens de signaler des erreurs telles, qu'il n'est pas un seul esprit, quelle que soit sa portée, qui voulût en être l'auteur; et dans les convulsions, par les pertes de sang, p. 62, l'auteur de l'Examen est toujours à la même hauteur. « Certes, dit-il, les hémorragies débilitent, quand elles sont subites et copieuses, et ce sont les cas où elles déterminent des convulsions; mais les actions qui en résultent en sont-elles moins l'effet d'une action augmentée des forces nerveuses? Qui nous assure que la soustraction subite du sang, lorsqu'elle n'a pas eu le temps d'épuiser les forces vitales, ne devient pas un stimulus très-puissant pour le système nerveux aussi bien que le froid? etc. » Quelles questions si fortes! quelles pensées si sublimes! et dans un moment où toute l'économie se débilite promptement par l'effet d'une soustraction sanguine, qui le croirait? Le système nerveux augmente ses forces! de sorte qu'avec de pareils raisonnemens, ce système organique serait à l'envers des autres, et plus l'on perdrait de sang, et plus il deviendrait énergique! Depuis quand le principe conservateur qui veut la vie à toute force, appelle-t-il dans ce cas, vers les organes principaux, les fluides des organes secondaires? Il serait curieux de voir un individu qui n'aurait de sang que dans les poumons et la tête, et qui n'en présenterait pas dans les membres. Il serait non moins curieux de nous montrer par quelle route il fait passer ces fluides pour les faire arriver dans ces organes. Ce ne serait pas non moins étonnant qu'on nous démontrât dans le moment précis où le sang coule avec force, que les *absorbans* envoient vers le cerveau tant de sang qu'il en résultât des convulsions. Voilà une partie des explications des convulsions causées par les hémorragies que nous donne l'auteur; et comme sa *physiologie* ne se dément jamais, il ajoute que c'est par le commandement du cerveau. Ainsi, un viscère qui a ses fonctions dans le désordre le plus complet, qui n'a plus d'action libre, commande, et à quels tissus? On ne s'en douterait jamais; aux *vaisseaux absorbans !* Voilà donc les absorbans qui appartiennent essentiellement à la vie organique, qui ne sont nullement sous la dépendance cérébrale, devenus, par M. l'auteur de l'Examen des doctrines médicales, les agens du cerveau, et, par cette même autorité, remplissant les fonctions des systèmes circulatoires. Maintenant, qu'on dédaigne la *doctrine* de l'auteur de l'Examen, on sera censuré, oui, censuré, et on ferait même pousser des cris si l'on disait qu'elle ressemble à une doctrine à peu près comme le jour ressemble à la nuit.

Je pourrais multiplier ces citations dans la partie de l'Examen des doctrines médicales qui a rapport aux fièvres, mais comme je ne veux ici que faire ressortir les erreurs de l'auteur que je combats, et que d'ailleurs je dois revenir sur ce sujet à propos de chaque maladie que je dois envisager, je terminerai ce que je veux réfuter dans l'Examen, par faire envisager son genre heureux de critique, et surtout sa profondeur de raisonnement.

Le docteur Gastier (1), l'un des plus grands médecins et des philosophes de ce siècle, et qui, avec moins de goût pour la vie simple, eût été au premier rang en médecine sous le rapport de la célébrité, soutint, en 1816, sa thèse sur les tempéramens. Il dit, d'après l'aphorisme d'Hippocrate : « *Si quid* » *doluerat ante morbum, ibi se figit morbus*, nous » sommes obligés de chercher dans la *faiblesse re-* » *lative* d'un organe la cause qui détermine une » maladie à s'y fixer de préférence. Nous pouvons » donc aussi, en parlant du même principe, attri- » buer dans les cas dont il s'agit (de la fréquence des » inflammations et des hémorragies chez les sanguins) » la fréquence des maladies inflammatoires à la fai- » blesse du système où ces affections ont leur siége ».

Partant toujours des organes et de leurs rapports, et en se rappelant qu'un organe est faible toutes les fois qu'il ne peut soutenir ses rapports naturels, que quoique fort, il est encore faible relativement si ces excitans deviennent trop énergiques, il est impossible de contester la vérité énoncée dans la conséquence que l'auteur tire de l'aphorisme qu'il cite.

(1) Il fit paraître aussi à cette époque l'Essai sur la nature et le caractère essentiel des maladies en général, et sur le mode d'action des médicamens, chez Méquignon, libraire, rue de l'École de Médecine.

Cependant ce n'est pas ainsi que M. le profond docteur Broussais a cru devoir penser, et voici son *ingénieuse* réfutation : « Si la fréquence des maladies » inflammatoires chez les tempéramens sanguins, » dit-il, dépend de la *faiblesse relative* du système » sanguin, donc ce système est le plus faible chez » eux; si ce système est le plus faible, donc la pré- » dominence de l'hématose dépend de la *faiblesse;* » donc on sera d'autant plus faible, que l'on fera » de meilleures digestions, et qu'on aura plus de » sang; si la faiblesse est en raison directe de l'abon- » dance de ce fluide, donc la force sera d'autant plus » grande que l'on en aura moins; d'où il résulte que » plus vous saignerez un homme et moins vous lui » donnerez à manger, plus il aura de force et de » vigueur. On peut encore conclure de cette théorie, » que les vieillards, qui ont moins de sang que les » jeunes gens, sont plus vigoureux que ces der- » niers, et que plus la femme s'éloigne de l'époque » de la menstruation, plus le système sanguin ac- » quiert chez elle de la force et de l'énergie, » p. 255. Et voilà le réformateur de la médecine pour les *grands esprits*, et pour d'autres, le véritable Sganarelle de cette science; oui, le Sganarelle! et l'expression n'est que rigoureuse sous le rapport du raisonnement; seulement les personnages du Molière s'expriment un peu plus élégamment, parlent français, et ne disent jamais un *peu d'eau;* pag. 16 de l'*Examen*, 1re. édit. Voilà pourtant les maîtres du jour, et dont les œuvres n'ont pas même le mérite des préfaces des écrits de l'auteur qu'ils rabaissent. On me dira que j'ai tort de réfuter ce système, qu'on n'y croit plus;

mais cela n'est pas, puisque l'on ne fait que modifier le nom et conserver le fond. Qu'est-ce que la Pyrétologie physiologique des fièvres, le Cours de clinique, la Clinique médicale, etc.? Rien autre chose que le système tomasinien. D'ailleurs, il est vrai de dire que cette modification est encore moins généralement admise que le système tomasinien dans son état primitif; et alors je ne vois pas qu'on puisse m'accuser (1).

Les fièvres ignorées, toujours appuyés sur la même base, nous allons passer à d'autres sujets.

Dans l'investigation des maladies de la peau, tous les auteurs ne voient que les maladies de ce tissu qu'ils regardent comme des phlegmasies. Cependant, comme il existe pour ce tissu organique une foule de rapports étrangers autres que ceux qui dérivent du sang, il est bien positif qu'alors on passe sous silence plusieurs maladies. Voilà une erreur matérielle; mais qu'importe; et demandons à MM. Pinel et Broussais si réellement la scarlatine, la rougeole, sont les mêmes affections morbides que la variole sous le rapport de leur siége organique. Ici l'opinion est unanime, et les faits sont concordans pour la repousser. Sans doute elles existent également à la peau; mais ce tissu est composé d'organes, et alors le siége est-il identique pour toutes? Qu'on compare le développement du mal, et l'on sera convaincu du contraire. Dans la rougeole, la rougeur est uniforme;

(1) Au reste, il est si peu certain de ce qu'il avance, qu'en 1817 il affirmait que Mirabeau était mort d'une *gastrite*, et, plus tard, que Foy avait, *comme Mirabeau*, succombé à une *maladie du cœur*.

une fois créée, il n'existe aucune éminence particulière, et toujours elle se termine par une exhalation cutanée plus ou moins forte; voilà ce qui nous frappe. Dans la variole, il survient après des points rouges locaux, des boutons; ceux-ci déchirés, on voit couler la matière purulente, et il existe perte de substance. Quand on envisage la structure du derme, de quoi est-on frappé dans ces deux cas? Dans le premier, d'un engorgement des capillaires sanguins du tissu réticulaire, et dans le second, du passage du sang dans les capillaires de la nutrition du derme, d'où résulte une véritable phlegmasie, ce que démontrent tous les caractères qui constituent cette maladie. En outre, si l'on observe que les capillaires du derme sont fortement unis, qu'ils forment le corion, qu'une fois l'excitant général arrivé dans les capillaires à fluide nutritif, les vaisseaux ne peuvent se prêter à cette nouvelle circulation sans une réaction violente contre les tissus environnans, que cette réaction entretient le mal, il est bien évident qu'il doit survenir une destruction de tissu. On ne peut contester cette différence, et si l'on s'était borné à l'observation rigoureuse, on n'eût pas regardé comme identiques des maladies si différentes sous les rapports de leurs développemens. Non-seulement ces contradictions sont évidentes; il reste à se demander en outre comment, après avoir défini la phlegmasie, on a pu se décider à en retrouver tous les caractères dans la rougeole, la scarlatine, certains érysipèles, etc.

J'ai dit plus haut comment les muqueuses étaient difficiles à s'enflammer; cependant, comme la peau, ce tissu ne présente aux médecins que phlegmasies;

c'est toujours la même erreur, et je vais me borner à prouver que toutes les affections qu'on regarde comme appartenant au même genre, ne sont pas les identiques; c'est surtout aux poumons qu'on retrouve cette vérité. Lisez les affections qu'on décrit sous le nom de pneumonie, et vous verrez qu'ils confondent deux affections essentiellement différentes, l'une qui appartient au système capillaire pulmonaire, et l'autre aux capillaires de la nutrition du système capillaire général qu'on retrouve en partie dans le même viscère. Dans la première, il n'existe qu'une congestion sanguine dans le système capillaire pulmonaire, une oppression plus ou moins considérable, un pouls plein et peu fréquent, une teinte violette aux lèvres et aux pommettes, sans toux ni douleur pleurétique avec les symptômes fébriles qui l'accompagnent. Voilà cette maladie dans son état de simplicité : ce fait est basé sur l'expérience, et se trouve d'accord avec l'anatomie; et cependant peut-on dire que ce soit une phlegmasie? Non; on n'y trouve nullement les signes caractéristiques de cette maladie. Si le traitement sert encore à distinguer les affections morbides, on se serait convaincu que la rapidité avec laquelle on détruisait cette prétendue pneumonie, et que la différence des moyens curatifs qu'on employait, ne permettaient pas de la confondre avec une phlogose pulmonaire. Celle-ci se caractérise par un sentiment d'ardeur dans la poitrine, le défaut de sécrétions pulmonaires d'abord, une toux fréquente et sèche, un pouls dur et fréquent, accompagné de symptômes fébriles beaucoup plus prononcés que dans le premier cas. Voilà ce qui a lieu d'abord;

mais de la maladie naît le remède; et dans vingt-quatre à quarante-huit heures, il survient une sécrétion muqueuse qui calme la première maladie. On ne peut contester cet ensemble de phénomènes, et comment d'ailleurs le concevoir autrement que comme une phlegmasie, lorsque, dans ce cas, l'oppression est toujours peu considérable, vu le peu de capillaires qui aux poumons appartiennent au système général, qu'on éprouve un sentiment d'ardeur, de douleur même, que la sensibilité de la muqueuse est très-susceptible, phénomène qui a encore lieu dans toutes les phlegmasies, qu'ici comme dans l'ophthalmie, il survient une formation de produit considérable, et que cette sécrétion est toujours d'une durée plus prononcée que celle où il existe une simple congestion sanguine. Si comme à la peau, la phlegmasie existant, on ne ressent pas une douleur aussi vive, s'il se forme aussi rapidement et aussi fréquemment une perte de tissu, c'est parce que les capillaires aux poumons n'appartiennent pas à une trame qui soit d'une structure très-résistante comme la peau, que la réaction des capillaire est bien moins forte, et qu'il existe une différence bien moins grande entre la sensibilité des capillaires sanguins et des sécréteurs. Ces deux maladies existent souvent ensemble; mais je les ai observées aussi isolément, et peut-on assurer qu'elles n'en forment qu'une identique? Ne serait-ce pas alors, en persistant dans cette opinion, soutenir que deux régions organiques ayant une structure différente, ont la même affection? Pour eux donc, un simple étourdissement, et l'encéphalite, la rougeole et la variole, etc., seraient les mêmes. Pinel, en s'honorant d'avoir secondé les efforts de Bichat, aurait dû, depuis long-temps, faire ces distinctions, qui sont basées sur l'anatomie, et quand l'auteur de l'Examen nous assure qu'il possède une doctrine *physiologique*, il devrait bien au moins nous en donner la preuve en n'adoptant pas les idées erronées, et en ne confondant pas les affections morbides qui appartiennent à des tissus différens les uns des autres.

Ces erreurs se multiplient plus que jamais, et dans toutes les complications des fièvres, on ne voit que phlegmasies. On fait plus, quand la maladie est primitive et locale, comme dans certaines dartres, quelques variétés d'érysipèle, on tombe dans la même erreur, et surtout pour le plus grand nombre de maladies de poitrine. Un jeune homme éprouve une toux légère avec expectoration d'un mucus gris cendré, peu abondant d'abord; cette toux devient plus fréquente, et le mucus paraît plus blanchâtre, bien moins consistant, et plus abondant. C'est surtout le matin que cette expectoration a lieu, au moment ou il quitte son lit, tandis qu'elle est nulle pendant la nuit. Le malade ne ressent aucune ardeur dans les voies bronchiques; pendant long-temps il n'éprouve aucune oppression; le pouls est tranquille, naturel, et la matière expectorée n'a nullement la densité, et jamais la couleur de celle qui est rejetée dans ce qu'on nomme le catarrhe aigu ou la phthysie. Cependant, cette affection sera, pour Pinel, comme pour l'auteur de l'Examen, et tel autre docteur que ce soit, une phlegmasie de la muqueuse bronchique. On sent que celui qui est plutôt observateur que physiologiste, peut commettre cette erreur; mais quand on se dit physiologiste, et qu'on prétend à l'honneur de comprendre Bichat, à qui persuadera-t-on qu'on a alors un catarrhe à traiter? Quoi! ce serait une phlegmasie, lorsque l'on n'éprouve aucune ardeur locale; que le passage de l'air ne cause pas une espèce d'impression désagréable; qu'il n'est pas même senti, qu'il n'augmente pas la toux, que les matières expectorées ne sont nullement jaunâtres ou purulentes, qu'il peut se prolonger pendant des lustres entiers sans aucun danger, et que le mal est constamment accru par les mucilagineux, la privation, les saignées locales, etc.! Mais si l'on avait observé les rapports qui existent entre toutes les parties du même système, que lorsque, par une cause quelconque, nous sommes trop débilités, les exhalans et les sécréteurs entrent facilement en jeu, que cette expectoration, dont je vais indiquer les caractères, paraissait au moment où l'homme quitte le lit du repos, et où il se tient debout, et qu'après une longue existence on le détruisait par les moyens opposés aux phlegmasies, n'aurait-on pas été convaincu que de même que la simple couleur rouge avait suffi pour regarder comme identiques des maladies essentiellement différentes, de simples rapprochemens de toux et d'expectoration avaient conduit à la même erreur, et qu'on avait confondu une maladie des glandes bronchiques avec celle de la muqueuse des poumons, et qui ne tenaient pas à la même cause? On me dira que je suis trop subtil : oui, sans doute, pour les esprits qui aiment à passer à peu de frais d'efforts intellectuels pour des génies; mais quand on réfléchit que c'est à de pareilles erreurs qu'une foule de jeunes gens doivent leur mort, et que, sur cinq malades de cette espèce, qui périssent, quatre doivent ce sort aux médecins, je ne pense pas qu'on soit en droit de m'accuser, et de soutenir une médecine aussi vague qu'elle est pernicieuse. Au reste, qu'on se récrie sur ce que j'avance; quand les amis effrénés de l'obscurantisme médical paraîtront, nous en appellerons aux faits et à l'expression morbide des tissus, pour réduire au silence celui qui voudrait soutenir soit son opinion, soit celle de son maître.

C'est la même erreur dans les maladies de la muqueuse gastro-intestinale. Les embarras gastrique, intestinal, les vomissemens ne sont pour les éclectiques que des embarras gastrique, intestinal, des vomissemens, ce qui, en d'autres termes, ne signifie rien; et, pour d'autres, ce ne sont que des gastrites. Mais où trouvera-t-on jamais ces gastrites sans chaleur et douleur épigastrique, et avec un pouls plein et peu fréquent, etc.? et cependant c'est ce qu'on observe dans ces variétés d'affections morbides que nous venons de citer. Comparez ensuite les résultats du traitement tant que l'embarras gastrique ou intestinal n'est que ce qu'on dit, il disparaît promptement, et avec des moyens qui ne conviennent qu'à lui; tandis que la gastrite est plus longue, et toujours sa guérison due à des moyens curatifs bien différens. Non-seulement l'on n'envisage pas des maladies qui ne dépendent que de faux rapports des muqueuses gastro-intestinales avec les excitans particuliers, mais toujours on confond les faux rapports des capillaires sanguins avec l'excitant général et avec ceux des capillaires de la nutrition parcourus par ce même fluide.

Si l'on se trompe dans ces cas, il en est de même dans le cholera-morbus. Quand je réfléchis aux causes qui le produisent, aux rapports des sécréteurs des mucosités gastro-intestinales avec les autres exhalans et sécréteurs, à la structure des muqueuses digestives, je ne vois pas qu'on soit plus en droit de placer alors une phlegmasie dans les viscères digestifs qu'au derme, lorsqu'à la suite d'un accès de fièvre violent la sueur étonne par sa quantité. Mais les douleurs ressenties le long des parois abdominales, m'observera-t-on, ne sont-elles pas la preuve d'une phlegmasie? Qu'on réfléchisse à l'action étonnante des sécréteurs, à leurs prodigieux efforts, surtout à cette nécessité où se trouve la nature de causer de violentes contractions pour se délivrer des mucosités qui pleuvent dans les cavités, à ces efforts réitérés, aux faux rapports des exhalations sanguines et des sécréteurs, et l'on sera à même de résoudre cette question, et loin d'admettre une phlegmasie. Supposons que la sueur tombe dans une cavité, et qu'elle ne peut être renvoyée que par de violentes contractions, vous admettriez des phlegmasies, et votre erreur serait pourtant frappante. D'ailleurs, comparez le traitement d'une gastrite à celui d'un cholera-morbus, et comment admettre que ces deux maladies sont des phlogoses, lorsque, dans cette dernière, les sangsues, les bains tièdes ou froids, les épithèmes émolliens, l'eau gommée, sont constamment funestes, et toujours mortels quand la maladie est intense; tandis que la guérison est souvent instantanée, et toujours si fréquente quand on ne fait qu'administrer ce que réclament les besoins organiques ou la nature du mal. Arriverait-on à ces résultats avec des phlegmasies qu'on aurait à détruire, à moins qu'on ne veuille point prendre pour type les maladies de cette espèce que nous connaissons, telle que l'ophthalmie? D'ailleurs, on imaginera difficilement qu'un tissu aussi susceptible de destruction que le muqueux, reste intact après des phlogoses qui auraient été aussi violentes. Cependant c'est ce que découvre l'anatomie pathologique, et ce que prouverait encore l'expérience où l'on reproduirait ces affections chez les animaux. Si l'on avait bien étudié la structure organique des tissus muqueux, si l'on avait réfléchi aux secours mutuels que se prêtent les diverses régions du système capillaire, à l'effet de la présence du mucus sur les muqueuses devenues très-sensibles par suite de la maladie, et aux harmonies d'action des organes, jamais l'on n'eût été aussi prodigue de phlegmasies dans le système muqueux. Plus je médite Bichat et les rapports des organes, plus je me convaincs que toutes les révolutions médicales faites jusqu'à ce jour, en séparant ce qui appartient aux faits, n'ont jamais été créées dans l'intérêt de l'humanité; car en analysant l'organisme souffrant, la médecine serait depuis long-temps une science exacte.

Si je poursuivais ce système, j'aurais une foule d'erreurs à démontrer; mais en voilà bien assez pour prouver que l'on ne fait pas d'application rigoureuse de l'Anatomie générale dans les maladies que l'on classe dans ce système, et que celui qui se croit un physiologiste est à l'unisson du dernier des empiriques. Le système glanduleux doit suivre dans toute classification de maladies celui des muqueux ; il mérite une grande étude ; l'on y admet souvent des phlegmasies qui n'y existent pas, et l'ictère a toujours été de ce nombre. C'est encore la couleur qui a décidé que le foie était alors malade et atteint d'une phlogose. Dans le plus grand nombre des cas, n'est-ce pas un phénomène impossible que ce soit le foie enflammé qui produise tant de bile, lorsque tout testicule, toute parotide, tout rein atteint de phlegmasie aiguë, suspend la sécrétion de ses produits ? Comment imaginer une phlegmasie sans gonflement, sans douleur locale ? De plus, puisque l'ictère naît quelquefois pendant l'inflammation réelle du foie, comment concevoir que l'ictère soit le produit de la bile résorbée quand on n'en voit point paraître par les vomissemens ou par les selles qui sont ici des issues naturelles pour ce fluide, comme le canal de l'urètre pour l'urine ? On objecte que les canaux biliaires sont obstrués ; mais lorsque la vésicule biliaire est si étroite, et que la vessie est si large, pourquoi dans les rétentions d'urine, l'urine ne passe-t-elle pas dans la masse sanguine ? Voudrait-on nous habituer à penser que la nature n'a pas de marche générale ? L'entreprise est trop dénuée de sens commun pour réussir. En s'emparant des symptômes, on ne peut nous entraîner dans l'erreur, et l'on a recours aux vestiges cadavériques, et précisément c'est le terrain où l'on perd le mieux sa cause puisque dans presque tous les cas on ne trouve point les canaux obstrués, la vésicule remplie de bile, et qu'il n'est pas douteux que le foie n'est pas phlogosé. Mais supposons qu'un homme reçoive une foule de contusions, et que sa peau se colore en jaune, dirait-on que cette couleur est la suite d'un ictère; que c'est de la bile? Non, sans doute; et pourquoi voudrait-on que dans le cas où ce ne sont pas des contusions qui l'engendrent, ce soit un produit biliaire qui lui donne naissance? Qu'on explique ensuite les ictères partiels par la résorption, et nous verrons si jamais l'on y parviendra. A-t-on démontré que lorsque le foie ne secrète plus, les produits qu'il n'enlève plus ne colorent pas le sang en jaune, ainsi que les tissus organiques? Au reste, qu'on produise la jaunisse chez les animaux, et l'on sera convaincu que, le foie étant sain, on ne doit pas attribuer l'ictère à une phlegmasie de cette glande.

On nomme ces idées *physiologiques*, et si j'entrais dans des discussions sur la splénite et d'autres affections que nous rapportons aux glandes, on arriverait à prouver que l'on n'est pas plus fondé dans ce qu'on dit de ces maladies; mais nous passons sur ce sujet, et nous arrivons à ce qu'on appelle les phlegmasies des séreuses. Plus je médite ce qu'on nomme la péritonite, la pleurésie, etc., et plus je me convaincs qu'il est impossible que ces affections soient des phlogoses. Interrogeons les séreuses: elles sont naturellement pâles, elles semblent n'être qu'un composé d'exhalans et d'absorbans. Ces idées sont d'accord avec celle de Bichat, et quand on fait la ligature de l'artère iliaque externe, on rencontre toujours le péritoine dans un état de pâleur. Au reste, qu'on ouvre l'abdomen d'un chien, et on aura la preuve de cette vérité. D'ailleurs cette structure est en raison des fonctions : si ce tissu était parcouru par des capillaires sanguins, ceux-ci irrités par le moindre frottement des surfaces organiques, se seraient engorgés, et il en serait résulté des maladies graves. Maintenant, prenant pour type la phlegmasie qu'on nomme ophthalmie, ne sera-t-il pas impossible qu'on me prouve que dans un tissu où ne pénètre pas le sang, et qui est dépourvu de nerfs, il puisse, quand il exprime la douleur, comme dans les cas de pleurésie, de péritonite ordinaire et non par suite de contusions, ne devoir son état qu'à une phlegmasie ? Partout l'inflammation que nous pouvons juger par tous nos sens, disparaît avec lenteur quand elle est formée ; dans l'ophthalmie, où le tissu qui en est le siége est plutôt une séreuse qu'une muqueuse, nous avons cet exemple, et dans celui des séreuses ce phénomène, à plus forte raison, ne devrait-il pas être ? Cependant l'expérience dit le contraire : un homme éprouve à midi des douleurs pleurétiques ; à une heure, si l'on se sert d'un traitement approprié à la nature du mal, le mal n'existera plus, lors même que la pleurésie sera très-étendue. Un autre ressent au péritoine des douleurs partielles quoiqu'étendues, l'on y observe tous les symptômes d'une véritable péritonite, et le malade guérira encore non moins promptement. Ce que je dis de ces affections s'applique également à l'arachnoïde qu'on juge enflammée quand les douleurs lancinantes qu'on rapporte à l'encéphale correspondent à un pouls peu fréquent et peu développé. Ces affections disparaissent non moins rapidement que les précédentes ; bien plus, c'est que, lorsque l'on juge la phlegmasie comme enveloppant toutes les membranes, les succès rapides qu'on acquiert en donnant plus d'énergie aux moyens curatifs qui sont les mêmes que ceux qui agissent dans les cas moins graves, et qui portent leur action sur les vaisseaux dont la nullité d'action est cause des prétendues phlegmasies, sont la preuve matérielle de cette vérité. Or, détruirait-on alors en quelques heures, et toujours en quatre ou cinq jours, une phlogose de tissu qui, ne pouvant s'enflammer que difficilement, doit guérir avec de grandes difficultés, et dont le frottement de ses surfaces est une cause permanente de la maladie? Exposez une ophthalmie aiguë au contact de la lumière, et jamais vous ne guérirez rapidement, quoique dans ce cas il y existe une intermittence d'action dans la cause, ce qui n'a pas lieu dans le premier cas; et pourquoi arriverait-on à d'autres résultats dans un tissu plus difficile à se phlogoser, et constamment en butte à une cause qui fomente sa maladie? Ce que j'avance est incontestable; mais je demanderai encore s'il était vrai que dans les pleurésies, les péritonites, etc., on eût à combattre des inflammations dès les premiers jours de leur existence, pourquoi des corps froids appliqués sur la peau, des boissons froides et les saignées augmentent constamment le mal; tandis que dans les phlegmasies, comme la brûlure, par exemple, ces corps sont toujours un bien? Or, cela devrait-il être, puisque, d'après les principes du jour, une phlegmasie est toujours une phlegmasie? Je ne disconviens pas que ces affections peuvent engendrer à la longue les phlegmasies des tissus où on les observe; mais je dis que les douleurs qui les caractérisent ne sont et ne peuvent jamais être le résultat primitif des phlegmasies. Au reste, si d'un côté ces corps froids sont si dangereux, on demandera à celui qui ne doit voir ici, comme dans la variole, la scarlatine, que l'effet d'une gastro-entérite, pourquoi l'ipécacuanha a eu de si prodigieux succès dans les péritonites? Sa réponse me paraît impossible, à moins qu'il ne tombe dans un contre-sens pathologique, ce qui est préférable, chez lui, à un aveu naïf de ses erreurs grossières. Au reste, rien d'extraordinaire dans cette réponse, car, par le temps qui court, on a trouvé moyen de rendre la matière si absurde, que les plus étranges bévues ont toujours quelque poids. Ensuite qu'on interroge les cadavres, et il n'est pas vrai que les tissus auxquels nous rapportons l'inflammation soient toujours rouges ou enflammés surtout; ce qui ne serait pas à cause de la difficulté pour le sang de revenir dans ses canaux naturels, et dela structure du tissu séreux. A mesure qu'on examine cette question, elle se simplifie : qu'on produise des péritonites chez les animaux, qu'on ouvre l'abdomen sur la ligne médiane, et jamais le péritoine ne sera rouge dans les premiers jours, à moins qu'on ne l'irrite directement, ce qui ne doit jamais être dans ce cas, pour que l'expérience soit rigoureuse. Si l'on eût bien considéré la structure du tissu, ses fonctions, l'état des exhalans cutanés et des sécréteurs des muqueuses avant l'apparition du mal, et pendant son existence, le lien qui existe entre les membranes séreuses et la peau et les muqueuses, quel est l'artifice que la nature a employé pour favoriser les frottemens des feuillets séreux, le mal n'eût jamais été envisagé comme on l'a fait, et l'on ne se fût pas avisé de saigner pendant le frisson violent qui accompagne ces affections morbides, de recourir aux sangsues quand le mal est très-grave, et les épithèmes émolliens eussent été repoussés, ainsi que les lavemens et toutes les boissons qu'on prodigue. Voilà une partie de ce qu'on eût fait, et l'on n'aurait pas vu ces maladies se prolonger des semaines entières au lieu de se terminer en un ou quatre jours; la guérison, toujours rare, n'être due qu'aux efforts organiques, et l'on serait arrivé à des succès tels que l'on aurait constamment guéri les neuf dixièmes, au moins, de ces maux, au lieu de n'avoir pour résultat qu'une mort presque constante quand ils sont graves.

Ici le tissu, envisagé en général, ne peut jamais être l'expression de la maladie qu'on lui attribue; mais qui jamais se serait douté qu'après avoir placé la phrénésie dans les membranes du cerveau, c'est-à-dire qu'après avoir fait parler le même langage de douleur aux tissus fibreux et séreux, on oserait un jour émettre l'opinion que des phlegmasies de l'arachnoïde causent le délire. Mais a-t-on vu et bien vu ce qu'on avance? Non; et alors sur quoi se fonde-t-on pour soutenir sa thèse? Sur une nouvelle combinaison d'idées absurdes que repoussent et la structure des tissus et leurs fonctions; car, avant tout, il aurait fallu démontrer la phlogose de la séreuse, et c'est ce que l'on n'a pas fait. Quand je veux me rendre compte, à l'aide de l'Anatomie générale, de ce qu'on dit, je ne suis pas surpris que presque tous les médecins repoussent ce chef-d'œuvre; mais ce qui m'étonne alors, c'est que depuis long-temps on n'ait pas fait justice des idées théoriques dont l'incohérence est frappante, et qu'on ait pu obéir à par des autorités qui n'avaient pour appui que l'ancienneté des erreurs ou des coteries.

Partout l'anatomie et les théories se repoussent dans le tissu qui nous occupe, même vérité dans les synoviales. Que dit Bichat? Que ces membranes ne diffèrent des séreuses qu'en ce qu'elles sont d'une trame plus dense; ce qui devait être à cause des fonctions qu'elles étaient destinées à remplir. Par la même raison, les capillaires sanguins sont placés en dehors de ce tissu, et bien moins nombreux que ceux qu'on observe sous les séreuses. Voilà ce que montre l'inspection de l'organisme : cependant un fiévreux éprouve-t-il des douleurs articulaires quand il livre ses membres à quelques mouvemens, ou bien ces symptômes existent-ils primitivement, on nous dira que les synoviales sont enflammées. Ainsi, comme l'inflammation suppose toujours un appel de sang, il existera un engorgement des capillaires rouges du paquet celluleux inter-articulaire, et par conséquent on éprouvera d'abord un sentiment de pesanteur dans l'articulation, et l'observation dit le contraire. Laissons cette objection, et puisque ce n'est que très-difficilement que les synoviales peuvent s'enflammer, comment concevoir que leurs douleurs inflammatoires peuvent disparaître si souvent avec une rapidité extraordinaire? Si dans les tissus séreux, celluleux, cutanés, ces phénomènes morbides sont impossibles, à plus forte raison le sont-ils dans le cas qui nous occupe. Ensuite une flegmasie, là où elle est, accuse toujours sa présence, et admirez ici la sagacité médicale! La phlegmasie ne peut être que par une cause violente, et cependant sa présence sera toujours inconnue si les membres gardent un repos absolu. On peut présenter les mêmes objections contre les phlegmasies des séreuses, et avec plus de force encore, et cependant on osera nous dire qu'il existe des phlegmasies intermittentes de ce tissu. Pour les uns, les maladies que nous rapportons aux synoviales sont des rhumatismes, et Dieu sait comme, après les longs tableaux de ces maladies, on connaît ce que c'est que les rhumatismes! Pour d'autres, lorsque ces affections morbides co-existent avec fièvre, c'est la gastrite qui les enfante; de sorte que le tissu muqueux sympathise avec l'élément organique qui est dépourvu de vaisseaux sanguins; et celui dont les propriétés vitales sont très-prononcées, avec celui dont la vie est si inerte; et puis avisez-vous de dire qu'on est physiologiste quand on émet ces idées, à peu près comme il est vrai que l'on peut trouver le bon sens dans la lune, et les doctes du jour vous immoleront à leurs bévues. En médecine, c'est comme dans toute autre connaissance humaine, l'habitude de l'erreur reçue comme vérité ne peut être changée chez l'homme qui la possède.

Il est impossible quand on cherche à s'appuyer sur l'Anatomie générale qui est un fait, de se rendre compte de la nature d'une foule de maladies qui appartiennent aux synoviales, surtout de celles qu'on regarde comme les plus certaines, et c'est encore la même difficulté qu'on rencontre quand il s'agit d'apprécier les rhumatismes ou les phlegmasies musculaires. Sans doute les muscles peuvent être enflammés ; mais l'esprit comprendra-t-il une phlegmasie aiguë de tissu, sans appel des fluides, sans congestion locale dans les capillaires sanguins, sans développement de ces mêmes vaisseaux, sans un accroissement de volume du muscle malade ? Cependant c'est ce qui n'est pas. Bien plus, quand on réfléchit à la structure du tissu, comment admettre de pareilles idées, lorsque l'on avance que ces phlegmasies paraissent et disparaissent avec une rapidité extrême ? Raisonnant par analogie, puisqu'à la peau, aux muqueuses, où la phlegmasie est plus facile qu'aux muscles, l'on n'est jamais témoin de ces dispositions et de ces retours instantanés de la phlegmasie, n'est-il pas impossible alors que ce même phénomène morbide ait lieu aux muscles ? D'ailleurs comme à la peau, au tissu cellulaire, elle devrait avoir un caractère aigu, continu ; et précisément ce n'est que quand on se livre aux mouvemens que la douleur se fait sentir dans les muscles. Si ensuite l'on réfléchit que les corps froids émolliens sont souvent funestes, il est bien positif que ce qu'on nomme rhumatisme n'est pas une phlogose. Voilà des considérations qui ne laissent aucun doute sur l'ignorance où l'on est des connaissances de la nature des maladies ; et si l'on eût bien étudié non-seulement ce qui constituait le fibre musculaire, mais surtout les autres tissus tels que les cribleux, les capillaires sanguins, etc., et qu'ici l'on se fût surtout rendu compte de l'absence de douleur pendant le repos absolu, l'on eût regardé les rhumatismes comme n'étant jamais le produit d'une phlegmasie. Au reste, nous sommes sur un terrain heureux ; on ne montrera jamais cet état de phlogose après la mort ; et cependant cela devrait-il être ? Le tissu musculaire, en offrant autant et plus d'obstacle à la formation des phlegmasies, doit en conserver aussi long-temps les traces.

Lorsque dans les muscles de la vie animale, on ne peut retrouver l'existence des phlegmasies, quoique la quantité de tissu cellulaire qui environne chaque fibre soit abondant, ce qui pourrait contribuer à la naissance de la maladie, il est non moins certain que ces affections ne sont pas dans les muscles de la vie organique, et qu'elles sont impossibles dans le cœur; l'analogie va nous servir à prouver cette dernière proposition. Que se passe-t-il dans un rhumatisme? L'impossibilité de toute contraction nous frappe, la douleur cruelle qui se manifeste par le plus léger mouvement nous force à ce repos; or si l'on considère la structure du cœur, si l'on fait attention que ces fibres sont fortement serrées les unes contre les autres, que le tissu cellulaire existe à peine, qu'il est organisé pour être très-résistant à cause des fonctions importantes qu'il remplit, et qu'il est forcé d'être toujours en mouvement, de contracter et d'étendre alternativement ses fibres, et d'accroître la cause de la douleur par ses propres contractions, je le demande, comment voudrait-on que ce qui est impossible pour le long dorsal par exemple, eût lieu pour le cœur? Sans doute comme les muscles extérieurs, celui du cœur peut éprouver des douleurs, et c'est ce qu'on a décrit sous le nom de cardite; mais celle-ci considérée comme phlegmasie, est de toute impossibilité; voyez si tel muscle que ce soit n'est pas condamné au repos, quand le tissu cellulaire subjacent est en état de flegmon. Or, croit-on que ce phénomène n'aura pas lieu à plus forte raison, si les capillaires sanguins musculaires sont engorgés, et le même fluide circulant ensuite dans les capillaires à fluide blanc de l'organe affecté?

Jusqu'ici rien que de simple dans l'erreur : l'on prend ce qu'on imagine pour se rendre compte de la maladie, pour la maladie elle-même; mais au moins l'on ne voit qu'un tissu souffrant, et c'est beaucoup, après plus de mille ans d'erreurs, d'avoir osé admettre ces idées. S'agit-il au contraire d'une affection qui semble appartenir à plusieurs tissus, alors la goutte arrive, et l'éclectique nous dit que c'est une affection inflammatoire qui semble embrasser la totalité des organes articulaires, les tendons, les ligamens, les synoviales, et les cartilages. Voilà donc la goutte qui devient le rhumatisme, et les maladies tendineuses se trouvent sur le même rang que celui des synoviales. Comme tous ces tissus ont beaucoup d'analogie entre eux sous le rapport de l'absence de capillaires sanguins, pourquoi a-t-on oublié le système osseux dont les extrémités des os longs se plaignent en même temps que les tissus que l'on vient d'énumérer, qui s'altèrent même comme eux, et qui parfois sont susceptibles d'un gonflement considérable?

Encore, si après ces erreurs on ne tombait pas dans d'autres, on pourrait, jusqu'à au certain point, se défendre; mais à un mal jusqu'ici appelé goutte régulière, ou affection *inflammatoire* des tissus les plus difficiles à s'enflammer, succède une affection qui trouble les fonctions des viscères, tels que l'estomac, les poumons, le cœur, etc., et vous allez croire que c'est une maladie différente de la première; mais gardez-vous-en bien, vous aurez encore la goutte avec la qualification *d'interne*, *d'irrégulière*, etc. Il importe que vous observiez que le mal d'un tissu ne peut pas se transporter sur un autre différent, que les tissus où on avait d'abord placé le siége du mal ne sont pas les mêmes que les appareils organiques où on les fait résider maintenant, que c'est insulter aux connaissances les plus positives de la physiologie et de l'anatomie que de considérer dans ces mêmes appareils les maladies qu'embrasse la pathologie médicale; de regarder comme une même affection l'expression douloureuse du cerveau et de l'estomac d'un côté, et celle des synoviales et des cartilages de l'autre; et qu'enfin c'est associer ce qui ne peut être ensemble; on vous dira toujours que c'est la goutte, et que ce n'est que la goutte, et pour avoir raison on s'appuiera, contre l'organisme, sur l'autorité médicale. Vous le voyez, un moment on adopte la division des tissus organiques, et ensuite faute de pouvoir analyser nos maux, on associe l'expression de ces mêmes tissus avec celle des appareils. Voilà un fait qui bien commenté donnerait à lui seul toute la mesure de l'ignorance absolue de nos maladies pour les esprits qui n'invoquent que l'observation, ou qui, soi-disant éclectiques ne font que subdiviser des erreurs grossières, que le plus faible commentaire rend en quelque sorte hideuses. Prenons un autre sujet, et cette même goutte, tant qu'elle n'existera pas avec la fièvre, sera une affection inflammatoire, tantôt d'un tissu articulaire, tantôt d'un autre; et si la fièvre se manifeste, ce ne sera que la sympathie d'une gastro-entérite. Voilà qui est bien compris. On regarde donc comme une phlegmasie ce qui ne l'est pas, et, comme pour les éclectiques que l'on injurie, le mal qui disparaît instantanément du tissu ou sa formation, telle qu'on la considère, est impossible, sera donc, ce qu'il n'est nullement, une phlegmasie. La goutte existe-t-elle sans trouble des fonctions digestives? elle sera la goutte; la fièvre se manifeste-t-elle? la goutte sera l'enfant d'une gastro-enterite; et ce physiologiste, d'une trempe nouvelle, qui émet cette opinion, fera sympathiser ainsi les synoviales, voire même les cartilages avec les muqueuses, et ensuite qu'on ne croie pas à de telles hypothèses, je le demande, n'est-ce pas outrager un *beau* talent? Poursuivons, le sujet est heureux, et sait-on comment la goutte quitte alors ces mêmes articulations ou son siége *naturel?* Le voici : c'est la gastrite qui la transporte à l'aide des sympathies. Le cerveau devient-il douloureux, la poitrine oppressée, etc.; c'est la gastrite qui promène la goutte au cerveau, aux poumons, etc. Jusqu'ici nous avons supposé que cette affection *inflammatoire* coexistait avec la fièvre; mais s'il arrivait qu'elle quittât, comme on dit, son siége des articulations, et qu'elle se transportât sur l'estomac, qu'elle produisît une gastrite, ah! l'auteur s'embarrasse. Mais un moment de réflexion, et l'on nous dira que la *gastrite, ayant mille et une variétés, existait;* qu'elle n'a fait que se développer; et vous croirez tout cela malgré le malade dont les digestions annonçaient bien qu'il l'ignorait. Pourquoi ce raisonnement absurde? Cependant puisque la gastrite produit par sympathie l'inflammation des synoviales, celle-ci pouvant être primitive, pourquoi ne produirait-elle pas par les mêmes moyens une gastro-entérite et avec elle toutes les fièvres possibles? L'auteur de l'examen, qui change de théorie selon les climats et qui les modifie selon les temps, nous fera peut-être cette concession pour ne pas trop paraître en contradiction avec les faits et lui-même; et alors nous aurons une simple inflammation des synoviales qui amènera les inflammations des muqueuses, du cerveau, du cœur, et par conséquent la mort dans une foule de cas. Voilà les *physiologistes* du jour, voilà les *génies* par excellence! Réunissez leurs travaux à ceux des éclectiques, et si dans ce fatras d'erreurs vous reconnaissez une science, vous me rappellerez l'idée de cet homme d'esprit qui conseillait l'ellébore à beaucoup de monde.

Voyons un dernier sujet qui est celui des névroses. Les nerfs ont comme les autres tissus une fonction qui leur est propre. Quant à leur structure, ils en ont une où l'on observe des parties communes, telles que celles des tissus cellulaires, des vaisseaux sanguins, etc. C'est ce que l'on remarque dans les gros troncs à mesure que ces derniers se subdivisent. Cette organisation se simplifie, et dans les plus petits filets il est impossible de les admettre. Pour reconnaître leurs maux, il faut donc remonter et à leur fonction et à leur mode d'organisation. Maintenant portons un instant notre attention sur ce que nous disent les observateurs et les systématiques. Les premiers décrivent des faits qui les frappent, qu'ils rapportent aux nerfs et rien de plus. Mais décrire un fait, est-ce en connaître la nature? Non, sans doute;

d'ailleurs, ces faits appartiennent-ils toujours aux nerfs? Pour être certain de ce qu'on dit, il faudrait avoir déterminé le rôle que joue le système nerveux, et l'on est loin d'avoir rempli cette lacune. Ensuite pourquoi avoir désigné sous un nom collectif les maladies du cerveau et des nerfs proprement dits, lorsque les premières diffèrent infiniment des secondes? Pour les systématiques actuels, les névroses sont l'irritation des nerfs; et pour nous prouver que cela doit être ainsi, il n'est pas d'article plus intéressant que celui que l'on trouve sur ce sujet dans la première édition de l'Examen des Doctrines médicales; c'est un chef-d'œuvre en fait d'expressions de goût pour l'obscurantisme. Tout le monde savait et saura, après l'auteur de l'Examen, que les névroses sont très-souvent le produit d'une irritation des nerfs, et comme par ce mot il entend aussi la phlegmasie, nous aurons donc des inflammations dans les névroses. N'envisageant cette idée que dans toute la masse nerveuse, l'encéphale excepté, nous demanderons comment on peut se faire une idée de ce phénomène, lorsque les filets nerveux n'admettent pas de sang, et que dans les squirrhes, les cancers, on les trouve souvent à l'état naturel dans la tumeur même. D'ailleurs, comment se fera-t-il que cette inflammation existe sans les signes qui la caractérisent, et, en outre, sans enflammer par continuité de tissu les parties environnantes? et cependant c'est ce qu'on remarque dans les névroses. Comment imaginera-t-on que celles-ci sont des phlegmasies, lorsque les nerfs unis à des parties enflammées restent dans un état naturel? Sans doute, dans les gros troncs où le tissu cellulaire abonde, on aura parfois des phlegmasies, ainsi que le prouve le cadavre; mais ces cas sont très-rares, et encore il n'est pas certain qu'ils soient le signe d'une névrose primitive. En considérant quel est l'effet des corps étrangers sur les nerfs, et en se rappelant que les organes qui remplissent les fonctions les plus importantes sont les plus résistans, jamais l'on n'eût admis que les névroses fussent des phlegmasies. Au reste, qu'on isole ces filets nerveux chez un animal, qu'on les irrite, et jamais vous ne verrez l'inflammation s'y développer. Soutiendra-t-on que ce sont d'autres tissus environnans qui, malades, les affectent à leur tour? Mais c'est une erreur, puisque pour admettre cette hypothèse il faudrait démontrer d'autres tisssus malades, ce que rien ne prouve.

On se trouve donc réduit à voir une phlegmasie dans une névrose; et ici comme ailleurs, la théorie n'est pas d'accord avec le traitement. Au surplus, les traitemens antiphlogistiques ont-ils été heureux dans le plus grand nombre de cas ? L'expérience résout la question par la négative. Aurait-on eu au contraire ces revers en remontant aux parties communes qui entrent dans leur organisation, et en étudiant leur lien avec les exhalations et les sécrétions ? Jamais et encore jamais, surtout dans les névralgies, en même temps que, d'après les faits, les expérimentations, et le but de la nature dans le rôle qu'elle a distribué aux nerfs, on se fût convaincu que ceux-ci ne pouvaient admettre le sang dans les capillaires de la nutrition et être phlogosés.

Une inflammation dans une névrose, l'idée est inadmissible; mais voulez-vous un système renforcé sur ce sujet, méditez, si vous pouvez, l'hypocondrie selon M. le docteur Loyer-Villermay : tout chez lui est d'imagination, et rien dans la nature. Pour cet auteur, toute maladie est nerveuse, et sans pouvoir se comprendre, il ne pourra voir autre chose. Dans ce tableau, vous aurez à la fois une gastrite, des squirrhes, des cancers, de simples altérations de l'organisme, qui ne sont ni des phlegmasies ni des squirrhes, etc. Tout cela sera placé vaguement dans un appareil, et par *l'heureuse invention* de la sympathie, tous les autres organes deviendront malades à tort et à travers. Il est aussi absurde dans son genre que son compatriote le docteur Broussais, et si tous les deux faisaient une offrande de leurs œuvres à la raison, ils la feraient rougir.

Parmi les névroses, l'asthme, par son caractère, a fixé l'attention des médecins. Les nosographes le décrivent et rien de plus, et les systématiques nient son existence, ou ne voient en lui que l'expression d'une lésion organique du cœur. Les premiers nous disent scrupuleusement ce qui est. On ne doit que leur savoir gré de recueillir l'observation, puisque sans elle on ne peut élever la science; et rien de plus; mais dans l'état actuel, les faits sont peu intéressans; sous tous les rapports, ils nous inondent, et l'essentiel est de les comprendre et non de les multiplier. Après celui de rendre compte de la nature de nos maux, c'est le premier mérite; mais voyez l'ambition des systématiques; on a observé un fait qui se représente tous les jours, et ils le nient parce qu'il détruit leur théorie. Ne pouvant comprendre l'asthme tel qu'il est, on n'a vu en lui que le tableau d'une maladie du cœur. N'aurait-on pas pris l'effet de la maladie pour la maladie elle-même ? Après avoir vu un homme souffrir pendant plusieurs années de l'asthme porté à ce point que l'on craignait pour ses jours, et ensuite guérir, ce dont je puis citer plusieurs faits, est-on fondé dans sa théorie ? Un anévrisme du cœur très-prononcé a-t-il à jamais disparu par le seul bienfait de la nature ? Ensuite obtiendrait-on ce succès en usant fortement de toniques, en tombant même dans des excès de boissons qui seraient autant de causes qui nécessairement aggraveraient la lésion organique ? Voilà ce dont j'ai été témoin, et si l'on consulte les observateurs et l'expérience, tout nous dit que l'asthme est augmenté par les débilitans, ce qui n'est pas quand l'anévrisme est réel. Ensuite un *asthme intermittent sans lésion intermittente*, n'est-ce pas une maladie qui prête à rire ? Sans doute, dans les cadavres des asthmatiques le cœur est toujours hypertrophié; mais comme je viens de le dire, on prend ici l'effet d'une autre maladie pour cette maladie elle-même; et cette erreur existe partout. Les diverses altérations cadavériques ne sont pour les médecins que l'expression de la maladie qu'ils ont observée, lorsqu'ils ne se doutent pas qu'ils prennent pour une maladie l'expression de l'agonie de l'organisme, et qu'ils fuient un terrain où ils ne sont rien, pour se placer sur un autre qui l'égale. Si l'on avait considéré comment la sensibilité s'éteint dans les diverses régions du tissu; comment elle est accablée, résiste, et reprend son état naturel pour retomber encore, jamais l'on n'eût émis cette opinion. Examinez comment l'animal, qui veille dans votre cour, devient asthmatique, comment les catarrhes pulmonaires engendrent surtout cette affection morbide, sous quelle influence elle naît, disparaît, et elle revient; portez votre attention d'abord sur la contractilité des muscles intercostaux et ensuite sur celle du diaphragme, et de même que dans les cas où la vision perd de son énergie, se trouble parfois pour devenir naturelle et se troubler encore, vous déterminerez comment cette variété d'action des yeux a lieu, là vous aurez le même pouvoir.

Plus je compare l'anatomie des tissus aux expressions morbides qu'on leur attribue, et plus je me convaincs que leur vie malade est inconnue. Je ne multiplierai pas davantage les preuves de cette vérité dont tous les détails appartiennent à un traité de pathologie médicale; ce serait entrer dans des répétitions trop souvent obscures, parce qu'on ne peut donner des explications dans toute leur étendue et les mettre d'accord avec des principes généraux, quand elles sont ainsi isolées. Je crois être arrivé au but que je voulais atteindre, et si je me suis attaché à combattre surtout ce système qui émet des phlegmasies dans toutes nos affections morbides, c'est parce que toute interprétation fausse de la nature a le double désavantage et de nuire aux progrès de la science et d'être destructrice de la vie. Quand je pense au peu de réalité de cette opinion, je ne puis dissimuler qu'en médecine comme dans d'autres connaissances de l'homme, c'est la valeur qu'on attache aux mots qui est la base de nos idées et non l'objet matériel que devrait nous rappeler le mot. Nos pères croyaient aux revenans; on n'en avait cependant jamais vus; hé bien!

par tout ce qui précède on peut se convaincre que la phlogose en général, considérée comme expression primitive de l'altération des fonctions où elle existe, est infiniment rare, et cependant partout on ne voit que phlegmasies. Sans rien exagérer, cette maladie ainsi considérée est le véritable fantôme de la médecine à l'existence duquel tous les médecins croient, et qu'aucun d'eux ne démontre.

La médecine, depuis la mort de Bichat, n'a plus fait de progrès; que dis-je? la fureur des systèmes dont elle n'a pu se défendre lui imprime une marche rétrograde. L'erreur se modifie selon les esprits qui la reçoivent, ainsi que les vérités qui la combattent, et de ces nouvelles causes naissent des opinions différentes qui nuisent à la science plutôt que de la servir. Pour se rendre compte des maladies, il faut s'identifier avec un plan général qui soit celui de la nature, et nulle part on ne trouve la pratique de ces principes. Qu'on lise tous les auteurs actuels après ceux que je viens de nommer, ou qu'on remarque la pratique de presque tous les médecins qui s'érigent en guides, vous voyez les uns adopter en théorie les idées incomplètes du nosographe philosophe, les autres s'initier à Tomasini, par l'intermédiaire de M. le docteur Broussais, quelques-uns en être les esclaves ou le modifier, d'autres n'avoir que les idées de Rasori, leur faire éprouver le même sort ou les adopter en entier, et une foule d'autres faire un mélange de toutes ces opinions, pour se singulariser par une autre plus bizarre; mais en sommes-nous plus avancés sur les connaissances de la nature de nos maux? Non, trop malheureusement non. Au reste, si le contraire existe, pourquoi cette anarchie d'opinions qui jamais ne fut plus prononcée ? Si l'une d'elles est vraie, pourquoi n'a-t-elle pas cette supériorité dans la pratique, et cette simplicité de théorie qui rallie tous les esprits ? Pourquoi manquons-nous, dans une foule de cas, de ce degré de connaissance que l'on remarque dans un esprit vulgaire qui, étranger à l'art de guérir, n'en trouve pas moins le moyen de dissiper les douleurs contre lesquelles nous étions impuissans ? L'égarement est à ce point, qu'on donne comme tableaux du mal ce qui est impossible, qu'on avance comme pris sur la nature, ce qui n'est que rêverie, et que l'on ignore complètement qu'il existe une harmonie de symptômes. Le beau idéal dans ce siècle est de réduire le génie à une abnégation du sens commun, à n'avoir que la mémoire des mots et l'instinct d'encenser les erreurs du maître. Aussi jamais il ne fut plus pénible qu'à l'époque actuelle d'exercer la médecine; partout des cris accusateurs s'élèvent contre nous, et je ne vois nulle part un grand homme pour les calmer. Par une conséquence toute naturelle, l'intelligence la plus bornée qui réduit toutes les maladies à une seule, tous les moyens curatifs à un seul, ou qui les cherche dans la crédulité du vulgaire, est l'intelligence la plus connue, et les noms des Rasori et des Leroy, des Tomasini et des Broussais, et naguère des Puységur, sont les noms inscrits sur les ailes de la renommée. O Hippocrate ! ô Boerrhaave ! soutiendrait-on encore devant vous le développement successif de l'esprit humain en médecine ? Plus que jamais la connaissance de la nature de nos affections morbides est ignorée, et, depuis Bichat, la médecine est veuve d'un grand homme digne de continuer ses travaux.

J'ai dit qu'énumérer des faits, ce n'était pas une preuve qu'on connaissait leur nature; et, en effet, pour se convaincre que je suis fondé dans mon opinion, prenons au hasard divers tableaux de nos affections morbides, même dans les cas de chirurgie. Supposons que le sang circule dans les capillaires à fluide blanc de la muqueuse des yeux; pour nous, le siége du mal ce sont les capillaires blancs, et sa cause immédiate le sang. Que la maladie soit moins simple, et ne voyons qu'un gravier sous la paupière: dans ce cas, la surface externe de la muqueuse oculaire où viennent se terminer des exhalans et commencer des absorbans, sera le siége du mal, ou, en d'autres termes, il y aura dans ce cas autant de maladies de la muqueuse qu'il existe dans cette membrane de points organiques différens malades, et la cause du mal sera le gravier. Voici un autre cas, et ne voyons que la fracture simple d'un os quelconque, avec déplacement des fragmens produit par un corps contondant: ici, quelle est la série d'idées qui nous frappe, une fois le mal produit? Ce sont la lésion physique de l'os, et la cause secondaire qui sépare les fragmens. Or, pour nous, connaître le résultat des faux rapports des propriétés vitales d'un tissu entier ou de ses parties organiques les plus élémentaires, avec les excitans, comme dans tous ces cas, c'est connaître la nature de la maladie. Sans ces conditions, on se trouve dans un labyrinthe. Cependant, quoique sans elles on ne puisse qu'errer ou suivre une marche vacillante en médecine, on ne les trouve nulle part réunies. Dans les fièvres essentielles ou primitives, on énumère bien une foule de causes premières; mais, près du malade, leur action est-elle précisée? N'en est-il pas de même de celles qui leur succèdent ou qui viennent leur prêter leur appui? On remonte bien au froid dans une foule de cas; mais quand cette température a fait place à une autre qui lui est opposée, et que le mal persiste, nous fait-on toucher en quelque sorte celle qui entretient nos douleurs? Que dis-je? la fait-on envisager d'une manière même probable? Ouvrez tous les livres, tous les traités de pathologie interne, consultez les praticiens les plus renommés, et, sous ce rapport, ni les livres, ni leurs auteurs ne peuvent satisfaire aux voeux de la raison la moins exigeante. Nous souffrons sans qu'on nous signale la cause matérielle du mal, et même embarras dans la détermination de son siége. Méditez les tableaux des fièvres, et quels qu'en soient les peintres, que voit-on, en n'interrogeant que les faits? L'économie entière se plaindre, et quand, le scalpel à la main, l'économie est un monde composé d'élémens dont chacun d'eux a une organisation et une vie qui lui sont propres, n'est-ce pas nous tracer dans le même tableau une série de maladies différentes? On me dira sans doute que tel ou tel tissu affecté, les autres s'affectent; mais le défaut d'assigner le tissu primitivement souffrant, et l'impossibilité de nous dire comment le mal s'étend aux autres, ne laisse pas même à cette objection le mérite d'être illusoire. Pour apprécier la nature des maladies, il faut matérialiser les idées sur ce sujet; et partout je ne vois qu'une métaphysique absurde.

Abandonnons ce terrain pour passer sur d'autres où la médecine se croit moins hypothétique, et, je le demande, dans la rougeole, la scarlatine, la variole, l'érysipèle et dans plusieurs maladies que l'on rapporte à la peau, comme dans celles qui, sous le nom d'ophthalmie, de corysa, d'otite, de muguet et de catarrhe en général, sont placées dans les muqueuses, est-on plus heureux dans la connaissance des maladies? L'expérience résout cette question par la négative. Ici, comme là, la première cause du mal n'est jamais précisée, et moins encore celles qui l'entretiennent. Parce qu'un tissu malade frappe surtout nos regards, on pense en avoir déterminé le siége; mais il n'est pas une seule de ces affections qui ne soit précédée d'un trouble universel, et alors ne prendrait-on pas la complication d'une affection générale pour une maladie particulière; et son siége ne serait-il pas des plus vagues? Cette incertitude ne devient-elle pas une vérité positive, si l'on remarque que lorsque l'on combat ces maladies par des corps froids, elles cessent, pour donner un caractère plus terrible aux symptômes qui les avaient précédées? Ensuite, est-ce qu'à la rigueur les tissus dermoïdes, muqueux, etc., ne sont pas des organes? Ne trouve-t-on pas en eux des ramuscules artériels, veineux, nerveux, des capillaires à fluide rouge et blanc, un tissu qui sert de moyen d'union à tous ces mêmes tissus? Dans toutes ces maladies, assigne-t-on d'une manière claire et précise quelle est l'espèce d'élément qui est affecté plutôt dans tel cas que dans tel autre? car, enfin, on ne persuadera jamais à qui que ce soit, que la rougeole et la variole, le corysa et le muguet, etc., soient des maladies de la même espèce. Ce que je dis de ces affections morbides s'applique également à toutes les autres. Considérez celles des tissus glanduleux, synovial, séreux, cribleux, etc., et toutes, placées sur des élémens presque aussi compliqués que le derme, les muqueuses, etc., nous restent aussi dérobées, sous le rapport de leur siége le plus élémentaire, de l'action de leurs causes, et par conséquent de leur nature. Quand je lis que dans l'ictère il existe une phlegmasie du foie qui n'accuse aucun gonflement, aucune douleur, et, très-souvent, aucune lésion après la mort; que, dans les douleurs articulaires, on retrouve également une phlegmasie, et que je me peins la difficulté qu'a le sang de s'accumuler dans les synoviales, la rapidité avec laquelle elles disparaissent parfois, et reviennent de même, tandis que les phlegmasies du ressort des sens n'offrent jamais ce caractère, et que je me rappelle que sur le cadavre on n'aperçoit, dans le très-grand nombre de cas, aucun vestige de la maladie énoncée; quand je réfléchis que dans toutes les douleurs que nous rapportons dès le début aux séreuses, on tient le même langage que démentent les faits, l'analogie et les vestiges cadavériques, et qu'enfin on ne précise jamais à coup sûr partout l'état du cadavre après telle ou telle maladie, je ne vois point d'esprit assez fort pour prétendre abrutir ma faibles raison jusqu'à ce point que dans ce qu'on dit je voie ce qu'ils disent. J'en appelle aux écrits et aux praticiens, et partout l'on n'est témoin que de contradictions éternelles, de mille opinions différentes, de traitemens qui se repoussent les uns les autres, même chez le même homme de l'art, et d'une égalité de revers qui prouve ce que j'avance.

Partout dans la pathologie médicale, on énumère les causes des maladies, mais vaguement; partout on décrit des symptômes, on les groupe d'une manière irrégulière; mais décrire un fait, est-ce en connaître la nature? Chacun peut jouer le même rôle sans être médecin ; et ce qu'Hippocrate disait de ceux qui avaient recueilli les sentences d'Iguides, qu'on trouve que toutes ces descriptions manquent de choses essentielles pour connaître le mal, existe aussi dans les travaux de ses successeurs. Telle est la réalité des choses; mais il faut le dire, malgré cette lacune la plus importante de la pathologie, telle est cette science que les causes et les maladies, à force de se répéter et d'être observées, ont fait naître des pensées qui nous rapprochent de ces connaissances, et que, soumises à l'Anatomie générale et aux vives lumières de la saine physiologie, elles doivent faire arriver la science à sa perfection. Aussi, malheur à celui qui repousse et les pensées nées de ces faits, et ces faits et leurs causes, parce qu'ils sont destructeurs des systèmes, ou parce que leur débile cerveau ne peut les coordonner; malgré les dédains de la médiocrité audacieuse, ils seront toujours des monumens éternels où l'ami de l'humanité viendra lire pour étendre et affermir la science, lier le passé au présent, ajouter le savoir d'autrui au sien propre, et plus d'une fois ravi de s'éclairer dans les observations de tant de génies, plein d'admiration pour leurs travaux, et de reconnaissance pour le bien qu'ils firent au genre humain, il tressera pour eux des couronnes au lieu de flétrir leurs lauriers, et pour les venger des traits de l'envie, il soupirera leurs panégyriques immortels.

En résumé, la pathologie médicale, envisagée sous les rapports des connaissances de la nature des maladies, est loin de se touver au rang où la placent ses admirateurs. Elle embrasse tous les corps qui existent, les divers systèmes organiques considérés isolément, elle les apprécie jusqu'à la minutie, et elle les oublie pour ainsi dire en entier, au moment de l'apparition de la maladie et pendant sa durée. Quel étalage pompeux d'érudition dans les causes primitives, et quelle stérilité de conséquences pour apprécier nos maux! On croirait à en juger par cette contradiction manifeste, que dans l'état morbide l'homme vit indépendant des corps nécessaires à son existence, lorsque c'est dans cette dépendance, qui n'est plus naturelle, que se trouvent toutes les causes du mal. Au reste, tant qu'elles sont visibles, elle les signale; mais si on lui demandait pourquoi telle ou telle maladie se développe ou persiste, quand les premières causes ont cessé d'être, sa réponse serait impossible, et non moins embarrassante encore, si on la forçait à expliquer comment cette cause invisible et funeste en même temps est survenue. Sous le rapport des connaissances des causes, son égarement surpasse parfois l'imagination la plus vive, et a été si loin que, lorsque la mort s'est promenée froidement dans son char en dépeuplant de vastes cités, elle n'a pas été chercher la cause dans une forte rupture d'équilibre entre les solides et leurs excitans, ou dans une altération profonde de la vitalité, là où elle ne peut qu'être; elle a créé des virus et supposé des miasmes, ou des êtres abstraits qui rappellent l'origine de la science et les idées de nos pères qui croyaient, dans leur simplicité, que les maladies venaient du ciel. Elle connaît les rapports des organes entre eux : ce lien doit être modifié dans l'état morbide et approprié à cet état, et alors elle ne note que ce que la nature montre aux sens les plus communs. Ce monde organisé, l'homme ne présente que des élémens sensibles aux sens; et où le raisonnement découvre une foule d'autres élémens, et où trouve-t-on le tableau des affections de chacun de ces principes organiques, qui soit simple, qui à lui seul n'embrasse pas les maladies de plusieurs tissus différens, et où l'on montre les symptômes dans leur apparition naturelle? Elle nous dit dans ses observations des fiévreux surtout, que telles ou telles fonctions sont diminuées ou anéanties, que la peau est aride, la bouche fuligineuse, les sécrétions nulles, etc., et que la maladie s'est terminée par des sueurs abondantes, des vomissemens, des déjections alvines, etc., et dans ses erreurs elle ne voit pas que les premiers symptômes ne sont que l'expression de la diminution ou de la nullité d'action des exhalans cutanés, des sécréteurs des mucosités, des capillaires à fluide blanc des reins, et que les seconds, sous le nom de crises favorables, ne sont que le retour à la santé des systèmes malades. Elle connaît les propriétés vitales de chaque système, propriétés dont les modifications diverses de sensibilité constituent la diversité de nos penchans, de nos instincts, de nos besoins et de nos goûts : dans la douleur, dans l'accablement, elle doit s'attacher à leur expression rigoureuse; et cependant où est le livre ou le mortel fortuné qui nous peint son langage? Connaissant l'homme physique et ses rapports avec l'univers matériel, elle doit aussi, pour compléter sa doctrine, méditer les relations sociales, et porter sur elles une attention profonde, à cause des révolutions qu'elles enfantent parmi les humains : dans cette carrière, le médecin doit être sans rival, et si l'amour de la philosophie s'éteignait sur la terre, ce serait à lui seul à en rallumer le feu sacré; et quel est l'Hippocrate de nos jours qui réunit ce double laurier? Bichat a fait pour elle ce que Newton a fait pour la physique; il a développé les principes à l'aide desquels tous les phénomènes de la vie reçoivent leur solution, et en médecine, on raisonne encore comme en physique, avant la création du système newtonien. Enfin avec une connaissance précise de l'organisation de l'homme, de ses élémens des propriétés vitales, et de ses rapports tant physiques que moraux, la médecine, pour n'avoir pas analysé le lien de toutes ces sublimes découvertes, et ne pas avoir appliqué cette analyse à l'être souffrant, malgré tant d'avantages acquis par Hippocrate et ses succésseurs, surtout Bichat, ne montre dans les connaissances du cercle de la sphère des douleurs, que quelques points de ce cercle qu'il est temps de parcourir en entier.

S'il est vrai que la pathologie médicale ne soit presque partout qu'obscure, c'est la même marche que nous offre, à quelque chose près, la pathologie chirurgicale. Chez elle, les lésions physiques primitives occupent une large place ; mais que signifie le mot plaie, pris en général et appliqué à des cas qui embrassent souvent un appareil organique entier? Chaque tissu ayant un organisme et des rapports différens, ne doit-il pas alors être envisagé d'une manière différente? Que signifient ces dénominations de plaies de tête, des sourcils, de contusion du nez, de plaies des paupières, des lèvres, des poumons, du pharynx, des intestins, du scrotum, de la matrice, etc? La tête lésée n'aura-t-elle pas un mode de souffrir différent, si la plaie se borne à la peau, ou si elle s'étend au tissu cellulaire, ou aux os, ou aux membranes qui enveloppent le cerveau, ou au cerveau lui-même? Comparez ces différences, et vous verrez que depuis la création de l'anatomie générale, faute d'étudier chaque tissu à part, et de les envisager ensuite de même dans la pratique, on a conservé les difficultés de la science, en la soumettant toujours à un ordre non analytique, et qu'avec cette erreur survit toujours un traitement irrégulier, incomplet ou funeste. Ce que je dis des plaies de la tête, s'applique également à celles de l'abdomen. Tant qu'elles ne sont bornées qu'à la peau, sont-elles les mêmes que lorsque les muscles sont lésés? Non, sans doute : ici le danger augmente; mais si le feuillet de la séreuse qui tapisse les parois abdominales est lésé, alors les dangers sont bien plus graves à cause des épanchemens abdominaux que l'on a à redouter; et, comme on voit, le mal varie selon chaque tissu organique. Bien plus, supposez que les intestins soient seulement attaqués dans deux de leurs tissus, le séreux et le musculaire, et que la muqueuse soit respectée, dans ce cas, l'épanchement sanguin qui peut survenir, viendra compliquer la maladie, et si la perforation est entière, que la muqueuse soit ouverte, les matériaux du canal intestinal passant à travers l'ouverture pour tomber dans la cavité péritonéale, n'aggraveront-ils pas le danger existant? Dans quelque solution de continuité primitive que ce soit, constamment on ne peut s'en faire une idée juste, qu'en examinant successivement les tissus organiques qu'embrasse le mal qui nous frappe.

Voilà une vérité réelle que prouvent les distinctions auxquelles la nécessité a condamné les praticiens. Que de répétitions, que de travaux inutiles l'on se fût épargné dans cette science, si, prenant chaque tissu à part, on eût considéré les lésions physiques qui lui sont propres, et qu'ensuite on les eût toutes placées dans un seul genre! Sans doute la plaie du derme diffère de celle des muqueuses, celle-ci de la plaie des séreuses, et une rupture du tendon d'Achille n'est pas la même qu'une fracture, mais, dans le fond, elles sont dans la même classe de maladies, et elles ne diffèrent que par la structure du tissu et celle de ses fonctions. Une fois pénétré de cette idée, le chirurgien, en se rappelant chaque système élémentaire et ses fonctions, s'élève promptement à la connaissance de toutes ces maladies, et le raisonnement seul lui suffit pour décrire toutes leurs variétés. En suivant sa route habituelle, la chirurgie est comme la médecine, elle ne montre que des maladies locales toujours compliquées, et de là vient que, comme elle, en faisant de chaque affection un être d'une nature propre, elle est si fastidieuse et si incertaine dans bien des cas.

S'occuper de ce genre de maladies, ce fut là sans doute sa première étude; et quand elle s'avisa de scruter l'intérieur de l'économie, elle fut encore moins heureuse dans ce genre de travaux. Souvent les excitans qui parcourent les cavités et nos canaux organiques sont trop forts, ou en trop grande quantité, ou bien étrangers; et sur ce nouveau terrain comme sur l'autre, non-seulement la chirurgie ne groupe pas ses idées, mais encore chaque cas est un nouvel être qui est tellement isolé de tout autre, que le premier ne nous mène pas naturellement à la connaissance du second. Le conduit auditif est sujet à être oblitéré par une trop grande quantité de mucus ou par des corps étrangers; la vessie à recevoir également trop d'urine, ou à contenir des calculs ou d'autres corps; la séreuse de l'abdomen présente souvent ces cas, où sa cavité contient trop de sérosité ou un corps étranger, tel que le sang, et dans tous ces cas, la science ne s'apercevra pas que ces maladies ne diffèrent encore que par rapport aux tissus, et qu'en remontant toujours aux fonctions de ceux-ci, elle saurait être plus habile à combattre nos maux. Ensuite, qu'on lui dise que toutes les ascites, les hydrocèles ne sont pas produites par la même cause, constamment, dans le premier cas comme dans le second, elle aura recours à la ponction; et, dans le second, elle ajoutera l'injection, et rien de plus. Mais elle se trompe; il est des ascites qui ne demandent nullement la ponction; et dans l'hydrocèle, une fois qu'elle est pratiquée, il est très-peu de cas où l'on doive recourir à l'injection. Si elle avait étudié les rapports des organes entre eux, elle eût été convaincue de cette dernière vérité, ainsi que je le prouverai par des faits. Voulez-vous avoir une preuve nouvelle de son ignorance de la nature d'autres maladies, supposez un testicule ayant reçu une pression un peu forte : il survient une irritation de la glande, celle-ci s'engorge, s'endurcit, le mal passe à l'état chronique avec formation d'une hydrocèle; et qu'on demande alors quelle est la conduite à tenir pour la guérison? Le chirurgien qui est à la hauteur des connaissances actuelles, vous dira qu'il faut extirper la glande, et on appelle cela guérir, comme si un organe qu'on tue n'est pas mort, lorsqu'on pouvait le conserver, si l'on se fût donné la peine d'étudier le caractère du mal, caractère qu'on apprend à connaître en remontant à la composition organique la plus intime.

Ce que j'avance ici, s'applique également à cette accumulation de lymphe située dans les cellules du tissu cribleux, et qu'on nomme anazarque. Pour être plus clair, je la suppose primitive et fortement prononcée dans tous les membres inférieurs et la partie de l'abdomen qui les environne. Que fera la chirurgie? Elle emploiera tour à tour l'expérience et toutes les rêveries du passé; et là seront prônés les émolliens et les excitans, les saignées locales, et sans doute aussi les purgatifs et les mouchetures; mais le mal résiste, et dès lors il est incurable pour elle. Cependant, si, un instant, elle eût étudié les fonctions du tissu cellulaire, ses rapports avec les autres tissus surtout; si elle se fût armée de l'ana-

21.

logie, si elle eût vu comment elle guérissait un panaris, oui un panaris, eût-elle été réduite à cette impuissance, et aurait-elle parcouru un cercle de traitement aussi vicieux? Non. Et quand j'entends prononcer le nom de génie chirurgical dans bien des cas, cette épithète frappe mal mes esprits. La chirurgie, comme la médecine, a assez de faits; elle ne doit plus penser qu'à leur donner une classification naturelle, qui est celle de la médecine.

Si on lui demande de placer dans un ordre régulier les faux rapports de ces tissus avec les causes morbifiques, quoique la matière soit des plus simples, vous la verrez errer, et, dans les épanchemens abdominaux, placer en première ligne l'accumulation du sang dans la cavité péritonéale, tandis que l'ascite, qui doit être la plus fréquente, parce qu'ici, comme là, toutes les cavités sont plus sujettes à être dans de faux rapports avec leurs excitans propres qu'avec les corps étrangers, ne sera comptée qu'après; et cependant ce sont les doctes du jour, les génies qui sont l'espoir de la science, qui donnent cet exemple! Voilà une erreur pour la classification des diverses maladies du même tissu; et cette chirurgie tant vantée inspire la pitié quand elle nous décrit quelques-unes d'entre elles. Dites-lui encore de vous donner une connaissance positive de l'hydrothorax, et, loin de remonter à l'histoire précise du mal, de tenir compte de l'enchaînement naturel des symptômes, de ne voir dans ceux-ci que l'expression des tissus les plus élémentaires malades, de tirer son savoir de l'état entier de l'organisme, surtout de celui des exhalations cutanées et lymphatiques, et ensuite des sécrétions pulmonaires, elle rassemble des mots, s'arme de quelques instrumens toujours incertains dans leur action quand il s'agit de l'étude de la vie, elle opère; et le thorax perforé, ne donnant issue à aucune goutte de liquide, vous montre la hauteur du génie transcendant qui interroge la douleur. Ce que je dis de ces cas s'applique également à d'autres : dans des maladies de la vessie, j'ai vu annoncer des rétentions d'urine, la sonde ne pouvoir pénétrer, le malade subir l'action du trois-quarts, et l'absence de l'urine accuser la chirurgie dans l'un de ses premiers interprètes. Ce que je dis, l'histoire le confirme, et d'ailleurs je l'ai vu, oui vu de mes propres yeux. Si elle faisait parler à chaque organe, à chaque tissu le plus élémentaire son propre langage, aurait-elle ces revers ?

La médecine s'est emparée de presque toutes les phlegmasies, et celle du tissu cellulaire semble appartenir à la chirurgie; mais admirez le génie de cette dernière science, ou plutôt de ses interprètes, et ce qu'ils font pour les panaris, ils se garderont bien de le tenter pour toutes les maladies de la même espèce et situées dans des régions différentes. Pourquoi cette anomalie, pourquoi ensuite livrer à la nature des efforts organiques qu'on eût pu épargner, en ayant recours à la production subite des effets qu'elle veut obtenir, celui de débrider et de donner lieu à la suppuration? Incomplète dans sa manière de voir les phlegmasies celluleuses, elle marche, à l'instar du vulgaire, dans les phlegmasies cutanées telle que la brûlure, et même inconséquence pour les catarrhes de vessie. Ici, elle ne fait qu'imiter toutes les erreurs médicales ou les accroître; la muqueuse vésicale malade repousse tout excitant naturel, quel qu'il soit, et cependant on prodigue des boissons; plus que partout ailleurs, les rapports des tissus entre eux doivent, dans ce cas, être modifiés, et elle ignore ici ce qu'elle met en pratique dans une plaie. Enfin, qui le croirait, pendant qu'elle stimule par tant de moyens un organe surstimulé, considérez son empirisme; elle cherche, par l'emploi de l'essence de térébenthine, à contre-stimuler et à détruire ainsi le mal!

Prenez-là sur un autre sujet, celui des phlegmasies du système glanduleux, dans les vastes phlogoses des mamelles, non-seulement elle ne saura que calmer par la soustraction du sang ou les émolliens, elle fera plus, l'analogie ne lui servant à rien, elle ne saura point par un débridement même léger donner issue à un fluide trop abondant, détruire une réaction organique dangereuse, enlever une inflammation cruelle, et éviter de vastes abcès, et trop souvent la perte de l'organe.

Maintenant, envisageons les maladies qui résultent des faux rapports des organes entre eux. Le langage de la chirurgie est-il bien précis dans le plus grand nombre des hernies? Dans celles du cerveau, des poumons, de l'estomac, qui portent le nom d'encéphale, d'inguinale, de congéniale, que peut-on dire? sinon que les séreuses sont dans de faux rapports avec les tissus situés en dehors de leurs cavités. En vain on voudrait nier cette vérité, elle est incontestable, et c'est pour l'avoir méconnue qu'on n'a pu se rendre compte de la nature des douleurs abdominales, surtout lorsque ces cas existaient. Sans doute les tissus subjacens suivent le sort du séreux, mais on conçoit qu'ils ne souffrent qu'immédiatement après le premier. D'un autre côté, c'est en se faisant des idées précises de l'organisme qu'on peut non-seulement mieux le reconnaître, mais encore, après l'opération, juger le degré du danger en examinant surtout la séreuse qui, si elle était détruite, ne laisserait plus aucun espoir de succès, à cause que la partie malade serait dépourvue du tissu propre à favoriser ses mouvemens de glissement.

On a créé aussi une maladie *sui generis* des plaies pénétrantes simples de l'abdomen avec sortie des intestins. Ce n'est à proprement parler qu'une hernie, une fois la plaie formée; et pourquoi se borner à ne considérer dans cette région organique que ces variétés morbides? On conçoit qu'elles peuvent exister au thorax, à la tête, etc., parce qu'on y trouve des séreuses. Au reste, pourquoi exiger cet ensemble général dans des connaissances qui sortent, pour ainsi dire, de l'enfance, me dira-t-on? Mais, demanderais-je, à mon tour, pourquoi a-t-on une anatomie générale?

Je demanderai encore si, dans une luxation, la maladie ne réside pas primitivement dans de faux rapports des feuillets de la synoviale entre eux, et si ce n'est pas cette membrane que l'on doit considérer comme étant encore la première affectée? Je ferai plus; dans les cas où l'enveloppe fibreuse qui est au pourtour de l'articulation est déchirée, et que l'extrémité osseuse passe à travers, je demanderai aussi n'est-ce pas alors une véritable hernie de la synoviale? Ici, nous trouvons les mêmes conditions que pour les maladies de ce nom, et peut-être c'est ce défaut d'avoir ainsi considéré la maladie qui nous occupe, qui est cause qu'on ne peut se rendre compte des obstacles qu'on éprouve parfois à réduire une luxation du fémur?

La chirurgie, hors les cas où la nature a tant d'ascendant qu'elle lui sert de guide comme dans les fractures les plus récentes, une luxation, etc., offre partout la même carrière d'erreurs. Considérons la dans ce qu'on appelle cataracte. Elle spécifie les causes, mais alors pourquoi avoir toujours regardé cette maladie comme primitive? N'est-elle pas souvent un bien, un remède contre une plus grande maladie encore? C'est ce qu'on n'a pas déterminé, et c'est cependant ce qui est, puisque dans une foule de cas, les malades qui, avant la formation de la cataracte, ne pouvaient distinguer les objets, ont recouvré une vue naturelle après avoir été long-temps cataractés, et avoir supporté une opération heureuse. Malgré ces faits, l'habitude de l'erreur ne l'emporte-t-elle pas tous les jours, et précise-t-on dans quels cas l'on doit opérer, si l'on doit toujours attendre qu'elle soit formée, et si, par cela seul qu'elle existe, l'on doit toujours l'enlever? On dit que si l'iris a perdu de sa mobilité, on doit craindre la paralysie de la rétine; et quand cette complication n'a pas lieu, croit-on que par cela seul que la cataracte existe, on ne doive point lui permettre une certaine durée? Supposons encore cette paralysie de l'iris; elle ne serait pas une preuve que le malade ne verrait pas après l'opération; mais c'est une maladie nuisible à la vue; et a t-on analysé les causes qui l'ont produite? a-t-on été frappé de sa coexistence avec la cataracte? En voyant la nature créer celle-ci, a-t-on, comme elle, employé un moyen très-simple contre cette extinction de sensibilité? Mais depuis quand, en chirurgie, comme en médecine, l'autorité du maître n'aurait-elle pas plus de force que celle de la nature? Celle-ci a beau nous frapper par d'heureux exemples, son sublime, qui ne dépend que de la variété de sa marche générale, nous échappe, parce que nous ignorons cette marche. J'ai vu un jeune chirurgien, qui attendait que l'iris eût perdu son insensibilité pour opérer, et il n'employait aucun moyen contre le premier mal. Je le demande, en agissant ainsi, est-on physiologiste?

Nous venons de voir des altérations de tissu dans le cas qui a beaucoup occupé la chirurgie, passons à d'autres non moins renommés, et commençons par le cancer. Que fait ici le chirurgien? Son rôle est simple; il enlève la partie malade. Si on lui disait que ce tissu lardacé peut, dans quelques cas, recouvrer la santé; et que c'est un fait positif, que l'histoire médicale l'atteste, ce que je pourrais, au besoin, lui prouver encore par des faits qui me sont propres, que répondrait-il? Rien qui satisfasse la raison; et qu'on lise les auteurs sur ce sujet, malgré ces exemples, on n'en suivra pas moins l'habitude, et tant pis pour le malade si l'on se trompe. Analysons: où débute le mal? dans le système capillaire. Quel est le phénomène premier qui nous frappe? La diminution de la circulation locale des capillaires à fluide rouge, et après lui l'accroissement de celles des capillaires à fluides blancs de la nutrition. Ces changemens organiques vont en augmentant pendant un temps donné, et ensuite que voit-on? Une diminution de volume, un ramollissement de quelques-uns des points organiques affectés, et enfin, une perte de substance qui calme la douleur en débridant les tissus trop contractés, et en donnant une suppuration qui tend au même but et à la guérison dans certains cas. Voilà ce qui nous frappe; mais le mal peut dépendre d'une cause qui n'aura pas été assez énergique pour produire une inflammation franche; il peut tenir à un défaut d'énergie vitale, ou bien à cette prédisposition organique qui nous mène rapidement vers la tombe, et qui annonce son existence par quelques points malades. Voilà les causes ordinaires, et souvent une partie organique devenue malade, le chirurgien, en méconnaissant le mal, ne faisant que l'entretenir, le traitement sera encore une cause de plus. Or, tant qu'on n'a pas étudié la formation du mal, les causes qui l'ont produit, et celles qui l'entretiennent, tant qu'on n'a pas imité la nature, et que l'on n'a pas cherché à agir comme elle, n'est-on pas un homme plus que vulgaire, d'oser, malgré ces exemples qui partent de si haut, extirper un organe souffrant? Au reste, ce ne sont pas là les seuls erreurs : une fois l'opération terminée, remonte-t-on à la cause qui l'avait produite? N'en laisse-t-on pas des traces dans l'économie qu'on pouvait détruire, et qui, pour avoir été méconnues, ramènent la première affection morbide? La chirurgie est muette sur ce point, et cependant, dans l'intérêt de l'humanité, elle aurait dû l'éclairer depuis long-temps, si elle avait suivi des principes réels, et si, comme je l'ai dit ailleurs, elle eût envisagé chaque tissu pris dans son état le plus élémentaire, dans des rapports soit naturels, soit étrangers ; car enfin quelle que soit une maladie, elle n'est que la vie souffrante, et celle-ci n'est pas en dehors de l'organisation.

Ce que je dis du cancer s'applique également aux tumeurs blanches; elles ne diffèrent de la première maladie qu'en ce que les capillaires à fluide rouge sont moins prédominans dans les tissus affectés, et qu'en outre leur énergie vitale est moindre, ce qui fait que le mal est moins curable, et toujours plus long dans son existence. Par la même raison, on tombe dans les mêmes erreurs, et dans les deux maladies, quand on ne peut opérer. Consultez les hommes les plus marquans, les auteurs les plus renommés, et vous trouverez les traitemens réduits en un empirisme désolant, et quand on s'imagine l'avoir raisonné, il n'en est que plus dangereux, si l'on en juge d'après la doctrine *physiologique*.

Maintenant considérerai-je les opinions émises sur l'ulcère? et quel langage fut jamais plus éloigné de la raison? On peut dire que les distinctions qu'on a faites des variétés d'ulcère prouvent qu'ici la science est, comme dans quelques autres branches, dans un chaos inextricable. Comme les plaies, les cancers, ils sont partout les mêmes, et ils ne diffèrent dans leur mode d'être que selon les tissus où ils existent. Partout c'est une accumulation de fluides, soit rouges ou blancs, dans une région de capillaires, amenée par une cause quelconque, et suivie ensuite d'une destruction partielle de ces vaisseaux avec écoulement purulent, dont la nature varie selon les tissus. Ce qui distingue cette maladie des autres lésions physiques, c'est sa duree, et plus encore l'absence des conditions nécessaires pour arriver à ce degré de phlegmasie que demande la cicatrisation. Pour s'en faire une idée juste, il faut bien se pénétrer de la nature du tissu où cette maladie existe, de l'état de ses fonctions pour déterminer celui des capillaires affectés, on doit surtout remonter au lien qu'on remarque entre ceux-ci et ceux du reste de l'économie, et considérer leur vitalité et leurs rapports. Cependant est-ce cette marche que l'on suit en chirurgie pour connaître la maladie? Non, sans doute. On décrit sans cesse un fait, mais ce rôle peut être rempli par qui que ce soit, et ne sert à rien pour préciser le caractère de la maladie. Aussi, pour ignorer la marche générale de la nature, on n'a aucune marche fixe dans le traitement de ces maladies. Suivez la science quand elle attaque une fistule à l'anus, ou un ulcère à la matrice, ou à la vessie, ou sur le gland, et en la voyant porter des excitans dans le rectum après l'opération, recommander des émolliens ou des calmans pour ceux de la matrice, tenir celui de la vessie dans l'urine par suite de la boisson qu'on recommande en quantité, et couvrir tantôt d'émolliens, tantôt de stimulans, le chancre vénérien, sans pouvoir dire, dans aucun cas, je n'ai fait que ce que la nature commande, et je me suis servi juste de l'expérience, peut-on louer cette prétendue certitude chirurgicale? Passez à la carie. Les os ont naturellement peu de vitalité, et cependant qui croirait que c'est en les exposant au fer et au feu qu'on espère les guérir? Aussi que dit l'expérience? Elle accuse, et si je la fortifie par des succès; en me servant des moyens les plus opposés, elle est mon appui. Oui, quant à moi, je suis loin de couronner cette certitude, et lorsque je me rappelle ce que veut le cri de l'organe souffrant, et comment on l'écoute, quand il serait si aisé, dans bien des cas, de guérir le mal, d'en diminuer la durée à un point tel que, comme dans le chancre vénérien, la fistule à l'anus, et d'autres maux, on ne puisse la comparer à celle connue, loin de m'effrayer de ce que l'on me blâme de signaler tant d'erreurs, je m'en enhardis : il existe assez de morts, pour oser défendre les vivans.

Nous avons porté notre attention sur cet état organique, où la vie, à force de souffrir long-temps, y devient chancelante; je vais maintenant la fixer sur ces cas où elle éprouve tout-à-coup le même sort comme dans les fractures comminutives avec contusion et déchirement des parties molles, ou bien dans ceux où des coups d'armes à feu y produisent une commotion terrible avec des débris organiques considérables. Presque toujours le chirurgien ne voit alors que des organes dont la faible vie exige une mort prompte pour la conservation du reste de l'économie. Rapportons un exemple. Une voiture est chargée pesamment; le conducteur effraie ses chevaux, ceux-ci s'emportent, quittent la route, et courent des dangers; le conducteur est entraîné, il tombe : et l'une des roues brise les os de l'une de ses jambes. plusieurs fragmens viennent faire saillie à travers la peau, et, au toucher, l'on sent que la fracture est des plus comminutives. Les chairs déchirées, l'exposition d'une partie des os au contact de l'air, le nombre des fragmens, l'impossibilité d'après l'habitude ordinaire d'éviter une phlegmasie violente, et par conséquent une suppuration où baigneront les parties osseuses, tout commande l'amputation. Voilà les lois des autorités et de la soi-disant expérience! mais pourquoi ce grand mal est-il arrivé? Par suite d'un stimulus des plus violens. Rien de plus vrai. L'on a à craindre l'appel d'une grande quantité de sang qui sera redoutable, et rien n'est plus vrai encore. Mais n'a-t-on pas le pouvoir d'empêcher cet appel, d'abriter les parties contuses ou brisées et déchirées à la fois, sans exposer la vie? C'est ce que l'expérience résout par l'affirmative, et c'est elle qui me servira d'appui pour combattre en temps et lieu cette pratique meurtrière. Cependant voilà cette chirurgie tant vantée, sous le rapport de la connaissance des maladies qu'elle embrasse, et qui effraie quand on envisage sa pratique de sang-froid.

Entrer dans de plus longs détails serait superflu pour faire sentir combien ce que j'avance est basé, et en général demandez à cette science, comme à la pathologie médicale, les causes des maladies et leur enchaînement, le tableau régulier des symptômes, quel est leur siége, comment le mal vit, disparaît ou renaît encore, et sa réponse énigmatique vous prouvera qu'elle est, dans bien des cas, étrangère encore aux connaissances précises du mal. Sans doute, si promener avec dextérité le fer dans les fibres ou leurs divisions était la connaissance du chirurgien la plus importante, la France, sous ce rapport, étonnerait par le degré de perfection où elle est arrivée dans cette branche importante de la science: elle n'a rien perdu des jours brillans de Desault;

mais ce n'est là que la base des moyens curatifs; il faut, comme en médecine, pour être grand dans la science, dévoiler la nature du mal, et lui appliquer le seul remède qu'exige la douleur. Cette opinion, je pense, ne peut être contestée, et si, dans une foule de cas, on trouve des hommes qui soient grands dans cette carrière, du moins on ne nomme pas encore un génie qui évite les erreurs que je signale. Mille faits peuvent convaincre de cette incertitude de l'art; tantôt c'est une femme qui montre son sein exempt de toute maladie, et qu'on a voulu lui extirper; tantôt c'est un homme qui vous raconte le même fait pour les organes générateurs, ou bien celui-ci vous parle de couteaux étalés sur une table qui devaient servir à l'amputation d'un membre que ses instincts conservèrent.

En résumé, la chirurgie offre, sous les rapports où nous l'envisageons, des lacunes importantes; quand le mal a lieu par suite des faux rapports des tissus avec les excitans naturels trop forts, comme dans une rétention d'urine, causée par une trop grande accumulation de fluide, elle s'arme bien d'une sonde pour donner issue au fluide, mais si la paralysie de ce viscère survient, il est positif qu'alors la science n'applique pas au nouveau mal un traitement complet; elle a fait de grands progrès pour extraire les corps étrangers, et, quand le sang quitte ses canaux pour passer dans ceux qui lui sont étrangers, quelle n'est pas alors son erreur! Dans les faux rapports des tissus entre eux elle a des connaissances profondes, mais elles sont dépourvues d'analyse et de physiologie. Suivez-là dans les plaies, dans les lésions physiques primitives, et ce sujet, si long-temps médité, est loin d'être simple. et coordonné. Dans les lésions organiques, faute de bien préciser le mal, en remontant aux organes les plus élémentaires et à leurs rapports, c'est un vaste sujet qui demande une nouvelle étude, et, d'après ce que j'ai dit plus haut, ne devons-nous pas tenir le même langage sur les cas chirurgicaux où les organes semblent parfois être en débris. Qu'on médite la chirurgie, et l'on se convaincra qu'elle manque de plan général, d'une marche régulière, et qu'elle offre encore une carrière que l'on peut étendre.

CHAPITRE SECOND.

Des connaissances des moyens curatifs appliqués aux maladies du ressort de la pathologie générale ou médico-chirurgicale.

La connaissance générale de nos maux reste plus ou moins inconnue, et cependant que de moyens curatifs transmis par la postérité, et inventés de nos jours pour les combattre ! On est tenté de croire que c'est un des contrastes fréquens de la raison humaine ; mais un examen, même superficiel, dissipe cette erreur.

L'homme, comme tous les animaux, est doué d'instincts, de désirs, de passions qui le portent vers les corps qui entretiennent son existence, comme vers ceux capables de chasser au loin les aiguillons cruels de la douleur. Ils font plus ; souvent ils dirigent tout l'organisme de manière que ces corps sont éliminés, ou bien qu'ils les forcent à éviter leur influence cruelle ; et ils travaillent, à notre insu, à la destruction des maladies qui se jouaient du génie du médecin. Ces exemples sont familiers à la nature, et fréquens chez les individus favorisés d'une heureuse constitution. Ces sentimens, cette force vitale propres à chaque élément organique, et qui sont des sentinelles incorruptibles qui veillent à notre conservation, furent, comme on doit le présumer, le premier guide de l'homme dans la connaissance et le choix des moyens propres à combattre ses maladies ; et ils lui indiquèrent le véritable remède dont une étude exclusive devait, un jour, en assurer la conquête à quelques individus.

Cette étude fut sans doute inconnue chez les premiers orbicoles : peu sujets aux maladies, leurs organes susceptibles d'une grande réaction, les avaient bientôt anéanties. A mesure que l'homme déchut de sa grandeur première, que son physique perdit de sa vigueur, ses instincts de leur force, sa raison de sa supériorité, son moral de son énergie ; que l'on méconnut, même pour l'aurore de la vie, le régime de Pythagore, que la civilisation, triste enfant de la pénible prévoyance, le rendit tel qu'aujourd'hui il serait renié par ses premiers aïeux, et que cette dégradation fit des progrès, les élémens qui nous environnent comme les fluides qui circulent à l'intérieur, acquirent un empire plus difficile à maîtriser, les maladies devenues alors plus graves et moins sus-

le repos ou l'exercice étaient avantageux ou nuisibles, on remarqua ces désirs, ces avantages, et, au besoin, on les mit en pratique. Ingenieuse à se conserver, cette force organique créait des exanthêmes, des phlegmasies, des abcès, la mort même d'une partie de nos tissus afin de suppléer à des fonctions suspendues, et d'aider leur rétablissement; on partit de cet exemple heureux pour produire les mêmes remèdes, et dès lors parurent successivement les vessicatoires, les moxa et divers autres remèdes de la même nature. Parcourez la véritable histoire des moyens curatifs, et vous vous convaincrez que ce sont nos goûts, nos désirs, nos passions qui nous ont appris à les connaître, et que ce n'est qu'en imitant les derniers, et en obéissant en partie aux premiers que l'on a pu jusqu'à ce jour combattre les maladies sans les connaître. Heureux l'homme que tourmente la douleur, si toujours on eût suivi cette marche pour adoucir ou détruire ses maux!

L'habitude qui n'est autre chose que la nature elle-même, doit être non moins étudiée; et comme les exemples sont plus frappans que les paroles, je vais rapporter un fait qu'Hallé faisait connaître dans ses cours (1). Un jeune homme, qui avait été élevé selon les principes rigides du philosophe genevois, est atteint d'une fièvre dévorante pendant la saison rigoureuse de l'hiver. Dans ses excès de souffrance, il demande, il prie, il conjure qu'on le transporte dans la Seine que couvrait une glace épaisse; mais

(1) Hallé raconta ce fait, en 1813, dans son Cours d'hygiène.

vaines prières, le médecin qui lui prodigue ses soins regarde sa mort comme certaine si l'on écoute ses désirs. Il insiste, ses prières ont l'accent d'un instinct conservateur; l'amitié attendrie court interroger le génie d'autres hommes plus initiés aux secrets du dieu d'Épidaure; Hallé, qui taisait par modestie ses actions sublimes afin d'élever le caractère de l'homme et d'ennoblir son semblable, vole, les vœux du jeune mourant pénètrent son ame, il ordonne d'obéir à leur sainte voix, et au même instant on transporte le moribond sur les bords du fleuve tant désiré. On arrive, à la vue de la glace naguère tant bravée, le malade fait entendre des soupirs; les marteaux retentissent, la glace crie, elle se brise, les flots paraissent, aux soupirs succède le sourire avant-coureur de la santé; on plonge dans le fleuve cet élève de la nature, ses douleurs se calment et semblent se perdre dans les eaux qui le caressent, quelques momens s'écoulent, ses maux n'existent plus, et ce digne rival d'Émile sorti des flots bienfaisans, ne ressent plus que la faiblesse que nous lèguent en mourant nos trop cruelles maladies.

C'est ainsi qu'opére le génie! Et combien est réelle et auguste à la fois la vérité que je fais entendre! Que de bien elle enfante! Que de charmes elle fait naître pour le médecin ami de la nature! Oui ce n'est qu'en prêtant une oreille attentive aux cris de nos organes souffrans, en obéissant à leurs instincts, en laissant un libre cours à leurs désirs naturels, en satisfaisant à leurs besoins impérieux, et en imitant leurs sublimes efforts que l'on a été conduit à la connaissance des moyens curatifs. Aussi, si l'on veut toujours se trouver au milieu de ceux qui, dans tous les cas, sont les seuls nécessaires, si l'on veut prétendre à l'art sublime d'enchaîner la douleur, l'étude de ces sentimens doit être la première. C'est elle qui, chez un peuple robuste, sensible et placé sous un heureux soleil, enfanta des prodiges; c'est elle qui, dans les maux les plus terribles, rappelle à la vie une foule de victimes pour lesquelles s'entr'ouvraient les portes du tombeau; c'est elle qui fut le secret des génies qui obtinrent un rang parmi les dieux; et c'est elle enfin qui, éclairée par la physiologie qui ne doit être que la science de ces sentimens, doit opposer à nos affections morbides des remèdes certains; mettre, à l'abri du doute, la conscience timide du praticien, délivrer les hommes des hasards funestes d'une science jusqu'ici conjecturale, abréger infiniment leurs souffrances, accroître d'une manière indéfinie leurs issues heureuses, faire marcher entièrement le médecin sur les traces de la nature, ne lui donner d'autre rival qu'elle même, et le faire remonter au rang dont la raison des peuples l'a depuis trop long-temps fait descendre.

Dans le principe, tel fut sans doute l'art de se délivrer de ses maux, on n'écoutait que ses instincts; et plus tard telle fut la marche que l'on suivit pour recueillir les moyens curatifs. Mais à mesure, ainsi que je l'ai dit plus haut, que, par des influences diverses, le physique et le moral furent dégradés, alors l'expression de ces sentimens devenant moins vive, cet art fut altéré. D'autres causes contribuèrent aussi à faire naître cet état d'imperfection; l'homme, après ces révolutions, ayant son principe de vie attaqué dans sa source, fut moins propre à lutter contre les corps qui l'excitent, la mort eut plus d'empire, et dès lors ignorant l'origine de ces revers, sous prétexte de méprises, l'on s'éloigna encore de la vraie route. Enfin la nature ayant voulu que les mêmes remèdes dans le même cas fussent parfois utiles ou dangereux selon les périodes du mal, et selon le degré d'énergie de la douleur, dans l'incertitude on ne sut quel parti prendre; insensiblement les erreurs se multiplièrent; et, placé en présence de la mort, le médecin ne sut plus que trembler devant elle, au lieu de pouvoir la chasser. On avait tracé quelques tableaux confus de nos maux, on avait groupé quelques moyens curatifs qui paraissaient avoir eu des succès dans des cas à peine ressemblans, et dans la persuasion d'une perfection chimérique, au lieu, comme dans l'origine de la science, d'interroger les vœux du malade, de chercher à démêler ce qu'ils avaient de faux ou de véritable, de s'éclairer, par les connaissances positives des instincts de quelques organes, de ceux du reste de l'économie, et de chercher à connaître pourquoi le même remède était, dans le même cas, tantôt funeste et tantôt avantageux, on dédaigna de s'instruire sous les lois de la nature; chaque expression du mal fut muette ou inintelligible, on n'étudia que les moyens curatifs en apparence contradictoires que l'on avait recueillis, sans se servir de ses lois pour leur application constante, dernière vérité qu'on ne saurait assez méditer, et tout traitement essentiellement imparfait et toujours plus ou moins dangereux se réduisit à une routine aveugle, à un empirisme outré ou à des systèmes qui sont l'opprobre de l'humanité. A la longue ces routines et ces systèmes se multiplièrent, et chaque jour vit naître des disputes éternelles sur les propriétés des moyens curatifs, lorsqu'on ignorait la nature du mal. L'histoire de tant d'opinions est longue, je ne la suivrai pas dans toutes ses périodes, je me bornerai à la juger dans son ensemble, et à parcourir les traitemens qui sont maintenant les plus suivis.

Nous avons dit que souvent les malades recherchaient tout ce qui pouvait calmer une soif vive, et des médecins, sous prétexte qu'elle était éminemment utile, s'opposèrent à leurs désirs; tandis que d'autres, la regardant comme funeste, non seulement écoutaient leurs malades, mais dépassaient encore leurs vœux. Les sueurs amenaient un état satisfaisant, ou bien devenues impuissantes, les malades succombaient; on se divisait sur leurs effets, et les sudorifiques furent tour-à-tour prônés et abandonnés. Les sécrétions intérieures trop abondantes épuisaient les malades, ou modérées, elles les guérissaient, tirant de chaque espèce de faits des conséquences générales et différentes; pour les uns tout drastique fut un remède funeste, et les autres indiquaient à leurs contemporains et à la postérité comme des remèdes presque célestes, les poisons les plus subtils. On agit de même pour tous les toniques; leurs succès ou leurs revers les élève ou les proscrit. Chaque remède qui combat nos maux est un objet de controverse: les avantages signalés des hémorragies créèrent les saignées, leur succès fit qu'on osa dire que c'était le premier remède, et soit leur mauvais emploi, soit leur usage immodéré, des hommes non moins célèbres combattent cette opinion. Les uns n'attendent des succès que d'une diète sévère; les autres traitent cette pratique d'absurde, suivent une route contraire, et, pour ranimer leurs moribonds, ils lui prodiguent, le jour où il descend dans la tombe, le nectar qu'on lui versa le jour où il s'assit au banquet de l'hymen. Celui-ci pense que lorsque l'économie souffre, elle combat mieux toute seule, traiter un malade, pour lui c'est le voir froidement se débattre avec la mort; et celui-là à force de vouloir aider l'organisme l'accable. Le repos est tantôt ordonné et tantôt proscrit. Les faux rapports des organes entre eux sont tantôt combattus et parfois négligés ou conseillés. Des systèmes créés donnent naissance à d'autres systèmes, des esprits empruntent aux uns leurs toniques, aux autres leurs débilitans ou leurs drastiques, ou bien l'usage immodéré des saignées, forment des combinaisons de ces divers égaremens ou de ces diverses vérités, et produisent tout le bien et tout le mal qui naît de toutes ces erreurs et de toutes ces vérités qui ne sont basées que sur l'autorité d'un nom, et sur une expérience non réfléchie. Enfin des opinions ensevelies et ressuscitées ou bien oubliées ou rajeunies paraissent et disparaissent tour à tour en subissant des modifications légères. Dans ce grand livre de la science de l'homme, tout est bien, tout est mal selon le nom du jour qui domine; la même arme forgée par la main du génie, et dont on porta jusqu'au ciel les succès, se brise entre les mains de son successeur, et la nature est oubliée à ce point que ce sont presque toujours les fruits d'une routine barbare ou de systèmes absurdes que l'on prescrit, et non les remèdes que l'instinct et la physiologie commandent. Depuis des siècles telle est la route de tout traitement médical, route qui survit à nos découvertes physiologiques; l'histoire l'atteste ainsi que la pratique et les écrits de nos contemporains. Il n'est même pas rare d'observer dans la même contrée ou dans la même cité, le tableau vivant de toutes ces erreurs plus funestes que passagères. Paris nous offre surtout cet exemple; là, comme dans le reste de l'Europe, que dis-je, comme dans tout l'univers, car Paris donne le ton au monde, le même malade après avoir reçu les poisons des Rasori français arrive lentement entre les bras de l'un des heureux modèles du systématique écossais, pour aller expirer sous l'empire de nouveaux Témisons qui, pour ranimer ses sens, l'épuisent par d'abondantes saignées et le couvrent de glace! Au milieu de tant d'opinions différentes le génie le plus fécond s'égare, sa conscience et sa raison l'entraînent hors de la carrière où le forma l'habitude, il brave les opinions et les préjugés des écoles, et ne reconnaît que la nature dont il s'impose les divines lois.

J'ai dit que je m'étendrais sur le mode de traitement actuel; j'entre en matière. Parmi les médecins, les uns ne cherchent pour tout remède qu'à stimuler les organes, surtout ceux des voies digestives. Si quelquefois ils en emploient d'autres, ceux-ci ne sont qu'accesoires, et toujours ordonnés dans l'intention de favoriser l'action des premiers. Suivent-ils la nature? Non sans doute. Dans les maladies appelées fièvres essentielles simples ou compliquées, et dans une foule de maladies différentes que dit l'observation? Que les exhalans cutanés ont diminué ou annulé leurs fonctions; qu'il en est de même des sécrétions de la muqueuse pulmonaire; qu'aux premières causes en succèdent d'autres, qu'alors les sécrétions de voies digestives urinaires, sont à leur tour plus ou moins suspendues. Voilà ce qui est du ressort de l'évidence; mais ce que la physiologie rend non moins clair, c'est que, par suite de tous ces désordres, les capillaires à fluide rouge se trouvent en rapport avec l'excitant général trop fort et non décomposé. Or, en mettant fortement en jeu les sécrétions des muqueuses digestives, peut-on dire qu'on rappelle directement les autres sécrétions ou bien les exhalations supprimés? L'évidence des faits prouve le contraire. De plus en forçant un seul viscère à suppléer aux fonctions des autres exhalans sécréteurs, n'appelle-t-on pas dans le tissu de cette fonction une grande quantité de sang? Ne l'expose-t-on pas à des phlegmasies intenses; ou plutôt n'épuise-t-on pas la vitalité dont la détérioration, une fois arrivée sur une aussi vaste surface, se communique rapidement à tout le reste de l'économie?

Ensuite chaque exhalation, chaque sécrétion séparant des matériaux qui portent des caractères différens à cause des divers modes de sentir des capillaires qui les enlèvent, on aura beau stimuler les surfaces digestives, dans une foule de cas on n'en verra pas moins les exhalans cutanés, les sécréteurs pulmonaires rester dans une inertie complète, et la fièvre persister, parce que jamais l'on ne guérit qu'en rétablissant toutes les fonctions.

En appliquant des rubéfians à l'extérieur, que peut-on espérer ? De déplacer une phlegmasie. Mais pour la combattre on ignore dans le plus grand nombre de cas, où elle réside. D'ailleurs quand on l'admet, et qu'on éprouve une maladie générale des plus graves, comment a-t-on pu croire qu'on arriverait à ce but ? Est-ce pour obtenir une exhalation qui dispose tous les autres capillaires à fluide blanc à réagir ? Mais par un si faible moyen qu'accompagne toujours la douleur, pourquoi espérer ce que l'on n'obtient pas par des stimulans intérieurs ?

Cette méthode de traitement a ses fondemens réels comme tout autre. Pour être conséquente et complète elle n'aurait pas dû se borner à porter les stimulans sur une seule fonction; mais, pour être conforme à l'observation et à la physiologie, agir sur toutes celles qui étaient suspendues, et déterminer le moment de leur application; mais parlez à des systématiques, vous ne serez jamais compris. A côté d'une vérité qu'ils généralisent, ils placent mille erreurs, et leur conduite est si divergente qu'on conçoit à peine qu'ils puissent captiver les esprits même les plus faibles.

En stimulant les organes qui sécrètent les mucosités gastriques, on ne guérit, 1° qu'en diminuant directement la masse du sang à l'aide de cette sécrétion qu'on ne peut concevoir autrement que comme enlevant une partie des matériaux du fluide rouge; et 2° qu'en ôtant à cette masse sanguine des parties qui la rendaient étrangère pour tous les capillaires. Par cette double action on dispose tous les vaisseaux à reprendre leurs fonctions; mais s'ils sont déjà trop accablés, si l'harmonie d'action est fortement rompue entre eux et l'excitant général, les stimulans soit au-dehors soit au dedans ne font qu'ajouter à la gravité du mal. Ils agissent, sous tous les rapports, dans le sens de la cause morbide, ils épuisent la vitalité, et leur action alors funeste appelle rapidement la mort : on se conduit comme dans le cas où l'on fait pleuvoir l'émétique pour débarasser un estomac trop accablé par des alimens. Cette méthode de traitement, qui n'emprunte à la nature qu'un de ses moyens curatifs, née d'une fausse observation, de l'ignorance complète des fonctions et des rapports de ces dernières avec les corps qui les mettent en action, est en contradiction avec la nature, un contre sens physiologique, et si empirique, qu'elle est évidemment meurtrière.

Si les uns ne s'attachent qu'à ce traitement, d'autres n'admettent partout que phlegmasies, et, pour être conséquens, ne cherchant le remède que dans l'usage des saignées, des réfrigérans, d'une diète absolue, suivent-ils une route plus certaine, et par conséquent plus naturelle pour nous ramener à la santé? Suivons-les comme les autres dans les fièvres, matière la plus importante de la médecine. Tout traitement doit être la conséquence de la nature du mal, et ils admettent ce que rien ne démontre, et pour comble d'erreurs ils agissent comme s'ils en avaient une connaissance précise. Dailleurs, dans le doute, en saignant leurs malades jusques au point de les placer sur les portes du tombeau, agissent-ils directement sur les fonctions diminuées ou devenues nulles, telles que les exhalans cutanés, les sécréteurs des mucosités? Non, sans doute, les faits sont évidens, et cependant la marche contraire n'est-ce pas celle que la nature indique, ainsi que je l'ai dit plus haut? Tirant de leurs faux principes des conséquences rigoureuses, ils font plus, en couvrant le malade de corps froids, en le plongeant dans des bains à cette température, en ayant recours à la glace sur la tête et l'abdomen, à l'usage des boissons froides, en diminuant par tous ces moyens la calorification, l'action des exhalans cutanés, des sécréteurs des mucosités, en les plaçant dans une nullité absolue, en agissant dans le sens des causes morbifiques, ils contribuent à entretenir les désordres primitifs d'où sont nés les symptômes, et loin de guérir le mal ils l'aggravent. Que diriez-vous d'un médecin qui, sous prétexte d'une phlegmasie de l'estomac qu'entretient une indigestion, ferait d'un côté couler le sang, et de l'autre s'efforcerait de neutraliser l'action des voies digestives? qu'il se trompe. Hé bien tenez le même langage sur celui qui dans les fièvres ne fait d'un côté que désemplir les capillaires à fluide rouge, et de l'autre enrayer les fonctions de ceux à fluide blanc.

Sans doute, en diminuant directement la masse du sang, les capillaires à fluide rouge moins irrités enrayent moins les exhalans, les sécréteurs; d'un autre côté la masse sanguine étant moindre et contenant moins de matériaux étrangers, nécessairement, chez les sujets robustes et qui ne seront pas épuisés par la maladie ou des causes antérieures au mal, tous les capillaires exhalans, sécréteurs entreront en action malgré les corps froids qu'on ajoutera aux saignées, et c'est ce que confirme l'expérience d'accord avec la physiologie; mais si les causes premières ont été énergiques ou de longue durée, si les fonctions se trouvent profondément altérées, si la vitalité était débile avant l'apparition du mal, en vain l'on fera couler le sang à flots, en vain l'on poussera la barbarie jusqu'à le conduire à cet état qui devance notre dernier soupir, les fonctions de la calorification, des exhalans, des sécréteurs diminuées ou anéanties par les corps froids, ajoutent à la première cause, le sang n'est pas décomposé, il reste non naturel pour les capillaires; quoiqu'en petite quantité il épuise la vitalité de ces vaisseaux, par continuité de tissu celle de toute l'économie, et, par sa persévérance, la mort devient inévitable.

Dans les autres maladies appelées phlegmasies et accompagnées de fièvre, l'erreur est plus terrible. Ne regardant la phlegmasie extérieure ou intérieure que comme une appendice de l'inflammation gastrique, dans cette erreur diminuant d'un côté trop le sang, et ne laissant pas assez de force pour soutenir les efforts conservateurs de l'organisme; et d'un autre, par les corps froids, arrêtant des fonctions pour le rétablissement desquelles la nature fait tout, l'on devient un génie funeste. Ce que j'avance est positif; car il est à remarquer que depuis que l'on suit ce système la mortalité est effrayante dans la rougeole, la scarlatine, la variole, les catarrhes pulmonaires, etc., etc.

Voilà des vérités positives : une autre non moins importante, c'est qu'en épuisant le malade, on entretient le mal par l'état de faiblesse organique que l'on fait naître. Ainsi l'on ajoute à son erreur, et sur une foule de victimes le plus grand nombre périt d'inanition. Comment voulez-vous qu'un malade dans la prostration ainsi amenée n'eût pas la fièvre? Si cela n'était, la nature serait en contradiction avec elle-même, ainsi que je l'avançai l'an dernier, puisqu'elle décomposerait un reste d'excitant général, et qu'alors elle périrait.

Les amateurs d'idées rétrécies ignorant quel est le premier pas du médecin au lit du malade lors de l'emploi des moyens curatifs, bannissant les stimulans et ne se doutant pas qu'ils stimulent encore, loin de combattre les causes premières ajoutant à leur force, diminuant la seconde sous le rapport de sa masse et rendant sa composition moins naturelle, ne sachant pas dans qu'elle proportion cette diminution doit être faite, quels sont les vrais modificateurs du sang, agissant toujours de même, parce qu'on confond les états organiques les plus opposés, et n'ayant recours qu'à un traitement contradictoire; quand on pense à ce que commande la nature et à ce que conseille, ce système dont la réprobation la plus complète se trouve dans la pratique barbare de *saigner jusqu'à cessation des symptômes*, c'est alors qu'on gémit et que l'on parvient à se faire une idée de l'étendue des égaremens de l'homme en médecine.

A côté de ces erreurs en paraissent d'autres non moins grossières. Des hommes soit qu'ils fussent dirigés par cette observation que lorsque les élémens organiques sont fortement stimulés, reprennent une heureuse activité, soit qu'ils fussent conduits par cette autre observation que des êtres affaiblis retrouvent dans les toniques l'usage de substances nutritives une vie qui semblait pour toujours anéantie, crurent imiter la nature, lorsqu'un être était prostré ou défaillant, en lui prodiguant des substances amères, astringentes, diffusibles, des liqueurs, etc.

Ici l'on voit les médecins, comme dans les autres traitemens, être entraînés par une idée fixe, ils n'embrassent pas la nature dans son ensemble, et ils prouvent partout que le mal leur est inconnu, puisqu'ils n'ont qu'une arme pour le combattre, lorsque la nature en a une foule. Sans doute quand il arrive que, par suite des causes, l'économie n'est pas dans un trop grand désordre, que les fonctions des exhalans cutanés, des sécréteurs des mucosités ne sont pas nulles, que la masse sanguine ne surcharge pas trop les capillaires, ou bien qu'il existe une grande disposition à la réaction, alors, par un surcroît de stimulant intérieur introduit dans le torrent circulatoire, les exhalans, les sécréteurs, et tous les capillaires qui puisent dans cette masse sanguine sont mis en action, et le mal disparaît : tous les jours on est témoin de ces exemples heureux. Le même succès nous attend encore si le désordre général n'est que la suite d'un défaut de matériaux nutritifs, cas qui sont des plus fréquens dans l'état actuel de la médecine, et que je rendrai bientôt en quelque sorte évidens. Dans cet état, il est bien clair qu'en détruisant la cause du mal, l'effet doit cesser, et jusqu'ici rien de plus physiologique. S'il arrive au contraire que l'état morbide, quel qu'il soit, dépende d'un excès de stimulus qui enraye les fonctions, alors, comme dans les autres traitemens, ajoutant aux causes, on agira avec violence sur les capillaires sanguins par suite de l'absorption, sur toute l'économie par continuité de tissu, on épuisera un reste de vie, et celui qui se fût sauvé en n'écoutant que la nature, vient terminer ses jours au sein de l'empirisme. Cette issue sera surtout rapide chez les individus dont la vitalité est altérée comme dans ces variétés de fièvres appelées putrides et survenues dans les camps, les hôpitaux ou chez une population vivant dans la misère. Dans ce cas, les aromatiques ont une action terrible, et le médecin qui les prodigue est l'agent de la mort, ce que la physiologie rend en quelque sorte palpable. Sans doute tous les malades ne périssent pas, parfois la résistance organique est telle qu'elle décompose insensiblement les causes, et qu'elle reprend ses fonctions; et qu'a de surprenant ce phénomène? Est-ce que tous les jours l'on ne voit pas des viscères, ou d'autres appareils accablés, s'épuiser, perdre de leurs forces sous l'influence d'autres excitans, résister à tous, les décomposer à la longue, et revenir à la santé? Pourquoi dans les fièvres les systèmes organiques affectés n'auraient-ils pas le même sort? Ignore-t-on que la nature a un génie qui a prévu nos erreurs?

S'il est des hommes qui se singularisent par ce traitement, ils seraient bien peu accrédités si on les remarquait dans les cas de rougeole, de scarlatine, et de toutes ces maladies qui, sous le nom de phlegmasie, occupent les tissus. Là, cette médecine est terrible, et tandis que l'économie fait des efforts pour se conserver en créant, dans le mal général qui est la fièvre, une phlegmasie qui l'allège, on accroît cette dernière quand elle est à son comble, et le malade accablé est plus accablé encore, ce dont la physiologie rend raison. Ce traitement est donc comme les autres, incomplet, sans ordre et des plus dangereux.

S'il est des hommes qui n'empruntent à la nature que l'un de ses moyens curatifs, et qui rétrécissent sa puissance, il en est qui, fidèles aux exemples des grands hommes et à l'empire de l'observation, donnent un exemple contraire. Sur la scène des douleurs, on les voit recourir tantôt aux saignées, tantôt aux évacuans, tantôt aux toniques, tantôt aux antiphlogistiques, et parfois à une combinaison de tous ces remèdes. Cette conduite a quelque mérite. Malgré cette supériorité, leur traitement est incomplet, trop souvent contre-indiqué, et toujours administré dans un ordre irrégulier. Comme les Rasori, ils ont recours aux évacuans, mais à la rigueur ils ne savent quelle indication ils veulent remplir, et moins encore quel est le moment opportun de s'en servir. A ce défaut on doit ajouter celui de les mal choisir, et de ne pas les étendre sur plusieurs tissus. Comme les Boquillon, comme les Tomasini, ils font un emploi sévère des saignées et des réfrigérans, et comme eux ils abusent de ces moyens curatifs, ils en calculent toujours mal l'effet réel, et leur incertitude n'atteste que trop ce que j'avance. Veulent-ils se servir des toniques, des alimens, leur embarras s'accroît encore, et dans trop de cas ils ajoutent aux causes, et de là des maux irréparables. Cependant c'est ce traitement qui, de nos jours, est le plus rationnel, malgré sa grande imperfection; et c'est là où le feu sacré du génie de l'art de traiter nos maladies, quoique ne jetant qu'une lumière pâle et tremblante, semble se conserver en attendant qu'une main plus heureuse le fasse briller de tout son éclat.

Au reste, pour déterminer ce paragraphe, j'emprunterai à Bichat ses propres expressions sur la matière médicale qui, loin d'avoir vieillies, sont plus que jamais d'une application rigoureuse. « Incohérent assemblage d'*opinions*, elles-mêmes incohérentes, elle est (la matière médicale) peut-être de toutes les sciences » physiologiques celle où se peignent le mieux les » travers de l'esprit humain : que dis-je? elle n'est pas » une science pour un esprit méthodique; c'est un en» semble informe d'idées inexactes, d'observations » souvent puériles, de moyens illusoires, de formules » aussi bizarrement conçues que fastidieusement as» semblées. On dit que la pratique de la médecine est » rebutante; je dis plus, elle n'est pas, sous certains » rapports, celle d'un homme raisonnable quand on » en puise les principes dans la plupart de nos ma» tières médicales, » pag. XLV, *Anat. gén.*, t. Ier. Ce serait ici le lieu de faire connaître les faux traitemens que la chirurgie met en usage; mais ce que j'ai dit plus haut fait ressortir assez les nombreuses erreurs de la science dans cette partie, et je passe outre.

En résumé, la médecine, presque toujours inexacte quand elle croit préciser nos maux, est toujours vacillante, et très-souvent meurtrière quand elle leur livre des combats. Dans les maladies fébriles, l'économie entière a ses fonctions altérées, ses rapports naturels sont rompus, la sensibilité n'éprouve plus que peines et qu'engoisses dans le commerce des corps qui naguères était le charme de la vie; la lumière est pénible, les sons nous accablent, les odeurs sont repoussantes; tout corps qui agit sur nous, même avec légèreté, semble porter sur des tissus en débris, et cependant, au lieu d'écouter l'instinct de la vie, d'aider ou d'imiter ses efforts organiques, le malade reste plus ou moins exposé, dès le début du mal, à mille corps différens, et quand leur action est devenue un besoin, si on l'a soustraite, nul ne la fait reparaître à propos. A l'intérieur, même inconséquence; tout aliment cause une sensation d'amertume, ou une douleur vive, le malade le repousse, et l'on parle à sa raison trompeuse et non à des goûts naturels pour le forcer à prendre quelques mets toujours dangereux; ou si la faiblesse est très-prononcée, si le mal n'existe que parce que l'économie cherche à conserver un reste d'excitant général, alors c'est une route contraire, l'on augmente les privations de matières nutritives, la diète devient absolue, et l'on meurt d'inanition. Un air pur, sec ou humide calme les voies aériennes brûlantes, concourt à la guérison selon son action, et l'on ne daigne pas remarquer que le fiévreux ou tout autre malade qui est dans cette position ne reçoit qu'un air impur ou trop froid, ou trop humide, ou trop sec. Le cœur nous dit, par ses mouvemens précipités, que sa vitalité est trop susceptible, ou que le sang n'a plus une action naturelle, qu'il l'incommode, et parfois quand ils sont trop ralentis, ils attestent alors qu'il succombe; hé bien, selon le système du jour, on grossira le mal sous prétexte de respecter la marche de la nature, ou bien, sous celui de faiblesse, on arrivera au même but, et parfois, selon d'autres rêveurs, on portera en quelque sorte l'oubli jusqu'au point de priver les systèmes circulatoires de leur excitant spécial. Que l'organe de l'intelligence, où viennent retentir l'action de tous les sens que le vulgaire place à l'extérieur, celle de tous les autres que le physiologiste découvre dans le reste de l'économie, souffre de toutes ces actions, que sa raison s'exalte, qu'elle se trouble, que ses désordres se multiplient; accablé, il sera plus accablé encore; aux maux existans on ajoutera d'autres maux, et en vain les cris de la douleur seront des plus aigus, ils seront des plus inintelligibles pour la science qui ne nous montre plus que des Esculapes d'un jour. Dans ses doutes ou son ignorance des causes du mal, pour se rendre compte de la férocité de ce dernier, sous prétexte de virus, de miasmes, elle erre à volonté dans le pays de cruelles illusions, et prodigue, en quelque sorte à l'aventure, ses moyens destructeurs. Nous venons de la voir se tromper là où le remède est indiqué d'une manière frappante; et suivez-la dans d'autres cas, et vous vous convaincrez qu'il est peu de maladies où elle ne soit incertaine, si c'est le mal ou le malade qu'elle va détruire, et qu'il n'en est pas une où le traitement soit positif et analytique à la fois. Poursuivons; dans quelques maladies, comme les fièvres, souvent les capillaires, qui donnent la chaleur animale, la sueur, les mucosités, etc., ont leurs fonctions diminuées ou anéanties, ou dans une trop forte activité, ce sont autant de sens qui restent insensibles à leurs excitans ou qui les fuient, ou qui réagissent sur eux avec trop d'énergie, loin d'adresser le traitement à ces systèmes organiques, d'agir contre les causes, que lui importent et les causes et ces systèmes; les unes lui paraissent invisibles, et les autres sont d'un tissu trop délié. Si la calorification renaît, si la peau et les muqueuses s'humectent, si les sécrétions sont légèrement rétablies, aussitôt nos douleurs perdent de leur acuité; ici le remède est visible; hé bien, soit qu'un génie malfaisant bouleverse nos esprits près des malades, on détruira ce bien par des corps froids ou la diète absolue trop prolongée, ou par l'usage des toniques, etc. Quand un désordre général se manifeste, il n'est pas rare qu'il se complique d'autres maladies telles que l'érysipèle, la rougeole, la scarlatine, et alors le nouveau mal est un bien qui nous ramène à la santé, ainsi que je le prouverai bientôt; à peine la nature commence à se mettre à l'abri de la mort, que tous les médecins ne voyent le mal que dans une complication qui en devient le remède principal, et ils oublient les désordres organiques qui le précèdent; ils arrêtent ces efforts conservateurs ou les combattent mal, et ils exposent ainsi la vie aux plus grands périls. La nature a voulu que, dans des cas urgens, le sang pût être rejeté au dehors par des issues faciles; c'est un de ces grands moyens curatifs; on comprend mal quel est son but, on arrête ses efforts, ou l'on fait bien plus qu'elle ne commande. Si elle n'est pas heureuse dans la production de ces nouveaux symptômes, alors elle change de rôle, et pour détruire une maladie grave, elle crée des phlegmasies, des suppurations; elle dispose, par cet artifice cruel, mais nécessaire, les organes primitivement malades, à reprendre leurs fonctions, ou leur supplée en partie, ainsi que cela se voit dans quelques fièvres; et quel est le médecin qui ne s'empresse d'inventer des moyens capables d'anéantir ces moyens curatifs si sublimes! Nos maux ne sont qu'un correctif destiné à détruire nos erreurs, à nous punir d'outrager les lois de conservation; et où est l'homme de la science qui conçoive et pratique cette vérité? En même temps qu'ils produisent un bien, ils portent en eux-mêmes leur propre destruction; ils sont leurs premiers remèdes; partout on retrouve la vérité de ce que j'avance; partout on se convainc qu'ici tout est bien; mais vains exemples si frappans! les erreurs se succèdent, se multiplient, et ils n'ont plus d'empire sur nous, parce que l'on n'agit plus en esclave observateur de ces exemples heureux, mais toujours selon les rêveries de quelque favori de la crédulité du vulgaire, et sous ce rapport, l'esprit médical est tellement dégradé, qu'au lit de la douleur il ne vous dit pas c'est telle ou telle loi physiologique qui ordonne tel ou tel moyen curatif; mais le maître! et quel maître!!! Quant à moi, je le renie; et toujours, oui toujours, je chercherai à briser son sceptre, qui coûte si cher à l'humanité! Voilà ce qui est; mais en vain l'enfance, la jeunesse, et tous les âges courent les mêmes périls, en vain les cris des victimes se multiplient, en vain les morts et les vivans s'unissent pour accuser, non la science, mais son interprète, celui-ci échange, modifie ses poisons; tantôt il est avare ou prodigue de sang; tantôt il vous accable de *stimulus;* parfois il vous entraîne mort-ivre dans la tombe; mais toujours il reste dans les voies tortueuses de ses erreurs, et le plus souvent il n'offre que la mort en perspective à ses adeptes. Si l'on en excepte quelques esprits fort rares, le médecin, en général, devenu l'esclave de théories ineptes, vu de sang-froid, n'est plus l'amant privilégié de la nature; jugez-le d'après ses actions, il est son plus cruel ennemi. Ah! si l'on faisait aux mânes des morts une hécatombe de ceux qui détruisirent la vie de l'innocent qui implorait leur secours, que de têtes, que couronne la crédulité du vulgaire, couvertes alors d'opprobre! Comme au temps de Boerrhaave, qui l'accusait de faire plus de mal que de bien, son rôle est toujours le même; et pour le bonheur du genre humain, il serait à souhaiter qu'un Omar, en médecine, livrât aux flammes les écrits de ceux qui cherchent à calmer nos douleurs sans se montrer les heureux interprètes de leurs accens; qu'une autorité irrésistible réduisît à l'impuissance tous ceux qui n'invoquent qu'une pratique qui ne fut que meurtrière, qu'elle bannît toutes leurs erreurs, et que, jusqu'à des temps plus éclairés, l'homme en maladie comme en santé, ne suivît que ses instincts qui sont, ici comme là, ses conservateurs naturels. Assez long-temps l'empire de l'erreur a brillé sur la terre; la nature, en médecine comme partout ailleurs, doit reprendre ses droits.

Voilà une idée des connaissances des maladies et de leur traitement. La médecine, comme on voit, coûte encore cher au monde. Tout ce qui n'est plus lui prêta son appui pour l'élever, et cependant tout ce qui est tremble encore pour ses jours. Bichat d'un côté, et les faits et leur interprétation de l'autre, se repoussent; à tant d'immortels travaux, il faut en réunir d'autres pour opérer cette union. Là, nous contemplons les bases sublimes de la science, et autour d'elles, les observations les plus rigoureuses, et qui, pour ne pas se prêter un mutuel appui, loin de rappeler un édifice complet, semblent n'être que des ruines immenses. Il est temps de mettre un terme à tant de sacrifices généreux, et de donner à la science l'ensemble majestueux qu'elle réclame, afin qu'on ne soit que juste en disant qu'elle doit son origine aux dieux, et qu'elle est aujourd'hui l'apanage du génie. C'est à la physiologie, mieux comprise et vue dans toute sa simplicité, à opérer cette œuvre sublime. Ses conquêtes récentes, les principes généraux qu'elle a dévoilés, les vérités importantes qu'elle a fait connaître; cet art si ingénieux qu'elle a suggéré de juger de la structure organique par ses rapports, et, par la première, du mode d'être de ceux-ci, et de nous initier ainsi aux secrets de la nature; l'énergie avec laquelle elle a ébranlé, dès son aurore, l'antique édifice médical, tout dit que, par les merveilles qu'elle a enfantées, ce n'est pas une illusion d'espérer qu'elle doit faire plus encore, mais une croyance réelle, et qu'elle achèvera sa noble et brillante carrière. Nous connaissons les organes les plus élémentaires et leurs rapports; en remontant au lien qui existe entre eux, pourquoi les causes de nos maladies ne seraient-elles pas précisées? Le tableau réel d'une maladie n'est que l'expression des rapports étrangers du système organique le plus simple avec des excitans, et la physiologie trouverait-elle des obstacles à les tracer avec les richesses actuelles de la science? Chaque système organique, considéré dans les élémens, communique avec le reste de l'économie, et la physiologie, qui est identifiée avec celle-ci, ne nous donne-t-elle pas à penser que, dans les observations importantes des auteurs, elle peut reconnaître quelle est l'affection que l'on entrevit? Connaissant les phénomènes de la vie en santé, et suivant l'homme qui part de ce point pour arriver à la maladie, à la rigueur pourquoi les symptômes seraient-ils plus difficiles pour elle à être expliqués, puisqu'ils ne dépendent que d'une modification des propriétés vitales ou de leurs rapports? Tout nous dit que bientôt elle nous fera connaître comment la vie est souffrante, comment la maladie amène la mort ou disparaît; qu'elle nous présentera sur elle des idées fixes; qu'elle nous apprendra à prédire son issue non illusoire, mais réelle; que, pour étayer ces nouvelles vérités, elle fera tenir aux cadavres l'expression de ce qui est, et qu'elle cherchera parfois à les imiter sur les animaux, afin de les rendre plus vivantes. Si, sur la nature de nos maux, on peut avec ses armes arriver à tant d'heureux résultats, tout dit encore que, par elle, on peut opposer à nos douleurs des remèdes aussi simples que positifs; et qu'ils consistent tous, en partant de la connaissance du mal, dans cette adresse à détruire la rupture d'équilibre qui existe entre la réaction des élémens organiques et l'action des excitans, ou entre ces élémens eux-mêmes, et à replacer l'organisme dans les rapports qui conviennent à son nouvel état. Oui, plus mes années s'écoulent dans la méditation, plus les faits se multiplient autour de moi, et plus je me convaincs qu'en se pénétrant du génie de cette science, l'on peut faire un traitement si précis, que l'on n'y puisse rien ajouter ni rien en retrancher dont l'action soit importante, sans nuire aux jours du malade; et qu'enfin l'on peut espérer, en quelque sorte, par elle, commander à la douleur, diminuer infiniment sa durée, l'amener à ce point qu'elle paraisse éphémère, comparée à celle des maux actuels ou anciens; avoir des succès incomparables à ceux obtenus jusqu'à ce jour, les faire naître dans les cas les plus désespérés, et aller parfois les recueillir même dans ceux où la mort semblait exister pour le vulgaire des médecins, ou du moins prouver qu'elle est au-dessus des efforts de l'humanité. Mais j'entends déjà s'écrier que ce tableau est le rêve d'un cœur ami de l'humanité. Sans doute la mort a ses droits comme la vie; mais aussi la physiologie a un pouvoir presque divin, quand elle n'est que l'expression des lois de la nature, et, en la ramenant à ce qu'elle doit être, pourquoi n'opérerait-elle pas tout ce bien?

Partant des erreurs que l'on possède, n'envisageant que le labyrinthe où nul ne se retrouve, je ne me dissimule pas que l'habitude d'une pratique absurde et générale identifiée avec l'esprit humain, doit faire naître une opinion contraire; cependant si l'on remarque qu'il existe une Anatomie générale, pourquoi l'avantage que j'énonce serait-il exclu du domaine des sciences physiologiques, ce théâtre par excellence des merveilles? Cette conquête presque divine ne nous est inconnue que parce que nous ne sommes point sur la route de la vérité, route qui est toute tracée; mais qu'on s'y place, et bientôt on en sera le possesseur heureux. Le savoir des erreurs nous inonde, il faut l'anéantir. L'autorité mensongère de la médiocrité nous dérobe le bienfait de l'observation interrogée par la physiologie; à Hippocrate et à Bichat, ces deux créatures sublimes de l'Evangile des médecins, il faut des apôtres nouveaux. L'anarchie la plus complète des opinions et une pratique meurtrière avilissent la science; il faut la raviver. Pour arriver promptement à ce sublime résultat, qu'on ranime au feu sacré de la nature, le génie de la jeunesse actuelle, qu'on l'habitue à ne remonter qu'à des causes simples et en quelque sorte palpables, qu'il tienne compte de leur succession réelle, qu'il fixe surtout son attention sur celle qui agit immédiatement sur nos tissus, et qu'il soit bien convaincu que tant qu'il ignore cette cause du mal, le mal ne sera pour lui qu'un être imaginaire. Cette première opération terminée, qu'il ne cherche les affections morbides que dans la trame la plus élémentaire de nos tissus, qu'il en sonde le degré de vitalité, qu'il s'instruise à en posséder l'étendue réelle; qu'il compare leur état sain à leur état morbide; pour compléter le tableau, dont il cherche à pénétrer son ame, qu'il ne cherche le remède à nos maux que dans les cris plaintifs des systèmes organiques, qu'il se pénètre de leurs accens divers; et quand je pense aux expressions si simples et si énergiques de la nature, cette révolution si importante, dont on ose douter, sera bientôt parcourue. Une fois arrivé à ce degré de savoir, il sera grand; mais pour y briller dans tout son éclat, dites-lui qu'il porte tous ses sens sur les sens du malheureux qui souffre, qu'il apprenne à compatir à ses douleurs, à s'identifier avec lui pour mieux le connaître; que ses organes qui correspondent aux organes affectés de l'infortuné qui interroge sa raison, réfléchissent un instant l'image fugitive des douleurs qu'il est appelé à combattre; qu'il souffre en voyant souffrir, et dès lors rival de la nature, il n'aura plus à envier ses secrets; son esprit formé à la connaissance du mal, saura le combattre avec un pouvoir sans bornes, et bientôt ses succès faisant oublier ses maîtres, inspireront au vulgaire la croyance qu'un esprit supérieur guide son ame bienfaisante.

Voilà la route qui peut obtenir le bien que je réclame, et par cela seul qu'elle est simple, elle n'est pas, comme on voit, impraticable. Rousseau en donna le premier l'idée; Bichat me l'a fit entrevoir dès mes premiers pas dans l'étude de la science; bientôt il apporta dans mon ame toute la conviction de son existence, et je lui rendis hommage dans mon premier écrit qui est celui que je publiai pour ma réception de docteur. Depuis, je n'ai cessé de l'envisager sous toutes les formes, et après des milliers d'observations faites pour la reconnaître, et toujours comparées aux observations recueillies par nos pères, m'étant convaincu que je me trouvais sur la ligne qu'elle trace, et que j'étais parvenu, sinon à conquérir tout le bien qui en résulte, du moins une grande partie, j'ai cru que je devais rompre le silence. Qu'on ne pense pas que cette opinion soit le fruit de quelques vaines idées; j'ai la conviction intime de ce que j'avance, et ce sentiment est non-seulement fondé sur mes observations et sur celles des autres, mais encore sur cette facilité que j'ai de pouvoir multiplier ces preuves partout où paraissent nos maladies, et de les reproduire sur les animaux.

Mais qu'importe que ce que j'avance découle de l'expérience la plus positive, de la concordance de tous les faits et des principes du grand Bichat? Me pardonnera-t-on d'aimer la nature, de parler son langage, d'invoquer ses lois, de m'identifier avec ses admirateurs, d'oser, pour elle, pour eux, pour la science et la cause si chère de l'humanité, combattre l'erreur et ses nombreux sectaires, et de faire encore plus, d'arracher des couronnes conquises sur la crédulité des hommes, et flétries dans l'intérieur des familles par des larmes? Le passé, mais surtout le présent, me disent quel sera mon avenir. Je serai en butte à mille maux; mais aussi impassible que la raison même, nous tiendrons à tous le même langage, nous en appellerons aux faits, et si nos adversaires se croient sur un terrain assuré, nous ne craignons pas, nous, de les provoquer sur celui qui les éprouve tous, d'agir en leur présence sur des malades, et d'établir entre eux et nous une différence telle qu'elle soit constamment en faveur de ce que j'avance. Cependant il y a aussi de l'écho en France, quand il s'agit d'amour de la vérité, et peut-être quelques-uns des hommes qui cultivent la médecine avec ardeur suivront-ils une marche contraire? Dans tous les cas, quelque orage qui éclate autour de moi, mon cœur n'en battra que plus au large pour la science de l'homme. Il y a trop de charmes à publier des vérités essentiellement utiles au genre humain, pour craindre de leur donner le jour. Je sais qu'elles ne paraissent qu'à travers mille obstacles, et qu'il y a toujours plus de peines, de soucis et de périls attachés au courage qui cherche à leur donner le prix qu'elles méritent, qu'à les inventer; mais je n'ignore point que cette lutte est nécessaire, afin qu'elles reçoivent le sceau de leur valeur, et qu'elles puissent devenir le patrimoine de celui qui veille à la conservation de son semblable. Sans doute le passé me dit qu'elles peuvent ne point occuper le cercle que leur donne leur caractère; qu'elles peuvent même être anéanties; mais qu'importent ces souvenirs? Amant idolâtre de la nature, je ne puis la renier; l'étudier, la comprendre, fut toujours ma félicité; elle a reçu le sacrifice de mes plus beaux jours; je n'ai pas encore vécu comme les autres hommes; ô Jean-Jacques! ô Bichat! je veux, à votre exemple, qu'elle ait ma vie tout entière. Au reste, pourquoi m'alarmer sur le sort des vérités qu'elle m'inspira, que réfléchit partout l'observation, et où nous conduit le prince des physiologistes? Gravées dans nos ames, de telle sorte, que la plus légère attention les met en évidence, leurs principes du ressort de la raison, toutes soeurs des vérités les plus simples et les mieux connues, toutes unies par un lien de famille si étroit que celle qui se montre la première est une partie constituante de celle qui la suit, formant, par leur réunion avec celles dévoilées dans l'antiquité et dans ces derniers temps, un ensemble qui se peint facilement à notre esprit, et dont tous les détails trouvent une place aisée dans notre mémoire, et d'une simplicité telle que celui qui les apprend croit les connaître d'avance, qu'elles remplacent ses erreurs sans aucune violence pour ses esprits, qu'elles font marcher l'élève supérieur au maître qui les dédaigne, et qu'elles enlèvent de nobles suffrages; j'ose espérer qu'elles se défendront par elles-mêmes.

QUATRIÈME ARTICLE.

PRINCIPES DE PATHOLOGIE

MÉDICO-CHIRURGICALE,

FONDÉS SUR L'ORGANISME ET SES RAPPORTS, POUR PARVENIR A LA CONNAISSANCE PRÉCISE DE LA NATURE DES MALADIES ET DE LEUR TRAITEMENT.

Tous les êtres sont organiques ou inorganiques. Les végétaux et les animaux appartiennent au premier genre, et ce qu'on nomme les minéraux au second. Ceux du premier sont organisés de manière à pouvoir réparer leurs pertes organiques et à pouvoir établir des rapports avec le reste de l'univers. Le végétal fixé à la terre, s'élève du sol en cône arrondi, se divise ensuite en plusieurs parties différentes, et il appartient ainsi à la fois au sol où il a germé et à l'atmosphère qui l'environne. Faible, mais flexible ou peu élevé; fort, mais arrondi ; et plongeant au loin dans le lieu où il croît, il est doué de toutes les qualités nécessaires pour ne jamais abandonner le terrain qui le vit naître et résister aux ouragans qui s'élèvent autour de lui. Mais en vain considéré depuis sa racine jusqu'à ses fleurs, il présente des différences organiques tranchantes; qu'on interroge ses racines qui rampent sous la terre, la tige résistante, ses rameaux qui flottent dans les airs, ou les fleurs qui s'épanouissent au doux souffle de Zéphire, et qu'y découvre partout notre raison? sinon les fonctions de l'absorption, de la nutrition, et de l'exhalation. Que dit l'analyse la plus sévère? que c'est un véritable système capillaire qui le compose, et qui n'est parcouru que par des fluides presque toujours blancs. Dans le végétal le rouage organique est, comme on voit, très-simple, il est réduit à un seul système qui combinant ses vaisseaux de telle ou telle manière, ou qui, se modifiant dans sa trame, nous présente soit les racines, soit les feuilles, etc., mais où le raisonnement ne découvre toujours que des absorbans, des vaisseaux de nutrition, et des exhalans.

Le végétal ainsi organisé puisant dans la terre et l'atmosphère, trouvant autour de lui les bienfaits de la nature, et les matériaux, qui doivent servir à son existence, s'offrant, en quelque sorte, d'eux-mêmes, avec le caractère qui n'exige de sa part d'autre action que celle de les absorber, tout nous prouve qu'il était inutile qu'il fût doué d'appareils organiques propres à le changer de place, et, par la même raison, d'un organe intellectuel, puisqu'il n'avait aucune impression à réfléchir, aucune comparaison à établir, aucun choix à faire, aucune connaissance à acquérir.

Le végétal ainsi considéré a néanmoins chaque espèce de vaisseau, qui entre dans sa composition, doué de sensibilité et de contractilité, propriétés inhérantes à leur trame et toujours inséparables. Par

24.*

elles les fluides sont admis ou repoussés, et comment concevoir autrement l'absorption, la nutrition et l'exhalation qui lui sont propres? Ces qualités sont même parfois très-prononcées comme dans la sensitive. Elles excluent cependant tout système nerveux, et quand, à notre approche, la feuille de cet arbuste s'éloigne ou se replie sur elle-même, c'est parce que l'une de ses parties étant stimulée, le reste agit de même influencé par continuité de tissu.

L'homme, comme l'animal, destiné à changer de place, à dérober en quelque sorte à la nature sa subsistance, et à connaître, possède une organisation différente. A l'extérieur, il présente une masse énorme composée d'os et de muscles. Considérée indépendamment du système nerveux, elle est épaisse, afin de mieux résister aux corps extérieurs; et symétrique, pour qu'une moitié servant de point d'appui, l'autre puisse changer de lieu. Mais qu'on observe sa structure intime, et la raison n'y découvre que des absorbans, des capillaires de la nutrition et des exhalans ou des sécréteurs.

Sans doute on remarque dans l'homme, de plus que chez le végétal, les viscères digestifs, les systèmes veineux, pulmonaire qui modifient le sang, artériel où circulent les fluides tant de fois élaborés, les capillaires à fluide rouge, où commence surtout la vie organique, etc.; mais qu'on pénètre dans la composition organique des visceres digestifs, des veines, des artères, etc., systèmes divers qui ne font que donner aux fluides nutritifs des qualités qui se trouvent naturellement dans ceux du végétal, et que montre-t-elle au raisonnement? Des absorbans, des capillaires de la nutrition, et des exhalans. On ne peut contester ces idées : de sorte que chez l'animal la nature ne nous montre qu'un système capillaire plus compliqué, il est vrai, mais dont elle modifie le caractère physique et dont elle combine les diverses parties pour former les appareils; et par ce simple effort, qui atteste son génie, aussitôt elle enfante l'homme. Interrogez aussi les propriétés vitales de ces appareils organiques supposés indépendans du système nerveux, et l'on remarquera que l'absorption, la nutrition et l'exhalation s'y exercent indépendamment les unes de l'autre, et de toute autre fonction.

Ces idées connues, ce qui nous frappe dans ces appareils, c'est une double fonction. L'une par laquelle leur masse, qui ne se compose que de systèmes organiques les plus élémentaires, attaque ou se défend, et peut éprouver tout entière une résistance accablante ou la surmonter. L'autre c'est celle où chaque capillaire agit indépendamment de tout autre tissu, et résiste ou succombe. Cette distinction est des plus importantes, car lorsque le calorique agit sur la peau, cette membrane peut l'éprouver dans toute l'étendue de la profondeur du tissu, comme dans quelques brûlures, et alors on aura une maladie de tout le tissu considéré dans sa composition organique, ou bien si c'est seulement un corps qui agisse sur les exhalans, comme un sang trop fort, on aura une maladie bien différente et aussi simple que possible. On aurait dû faire depuis long-temps cette distinction, elle eût conduit aux résultats les plus avantageux tant sous le rapport de la science que de la pratique.

Suivons la nature dans son ouvrage : le végétal a une forme et une consistance physiques propres à ses relations; mais l'homme destiné à changer de lieu, à étudier les corps, ne l'aurait pu avec tous ces appareils osseux, musculaire, etc., si ces organes naturellement passifs n'avaient été conduits par une puissance; et la nature, pour le mettre à même de remplir ce rôle, ajouta à ces appareils l'appareil nerveux. Ce dernier se compose de deux parties essentielles et différentes; l'une qui transmet les impressions des corps, et l'autre qui les raisonne, et qui distribue ensuite ses ordres à ces branches nerveuses qui les transmettent aux agens de la volonté.

Voici comment l'animal qui change de lieu ou établit ses relations, se conserve au sein de tant de révolutions qui se succèdent autour de lui. Dans cette lutte, les corps qu'il doit fuir ou rapprocher, agissant sur les surfaces extérieures des appareils de la vie animale, leur sensibilité en reçoit l'impression; aussitôt la contractilité entre en jeu, et les fibres impressionnées portent ainsi l'action des corps au système nerveux. Voilà une vérité incontestable, et quand les surfaces cutanées ou d'autres répètent plus ou moins loin l'impression, il se passe ici le même phénomène que celui qui a lieu chez la sensitive. Ce qui me prouve que tel est l'ordre des choses, c'est que les corps, qui à l'extérieur agissent sur nous, n'ont une action sentie, tant qu'elle n'est pas dangereuse, qu'autant qu'elle est étendue, et qu'il est positif qu'un filet nerveux ne correspond pas à chaque fibre des autres organes, ce qui, dans le cas contraire, devrait être. Sans doute quand l'action est très-vive et que, par cela même, elle est voisine de celle qui est douloureuse, elle peut être transmise quoique n'agissant que sur un point; mais alors le point vivement agité communique au loin son état par continuité de tissus, et le phénomène ne devient pas autre que dans le premier cas.

Voilà comment se passent ces premiers phénomènes, et sitôt que les nerfs sont impressionnés, par eux l'impression sentie, ainsi que je viens de le dire, arrive au cerveau qui la réfléchit, etc. Mais considérez ces mêmes agens messagers des impressions, et ce même encéphale, qu'offrent-ils à l'analyse? Une double fonction: 1° celle de transmettre l'action des corps et de la juger pour réagir ensuite sur leurs agens; et 2° celle d'absorber, de se nourrir et de chasser les matériaux de la décomposition; et nous ne voyons encore ici que le système capillaire qui, sous des formes diverses, nous présente des appareils. Cette proposition est basée sur des faits et sur le raisonnement le plus positif, et par conséquent c'est une erreur dans la pratique médicale de ne pas déterminer quand c'est la totalité du système nerveux ou l'une de ces parties organiques qui souffre.

On prétend que le système nerveux seul est doué de sensibilité, et que les autres organes ne sentent que par lui. C'est une erreur qu'il est facile de rectifier. Qu'on remonte à la composition intime de l'organisme, et cette opinion ne tombe-t-elle pas d'elle-même? En outre, on imaginera difficilement un organe qui communique sa sensibilité à un autre. En partant de ces idées et en voyant quel point organique que ce soit être sensible, dans l'impossibilité de l'hypothèse ci-dessus, ne devrait-on pas admettre que toute l'économie n'est qu'un composé de nerfs? De plus, n'est-ce pas dégrader la nature, rétrécir son génie que d'oser avancer qu'elle n'a pu animer les organes qu'à l'aide d'un organe, comme si alors son ouvrage n'était pas compliqué au lieu d'être simple, et comme si elle ne semblait pas à la fois incohérente et bornée dans ses œuvres! Ensuite n'est-ce pas refuser de la sensibilité aux végétaux? Plus je médite cette opinion et plus je me convaincs que l'homme qui l'a émise ne sera jamais placé dans la famille des grands hommes.

Une fois les corps jugés, ils sont fuis ou rapprochés ou modifiés, et cette opération terminée, dès lors l'homme rentre dans le cercle de la vie végétale, et vit dans les rapports qui ne sont plus perçus. L'air que nous respirons, le vêtement qui nous abrite, comme les alimens qui tombent dans les voies digestives n'ont plus, une fois jugés et tant qu'ils sont convenables à notre existence, un effet qui donne des sensations. Je dois cependant faire observer que dans les rapports des viscères intérieurs tels que ceux des voies digestives et des poumons, il existe une différence entre la vie de l'arbuste et de l'homme, et que voici: c'est que chez l'homme comme chez tout autre animal on rencontre un système nerveux, et cela devait être. L'animal forcé d'errer sans cesse, sujet à mille erreurs, ayant toute son existence attachée à une puissance intellectuelle souvent trop débile pour le monde qu'elle doit embrasser, tandis que les végétaux sont toujours entourés de circonstances bienfaisantes, on sent que la vie organique devait, pour se conserver, être douée de nerfs, à l'aide desquels elle peut lui apprendre les dangers qu'elle court. C'est surtout pour ce rôle que le grand sympathique existe, quoique cependant, ainsi que je le dirai bientôt, on doive encore lui rapporter certaines impressions qui annoncent vaguement les rapports naturels des organes intérieurs, surtout quand on les étudie loin de toute impression extérieure. Au reste tel devait être ce dernier rôle, car si pendant que le cerveau réfléchit nos rapports extérieurs, il eût reçu mille impressions diverses des relations des tissus qui forment la vie organique, ne pouvant prêter son action à un seul objet, il l'eût méconnu, et il eût été conduit d'erreur en erreur, et bientôt à la mort.

Voilà ce qui a lieu ; et les appareils de la vie organique n'avaient pas besoin, comme on voit, d'être doubles, ni symétriques, puisque les appareils extérieurs font pour elle ce que la nature fait pour le végétal. Cependant, comme dans la vie animale chaque appareil, chaque organe, chaque tissu a une double fonction, 1° celle de réagir par sa masse sur un excitant donné, et 2° de présenter ensuite cette même masse comme un composé de vaisseaux qui appartiennent au système capillaire. Cette distinction est ici plus importante que partout ailleurs, car en ne voyant que l'ensemble d'un tissu souffrir on est sujet à mille erreurs dans la pratique.

Partant de ces idées on sent que celui qui a dit que l'on ne pouvait concevoir une molécule organique sans capillaires, a avancé une vérité profonde, et, par la même raison, on voit que la vie animale n'est pas, à proprement parler, une vie. Ces considérations établies, maintenant entrons dans de nouveaux sujets.

Nous venons de voir que l'économie considérée sous le rapport de son organisation est très-simple dans sa base. Les vaisseaux qui sont des plus tenus, la forment, et, afin de les mettre à même de résister, la nature les combine pour former des appareils organiques capables d'atteindre ce but. Les plus simples qu'elle crée d'abord, ce sont ceux qu'on nomme élémens organiques. On les sépare, on les isole par le scalpel les uns des autres; et ce n'est que le raisonnement qui démontre ensuite que leur composition organique n'est pas simple, ainsi que le prouve Bichat.

Ces élémens, d'une structure et d'une forme différentes, ont chacun une fonction propre, et ne compliquent l'économie que par leurs combinaisons diverses. Bichat a porté cette vérité jusqu'à l'évidence. Ils paraissent se multiplier à l'infini à cause des nuances de physique que l'on observe dans chacun d'eux. Comparez les diverses régions des muqueuses; quelle différence entre elles! Les voies digestives, urinaires et aériennes, semblent, sous ce rapport, avoir une existence à part. Subdivisez chaque région, et rapprochez tous les points divers de ces étendues organiques, et vous vous croirez transporté dans un monde nouveau. Entre la membrane opaque de l'œil et la pituitaire ; entre cette dernière et celle qui tapisse la glotte, ou mieux encore le canal aérien et les bronches, vous ne trouverez qu'une ressemblance organique imparfaite. Portez successivement votre attention sur toutes les parties de ce système, sur la membrane de l'ouïe, des lèvres ; étudiez l'utérus, les trompes, etc., la nature vous étonnera par les variétés d'organisation du même tissu ; chaque surface la moins étendue a, pour ainsi dire, une trame qui n'est qu'à elle, des nuances physiques qui l'isolent, qui la caractérisent; phénomène que l'on retrouve, à quelque chose près, dans chaque tissu organique.

N'ayant que les qualités seules qui frappent nos sens, cette organisation est inerte, sans vie, et par conséquent à l'état de cadavre. Considérée dans cet état où elle est douée de ces qualités qui accusent la présence des corps qui agissent sur elle, qui se manifestent par leur action, et à l'aide desquelles elle éloigne, rapproche ou modifie les excitans, elle est alors vivante, et ces propriétés reçoivent le nom de vitales. Ce n'est que par abstraction que nous isolons de l'organisation ces qualités, ainsi appelées parce quelles semblent caractériser la vie. Cette distinction n'existe pas dans la nature animée ; puisque l'on ne peut concevoir l'une sans les autres, et ni les désunir sans une destruction mutuelle.

Si, pour expliquer les phénomènes physiologiques, on se sert de ces propriétés, ce n'est pas parce qu'elles donnent la vie, jamais on n'a prétendu leur accorder cette puissance; mais seulement parce qu'elles sont des qualités de tissu si prédominantes, si constantes et si générales que tous les phénomènes physiologiques n'en ayant paru que des conséquences, on a dû les regarder comme principes. C'est une abstraction indispensable pour la science; et jamais l'on ne doit oublier que lorsque tel ou tel phénomène physiologique nous frappe, c'est que l'organisation présente tel ou tel mode d'être.

Si les élémens de l'économie diffèrent entre eux sous le rapport de leur structure; s'ils se modifient dans leurs trajets, et leurs combinaisons diverses, la sensibilité se modèle sur ces changemens afin d'être en harmonie avec la trame qu'elle anime : l'observation la plus simple a, depuis long-temps, rendu cette vérité frappante. Chaque point organique a une sensibilité qui n'est qu'à lui; et la nature, aussi simple qu'ingénieuse, fit bien d'agir ainsi, en multipliant les divers modes de sentir, elle multiplia nos sens, étendit indéfiniment le cercle de la vie; et par la plus grande simplicité de moyens elle obtint des résultats incalculables.

Organisation et propriétés vitales, voilà donc l'être sensible; voilà l'homme. Telle est l'opinion généralement admise, telle est celle du physiologiste et par conséquent de Bichat, qui, dans son anatomie générale ne s'est occupé que des solides et de leurs propriétés vitales; et c'est aussi celle que la raison admet : en effet où rapportons-nous la vie? Là où sont l'organisation et la sensibilité, et alors où sont les autres corps qui nous présentent ces attributs?

Cependant si nous ne pouvons imaginer la vie hors du domaine des solides et de leurs propriétés vitales, on éprouve encore le même obstacle quand on s'efforce de la concevoir hors de l'influence des corps qui nous excitent : alors elle nous échappe. Supposez que les sens de la vie de relation soient privés de leurs stimulus naturels, qu'aucun agent ne les mette en action ; que les rayons du soleil ne tombent plus sur l'orbite de l'œil, que l'ouïe soit dérobé à l'influence de l'air ; qu'à l'intérieur ce fluide ne pénètre plus les voies aériennes, que le sang n'excite plus ni les capillaires ni le cœur, que dans l'organe encéphalique ne viennent plus retentir mille impressions diverses, etc., alors tout sentiment inconnu, ou trouverez-vous la vie? où verrez-vous briller son flambeau ? Les corps qui agissent sur nous sont à l'organisme ce que le fer est au caillou dont il fait jaillir des étincelles : sans lui ces étincelles restent ignorées; sans eux la vie reste impénétrable.

Remarquez aussi que, pour faire connaître cette dernière, l'étendre et l'embellir, le moteur de tout l'établit dans une dépendance des corps extérieurs et intérieurs qui agissent sur les solides; et qu'il ordonna qu'elle ne peut être sans que la sensibilité des systèmes ne soit excitée. Si l'estomac, le cœur, le cerveau étaient privés de l'excitant naturel qui les met en jeu, alors la destruction de la vie d'autant plus rapide que le tissu organique privé serait plus important, prouverait ce que j'avance. Ce besoin est même si nécessaire, si essentiel, qu'on ne peut le détruire sans éteindre la vie; il est la cause première de la mobilité de l'enfance, de l'ardeur de la jeunesse, de nos désirs, de nos passions, de nos vertus, de nos crimes et de nos travers; et ce n'est pas une erreur de croire que son degré de force est la mesure du génie.

Comme le physique de l'homme se modifie de mille manières différentes, que chaque point organique ne ressemble qu'à lui même, que les propriétés vitales qu'il réfléchit sont autant de propriétés diverses ; il ne suffit pas, pour que la vie ait lieu, qu'elle soit dépendante, qu'elle soit excitée, il faut encore que chaque portion du système organique qui vit isolée, soit excitée d'une manière conforme à ses propriétés de sentir. Si les choses se passaient autrement, les circonstances dans lesquelles nous vivons seraient autant de causes destructrices : personne n'ignore que le lait maternel, qui sert d'aliment à l'enfant qui vient de naître, ne pourrait suffire pour calmer la faim de l'adolescent; et que les liqueurs alcooliques utiles à celui-ci, seraient un poison violent pour celui-là. Il en est de même pour les fluides qui circulent à l'intérieur de l'économie : si le sang, destiné aux appareils comme aux capillaires, est altéré par une cause quelconque ou dépasse sa quantité naturelle, on voit naître constamment des maladies. Par cette distribution différente d'excitant la nature se montra merveilleuse, et fut conséquente à ses premiers travaux. Dans le cas contraire ceux-ci eussent été inutiles, l'existence monotone, et son cercle d'autant moins étendu que cette diversité d'action eût été moindre.

Dans les rappports de l'économie avec les stimulans, on a toujours distingué les corps qui portent leur action sur la vie animale de ceux qui à l'intérieur roulent dans mille canaux divers, tous cependant jouent le même rôle, tous stimulent les systèmes organiques sur lesquels ils agissent. Les alimens excitent les organes digestifs; le sang, les systèmes capillaires, artériel, veineux, etc.; les fluides blancs, les canaux dans lesquels ils circulent; chaque système subit l'action d'un stimulus, et si cela n'était, comment concevoir le mouvement, la contractilité de toutes les fibres, et l'éloignement, le rapprochement ou la décomposition de ces excitans eux-mêmes? La seule différence qui existe entre ces deux espèces de stimulans, c'est qu'à l'extérieur leur diversité primitive est l'ouvrage de la nature; tandis qu'à l'intérieur elle est celui des organes qui les modifient de tant de manières diverses. Suivez la décomposition des alimens depuis le moment où ils arrivent dans l'estomac jusqu'à celui où ils vont en partie se réunir à notre être, en devenir une partie intégrante, et vous observerez constamment cette vérité.

Si l'économie a besoin, pour exister, d'être stimulée, si elle doit se trouver avec ses excitans dans une sphère de rapports dont les rayons naturels mesurent la santé, chaque système organique doit avoir avec les autres systèmes des rapports tels que sans eux il ne peut être. Nos organes sont entre eux ce que sont les corps dans l'espace qu'ils occupent; ils ont un cercle dont ils ne peuvent sortir sans compromettre leur existence. Si les synoviales s'abandonnent, si les parois abdominales déchirées, le péritoine est poussé dans cette ouverture, si les extrémités d'un os fracturé ne sont pas mises en contact, etc., dès lors naissent des rapports organiques étrangers et par conséquent le tissu sorti de son rang naturel, ou divisé et non réuni, souffre et succombe à la longue ou avec rapidité.

La chirurgie, entraînée par la nature, a été forcée d'étudier ces rapports dans les organes. Dans les cas qu'elle embrasse, l'instinct parlait un langage si haut que la pratique de ce principe est devenue une nécessité. Dans les luxations, dans les fractures, les hernies, les plaies, et une foule d'autres maladies, être frappée de ces rapports organiques non naturels fut sa première connaissance des maladies, et les ramener à un état inverse fut son premier et souvent son unique remède. Quand on parcourt cette science dans ce qu'elle a de positif sous le rapport de la nature du mal et de son remède, on se convainc qu'elle le doit à l'application de ce principe qu'elle méconnaît dans plusieurs cas.

La médecine, par une cause qu'il serait trop long de développer, est dans une ignorance presque complète de ce principe même sous le rapport des maladies qu'elle place dans les appareils. Dans les cas même les plus simples, tels que les apoplexies, les pneumonies, la gastrite, la dyssenterie, toutes les maladies des séreuses, les phlegmasies des organes de la génération chez les deux sexes, elle oublie de tracer la position que doit garder le malade, ou, quand elle se ravise, elle ne regarde ce moyen que comme faiblement curatif lorsque l'observation dit tous les jours le contraire.

Si sous le rapport des appareils organiques, la médecine ne connaît pas l'application de ce principe, à plus forte raison, est-elle en arrière pour son application aux élémens; elle ne se doute même pas que c'est une carrière nouvelle à parcourir pour reconnaître une foule de maladies, et leur opposer un heureux traitement. Elle doit désormais faire une grande étude de ces faux rapports des élémens organiques. Sans cette connaissance on ignore, comme je viens de le dire, et le mal et son remède; tandis que dans le cas contraire l'image de la douleur est réelle, et que l'on arrive à des succès inconnus jusqu'à ce jour. Je le demande si, dans l'arachnitis, maladie dans laquelle les surfaces du même tissu ne sont plus dans un état naturel, vous n'avez le soin de diminuer fortement la masse sanguine, pour que le battement des artères moindre, imprime au cerveau une secousse moins énergique, guérira-t-on cette affection? Jamais. Si dans ce qu'on nomme péritonite l'on n'a soin d'inspirer le moins possible, d'éviter les alimens, presque toujours les boissons, et de prendre cette position qui rapproche la tête des membres inférieurs et qui tient le tronc fléchi en avant, la maladie ne deviendra-t-elle pas plus grave? Dans les maladies pleurétiques, si l'on n'ordonne au malade de garder le silence, la douleur fera réparer cet oubli. Cette douleur condamnera aussi au repos les malades dont les synoviales, le tissu cribleux seront affectés; et nul ne pourra braver ce grand remède de nos maux sans exaspérer ceux-ci. Dans les engorgemens des capillaires à fluide rouge ou blanc comme dans les panaris, le furoncle et l'anasarque, il est surtout de la plus haute importance d'étudier ces rapports, afin de ne pas craindre d'employer des remèdes violens pour éviter ceux que la nature enfante, et qui, employés par elle, sont souvent terribles, ainsi que le prouvent de vastes abcès, la gangrène, etc.

Depuis l'antiquité la plus reculée jusqu'à nos jours, les hommes, ne tenant compte que d'une partie des rapports de l'économie avec les excitans extérieurs, avaient donné seulement le nom de sens à quelques portions de tissu dont la structure et la sensibilité différentes ont des relations particulières : la vue, l'ouïe, l'odorat, le goût, le toucher, le tact furent des sens; et naguère Cabanis et Bichat, étendant cette idée, en ont placé un autre dans les surfaces gastriques. En généralisant les rapports de l'économie, cette idée doit-elle être aussi restreinte? Tout dit le contraire, à moins que l'inconséquence ne soit regardée comme une vérité qui se lie à une autre qui la repousse. D'abord à l'extérieur il est facile de se convaincre que c'est une erreur grossière de ne pas avoir étendu davantage cette vérité. Est-ce que chez les deux sexes la muqueuse qui tapisse les appareils générateurs n'a pas une structure, une sensibilité, et des rapports qui ne sont qu'à elle, comme la pituitaire, la cornée transparente? Est-ce qu'elle ne transmet pas, comme les prétendus sens uniques, les impressions qu'elle reçoit? Ces impressions comme les autres ne sont-elles pas agréables, délicieuses, pénibles ou cruelles? que dis-je, si sentir est la qualité dominante d'un organe pour mériter le nom de sens, les appareils générateurs, plus qu'aucun autre, sont faits pour obtenir ce rang!

Si nous pénétrons à l'intérieur, dans les poumons, par exemple, la surface muqueuse de ce vaste viscère ne présente-t-elle pas les conditions qui constituent un sens? N'est-elle pas une portion de celle qui tapisse l'odorat, le goût et presque tous les sens admis jusqu'à ce jour? N'a-t-elle point comme eux une sensibilité et des rapports avec les excitans, que, comme eux, elle rapproche, éloigne ou modifie selon ses besoins? Le cœur, cet annexe de la respiration, n'offre-t-il pas des conditions identiques aussi bien que les intestins que l'on est tout surpris de trouver séparés de l'estomac lorsque les deux cavités appartiennent à la même fonction?

Si l'on adopte rigoureusement l'acception du mot sens; si on la suit dans toute son étendue, toute surface organique quelle qu'elle soit, aussi bien que tout vaisseau, n'importe son calibre, est un sens, puisque l'on y trouve toutes les conditions qui lui donnent ce rang, un tissu, des propriétés vitales et des rapports avec les excitans et les autres tissus. Si l'on remarque en outre que les poumons, le cœur, les voies digestives, les capillaires agissent, en maladie, comme la vue, l'ouïe, etc., qu'ils expriment le malaise ou la douleur; pourquoi ne pas leur accorder le même nom, lorsqu'ils possèdent les qualités pour l'expression desquelles ils furent créés? L'observation nous dit tous les jours qu'un air chargé de gaz corrosif, que des corps étrangers qui pénètrent dans les organes digestifs, causent des douleurs cruelles qu'accusent ces appareils; que le cœur précipite ses mouvemens pour se débarrasser d'un sang devenu étranger pour lui. Dans les fièvres qui surviennent à la suite des causes qui diminuent ou suspendent les exhalations ou les sécrétions, les capillaires à fluide rouge tout-à-coup surchargés d'excitans, ne disent-ils pas, par les douleurs générales qu'exprime le malade, qu'ils sont affectés?

On objectera que les impressions causées sur les surfaces des viscères ou bien dans le conduit des vaisseaux, soit volumineux, soit capillaires, ne sont pas transmises au cerveau comme celles des sens de la vie animale, et qu'alors on doit refuser le nom de sens à toutes ces diversités de surfaces et de conduits. Dabord cette objection n'est pas vraie dans toute son étendue. Qu'un homme, dans les beaux jours du printemps ou d'été, quitte Londres ou Paris pour aller respirer l'air des champs, et surtout celui des bois; n'éprouve-t-il pas une espèce de volupté indicible, sentiment qui annonce que les poumons sont dans des rapports naturels? Que des alimens parcourent les organes digestifs de celui que naguère dévorait la faim, les traits physiques qui s'épanouissent, les forces qui reparaissent, et un sentiment de bien-être général ne sont-ils pas une preuve de cette vérité? Cette sensation délicieuse qu'éprouve l'homme qu'agite un sang chargé d'un doux nectar, sensation qui, par son étendue, nous dit qu'elle a son siége dans les capillaires, opinion qui est celle de Bichat, Anatomie générale, p. 69, t. I.er, est encore un fait qu'il faut ajouter à tant d'autres, et qui prouve que chaque partie organique qui a des rapports particuliers est un sens qu'il faut lier aux autres sens de la vie animale, et leur assigner le même rang?

Sans doute on ne peut contester que les excitans ont sur une foule de systèmes intérieurs une action qui n'est pas perçue : l'on ne ressent pas constamment le passage des alimens dans les voies digestives par le plaisir ou la peine qui en résulte; nous ignorons toujours celui du chyle dans les vaisseaux absorbans, du sang dans le cœur ou les vaisseaux qui en naissent, et le frottement des surfaces articulaires et des séreuses les unes contre les autres n'est jamais perçu; mais dans le plus grand nombre de cas les excitans de la vie animale, ne frappent-ils pas le sens de cette vie sans que leur impression fixe notre attention? Hé bien! en vertu des modifications de l'organisation et de ses propriétés, quelques-uns de ces sens intérieurs agissent toujours de même. Néanmoins est-ce une raison pour ne pas leur donner le même nom lorsqu'ils réunissent les conditions les plus essentielles qui les constituent des sens; conditions qui sont d'avoir un tissu propre, doué d'une sensibilité qui n'est qu'à lui, d'être mis en jeu par un agent particulier et d'exprimer la douleur? Si jusques ici on n'a pas avancé cette opinion, c'est parce qu'on n'a pas approfondi l'étude de la marche de la nature dans la formation des animaux; qu'on n'a pas observé qu'elle commençait par créer celui dont l'état est le plus simple, tel que le polype; qu'à mesure qu'elle compliquait l'organisation, elle ne faisait qu'augmenter le nombre des sens, ou, qu'on me pardonne l'expression, réunir ensemble plusieurs espèces d'animaux; et qu'on n'a pas généralisé la science des rapports de chaque sens, de chaque système ou plutôt de chacun des êtres organisés dont l'ensemble constitue l'homme. Dans le cas contraire, non-seulement cette opinion eût été admise, mais il est plus que vraisemblable encore que tous les capillaires exhalans sécréteurs, etc., et tous les points quelconques de l'économie qui ont des rapports différens, eussent été considérés comme des sens chacun d'une nature particulière; et l'économie comme une féerie très-étendue dans un seul corps, ou plutôt comme une espèce d'argus mille fois supérieur à celui que créa l'imagination des anciens.

Au milieu de tant de nuances différentes d'organisation, de tant de modes divers de sensibilité, aucun organe ne mérite plus le nom de sens que l'encéphale. Il a les mêmes conditions que ceux de la vie animale; seulement les impressions perçues sont ses excitans, elles sont à lui ce que la lumière est aux yeux, les alimens à l'estomac, le sang aux capillaires; il les modifie, les combine selon ses besoins; et comme les autres sens éprouvant le même sort, de leur présence naît pour lui la peine ou le plaisir; et par cet état de fonction, on sent combien, chargé de peser les actions de toute l'organisation, sa vie doit être à la fois active et orageuse.

Une différence qui existe entre ce sens et les autres, c'est qu'en comparant les impressions reçues, il découvre dans les corps des qualités qui échappent aux autres sens, telles que la sensibilité, l'attraction, etc. On a cherché à nier l'existence de ces qualités; mais que dit l'expérience d'accord avec la physiologie? Qu'on repousse les faits. Un corps agit sur moi, je le sens, et cette qualité qui me donne la faculté de me rendre compte de sentir ces stimulus, qualité que je nomme sensibilité, n'est-elle pas aussi certaine que telle autre que ce soit? Pourquoi refuser au cerveau ce que l'on accorde aux autres? Il a sa manière de nous servir; mais il en a une : et il faut le dire, c'est le sens par excellence que celui du raisonnement, c'est lui qui s'élève aux qualités les plus latentes des corps, c'est lui qui achève les connaissances ébauchées par ceux-là; c'est par ce sens, qu'après avoir étudié l'organisme vivant, nous avons l'idée de ses propriétés vitales; c'est par lui que nous l'animalisons, et que nous concevons son existence entière. Quoique l'on doive envisager l'économie comme un composé de sens dans les maladies, en santé il existe néanmoins cette différence que ceux de la vie animale transmettent seuls les impressions d'une manière distincte, différence qui tient au mode d'être des appareils extérieurs par rapport au reste de l'économie.

Organisation et propriétés vitales, voilà donc, comme je l'ai dit, les élémens de l'existence; mais comme on ne peut en avoir aucune idée sans les rapports des systèmes organiques entre eux, ou avec les corps qui les excitent, on doit définir la vie, le résultat des rapports des propriétés vitales avec leurs excitans.

La vie générale est un être idéal; il n'est de vie réelle que celle qui résulte des rapports des propriétés vitales d'un système organique ou de quelques unes de ces parties avec d'autres systèmes ou d'autres parties de systèmes ou avec d'autres corps qui les stimulent. Autant de résultats divers, autant de vies différentes dont l'ensemble constitue la vie générale.

A l'aide des élémens organiques d'un côté, et des excitans de l'autre, la vie se développe, et prolonge sa durée. Tant que les résultats de tous ces rapports sont naturels, la vie prend le nom de santé; et par conséquent la définition de celle-ci est la même que celle de la vie en ajoutant l'adjectif *naturels* aux rapports. Par la même raison considérée en général, elle est un être abstrait, idéal, et un être réel envisagée comme elle. Elle est bonne, parfaite, chancelante, selon le résultat plus ou moins exact des rapports des systèmes organiques.

Comme tout ce qui vit est sujet à mille révolutions diverses pendant son existence, si l'organisation s'altère, ou bien si les excitans manquent ou cessent d'être naturels, le résultat des rapports qui constituent la santé n'est plus le même, et la vie prend alors le nom de *maladie*. Sa définition est la même que celle de la vie, seulement on doit unir l'adjectif *viciés* ou les deux mots *non naturels* au mot *rapports*. Comme la santé, elle est idéale ou réelle. Elle est légère, grave, selon que les rapports sont plus ou moins viciés; mortelle quand elle tend à produire l'absence de toute espèce de résultats de rapports de l'organisme vivant avec ses excitans; absence qui, une fois créée, constitue la mort.

Celle-ci est comme la vie, un être abstrait pris en général; mais comme elle, un être réel quand on l'envisage comme l'absence de tout résultat des rapports des propriétés vitales d'un tissu ou d'une portion de tissu organique avec les corps qui l'excitent. Autant d'absences de résultats divers, autant de morts partielles dont l'ensemble établit la mort générale.

Dans la définition de la vie, on confond toujours les actions des organes avec le principe vital; mais c'est une erreur; ce dernier, quant à sa nature, nous restera toujours inconnu, c'est le secret du créateur, ou peut-être le créateur lui-même; et prétendre le dévoiler, ce serait comme si une mécanique voulait embrasser la connaissance de la nature du génie qui l'a fabriquée.

Voilà la vie, la santé, la maladie et la mort : quand on interroge l'expérience, elle nous dit tous les jours qu'une fois que l'organisation est altérée, elle ne peut résister aux excitans, et qu'alors elle est dans un état morbide. De là vient une première origine de la maladie. L'enfant qui paraît à la lumière avec ce vice d'organisation engendré par les maladies de ses pères; cet homme qui a vécu dans une atmosphère corrompue, ou qui s'est nourri d'alimens putrides, qui à la longue a assimilé à son physique une espèce de physique étranger, tous ces individus ont une organisation altérée. Il en est de même de ceux qui sont atteints de squirrhes, de cancers, d'ulcères. La différence entre ces deux espèces de lésions consiste en ce que, dans la première, la maladie est générale, et locale dans la seconde.

Dans les deux espèces, le degré d'altération est souvent très-difficile ou impossible à reconnaître; et de même que l'économie arrive à tel ou tel degré insensiblement ou avec rapidité, elle peut, selon le degré qui existe et suivant une route inverse, reprendre une nouvelle composition organique, et revenir à la santé. L'expérience prouve cette vérité pour tous les cas.

Voilà l'un des principes du mal; mais ce principe n'est pas toujours dans l'organisme; on appelle encore maladie cet état de sensibilité qui accuse une action non naturelle de la part de l'excitant qui agit sur elle, et qui cesse de se plaindre sitôt que le stimulus est approprié à son mode d'être. Partant de cette idée, les yeux sont malades quand une lumière trop vive les affecte; l'ouïe éprouve le même sort s'il ne peut résister à des sons trop bruyans; les poumons ressentent cet état s'ils étouffent sous l'influence d'une trop forte colonne d'air; le cœur palpite si trop de sang arrive dans ses cavités; l'estomac se plaint aussi si trop d'alimens tombent dans le ventricule, etc. Dans tous ces cas, l'affection morbide a lieu constamment parce que la sensibilité quoiqu'appartenant à des tissus organiques sains, n'est plus en relation avec des excitans naturels. Ce que je dis des appareils organiques s'applique également aux capillaires : ils sont malades lorsqu'à la suite d'une nourriture trop succulente, ou de l'usage immodéré de liqueurs spiritueuses, ces vaisseaux reçoivent un sang trop abondant. Cette opinion est celle de Bichat, qui dit : « mais (en parlant des fluides) qu'ils changent de nature par une cause quelconque; que des » principes étrangers s'y introduisent; à l'instant ils » deviennent des excitans contre nature : ils déterminent des réactions irrégulières, les fonctions sont troublées, les maladies surviennent. » (Anat. gén. p. 63.)

Dans tous ces cas la maladie n'est que le résultat des rapports des propriétés vitales avec des excitans naturels, mais trop forts : cette origine est la plus commune. Tenant toujours au même principe, les maladies sont dues par fois à des excitans naturels altérés, ou bien à des stimulans étrangers. Lorsqu'un air chargé de corpuscules étrangers où des corps étrangers eux-mêmes agissent sur les yeux; lorsque des alimens corrompus ou des poisons pleuvent dans l'estomac, etc., il y a maladie de ces organes. Il y a maladie des capillaires lorsque par suite des causes qui ont suspendu les exhalations et les sécrétions comme chez les fiévreux, le sang, non décomposé, circule altéré dans ces vaisseaux; ou bien ces derniers sont encore malades lorsque, comme dans certain érésypèle, la petite vérole, le sang circule dans les vaisseaux de la nutrition.

Si nous devons nos maux à une altération organique, ou à des relations avec des excitans naturels trop forts ou étrangers, c'est trop souvent d'un état inverse, de la privation plus ou moins complète des excitans, qu'ils tirent leur source. Comme les précédens, ils portent des noms différens, et de là les dénominations de faim, pour l'estomac qui ne reçoit plus d'alimens; d'asphyxie pour les poumons privés d'air; d'hémorragie pour les appareils circulatoires, etc. Dans l'état actuel de la société, ces causes primitives morbifiques sont rares, mais on les produit souvent dans le courant du mal, par le traitement antiphlogistique, et de là la prolongation et souvent le caractère mortel des fièvres et d'une foule d'autres maladies.

Ces divers états morbifiques sont relatifs à l'action des corps qui agissent sur la sensibilité qui, comme je l'ai dit plus haut, calme ses plaintes du moment que ces excitans disparaissent ou deviennent naturels. La faim, l'asphyxie ne se font plus sentir aussitôt que l'estomac ou les poumons reçoivent leurs excitans naturels. Ainsi les douleurs cessent du moment que l'estomac a rejeté ou de trop forts alimens ou des alimens altérés, ou des corps étrangers; la fièvre aussi s'éteint du moment que les fonctions interrompues ou altérées qui constituaient cet état de maladie, ont décomposé ou détruit l'action des excitans plus ou moins étrangers, mais cet état n'est jamais de longue durée; s'il persiste, la sensibilité mal excitée ou trop privée d'excitans, cette qualité du tissu s'altère, la nutrition éprouve le même état, et à la longue ou dans une courte durée, selon les forces des causes, l'on arrive à l'état premier qui comprend une altération de tissu ou d'organisation; et enfin à la mort si les causes persistent ou si l'altération est incurable.

Enfin la maladie paraît toutes les fois que les élémens organiques ne conservent plus entre eux leurs rapports naturels. Dans ce cas un tissu devient pour un autre un corps étranger : ainsi, comme je l'ai dit plus haut, elle a lieu si les surfaces des synoviales, des séreuses, des aponévroses cessent, comme dans les luxations, la péritonite, les hernies, d'être dans des rapports naturels. Elle existe lorsque le tissu cribleux gorgé de lymphe distend fortement les tissus environnans comme dans l'anazarque, ou bien elle existe encore lorsque certaines régions de capillaires sanguins, trop gorgées de sang, occupent, comme dans l'apoplexie, la pneumonie, et dans diverses maladies telles que les phlegmons, l'érésypèle, un espace qui détruit leurs rapports de santé.

Ces faux rapports sont rarement primitifs dans la pathologie interne, et une fois créés c'est l'ignorance de leur caractère qui les entretient. Par exemple, dans le panaris, l'abondance du sang dans les capillaires dilatant ces vaisseaux, détruit les rapports organiques, et la réaction des tissus repoussés devient un corps étranger qui stimule les capillaires irrités, double, triple, décuple même l'activité du sang, aggrave le mal dans les mêmes rapports, et amène trop souvent une destruction générale. Dans les maladies chroniques presque toujours c'est cette cause qui frappe l'observateur, et la marche du mal ne diffère ici que par une activité moindre.

En cherchant à détruire une maladie, souvent on donne lieu à ces faux rapports. Le médecin stimule les voies digestives, et aussitôt le point irrité appelle le sang en quantité, afin d'obtenir une abondante sécrétion, d'envelopper le stimulus et de neutraliser son action pour conserver le tissu. Cette marche est générale; que les rayons d'un soleil ardent tombent sur l'habitude extérieure du corps, la sueur ne tardera pas à être abondante; qu'un air très-stimulant pénètre dans les poumons, l'expectoration qui paraîtra bientôt, prouvera, comme la sueur, cette vérité que démontrent aussi les vomissemens, les déjections alvines à la suite des vomitifs et des purgatifs. Mais s'il arrive que la stimulation soit trop forte, que le sang devienne trop abondant dans l'endroit stimulé, que, par sa quantité, il accable les capillaires, les exhalans les sécréteurs ne remplissant pas leurs fonctions, et les capillaires à fluide rouge n'étant pas délivrés d'une trop grande quantité de sang, ces derniers trop dilatés réagissent contre les capillaires environnans ou d'autres tissus qui réagissent à leur tour; et par cette double action les capillaires recevant trop d'excitant restent malades; tandis que dans une foule de cas le premier mal disparaît.

Il existe donc deux genres de maladies. Le premier qui consiste dans une altération de tissu; et le second qui est relatif à la sensibilité qui accuse une action étrangère de la part de son excitant sans qu'il existe d'altération organique. Ce dernier genre peut être divisé en trois espèces; l'une qui est le résultat de l'action non naturelle de la part de l'excitant soit qu'il soit trop fort, vicié ou étranger; l'autre qui naît des rapports non naturels des systèmes organiques entre eux; et la troisième de l'absence des excitans.

Le premier genre peut être appellé *altération de tissu*, quoique cette dénomination soit encore mauvaise; et le second *lésion de vitalité* en ajoutant le mot relative au premier mot. Ces expressions consacrées en partie par l'usage sont très-vicieuses. Nos connaissances actuelles en réclament d'autres, et nous ne les conserverons qu'en attendant de nouvelles dénominations, convaincus que tout ce qui précède peut en préciser le sens. Cette division, comme on voit, comprend toutes nos maladies, puisqu'elle embrasse à la fois et l'économie et ses rapports.

Ces deux genres se subdivisent en autant de variétés qu'il peut exister de lésions différentes d'organisation, et de faux rapports de la sensibilité avec les corps qui la mettent en action; variétés qui ont reçu des noms divers selon la manière de les envisager. Les lésions de tissu ont été appellées tantôt fièvre putride, typhus, peste, scorbut, tantôt squirrhe, cancer, ulcère, plaie, etc., selon que la maladie était plus ou moins étendue ou présentait un caractère de lésion particulière. Les faux rapports des sens ou des tissus avec les excitans naturels, prennent à l'estomac le nom d'indigestion, aux poumons accablés par l'air celui d'oppression; lorsque ces rapports ont lieu avec des corps étrangers, à l'estomac, la maladie est un empoisonnement, si elle est causée par des minéraux ou d'autres corps capables de donner promptement la mort, c'est l''asphyxie, si des gaz délétères pénètrent dans les poumons; si le sang passe dans des canaux étrangers pour lui, et qui soient ceux de la nutrition, au tissu cellulaire, le phénomène morbifique est un phlegmon; à la peau un érésypèle pustuleux, la petite vérole, aux yeux une ophthalmie, etc.

Cette dernière maladie porte le nom de phlegmasie; voici comment elle a lieu, et comment elle existe. Par une cause quelconque le sang étant appelé dans une région de capillaires sanguins en trop forte quantité, ces vaisseaux se dilatent en raison du sang qu'ils recoivent; mais s'il arrive que cette quantité soit trop forte, que la circulation locale des capillaires sanguins n'y puisse suffire; dès lors les capillaires de la nutrition modifiés dans leur sensibilité par l'action du sang, admettent ce dernier qui revient de ces vaiseaux aux capillaires sanguins à l'aide des anatomoses infinies qui existent entre ces deux espèces de capillaires. Le mode organique de ces vaisseaux et le mouvement du sang disent cette vérité ou phénomène qui persévère tant que des causes l'entretiennent. On ne peut donner d'autre siége à l'inflammation. Supposez que l'on regarde comme telle une simple congestion de sang dans les capillaires à fluide rouge. Vous n'aurez que de faux rapports d'un tissu avec son excitant naturel et rien de plus, et cependant pourrait-on affirmer qu'il fût de même que lorsque le sang circule dans les autres capillaires que nous avons désignés plus haut ? Nous donnons encore ce siége à la phlogose pour la distinguer des hémorragies qui existent lorsque le sang est enlevé par les exhalans ou les sécréteurs et versé sur des surfaces. Faute de préciser les rapports de l'organisation, on associe des maladies essentiellement différentes. Ainsi les érésypèles, les rougeoles, les scarlatines, les varioles ont seulement les unes, le caractère de l'engorgement des capillaires sanguins, les autres celui de la phlegmasie, et quelques-unes les deux caractères à la fois; tandis que d'autres, comme la pneumonie, la dysenterie présentent souvent le caractère de l'engorgement sanguin, du passage du sang dans les capillaires de la nutrition ou de la phlogose, et enfin celui des hémorragies ou du passage du sang dans les exhalans ou les sécréteurs. C'est un objet digne d'attention, sur lequel je reviendrai en parlant de ces maladies. Aujourd'hui je me bornerai à réfuter cette opinion, que toutes nos maladies sont des phlegmasies.

Qu'est-ce qu'une maladie? nous venons de le voir. Qu'est-ce qu'une phlegmasie? nous venons de le voir aussi. Les faits détruisent cette opinion qui suppose une ignorance complète de l'organisation et de ses rapports, de la part de celui qui l'admet. Pour que cela fût, il faudrait aussi que l'économie n'eût d'autres rapports qu'avec le sang et les fluides blancs, et qu'elle même eût une vitalité inaltérable, ce qui n'est pas. Que diriez-vous d'un médecin qui affirmerait qu'un malade a une gastrite parce qu'il souffre de la présence d'une trop forte dose d'alimens, état qui cesse sitôt que la digestion est terminée, ou bien qui affirmerait que l'individu qui supporte mal la présence de la lumière est atteint d'une ophthalmie, quoique la membrane opaque ait sa blancheur naturelle? Dans tous ces cas, certain que le mal n'est pas le résultat des faux rapports des propriétés vitales de tissu avec le sang, nécessairement votre raison se refuserait à admettre une phlegmasie, et l'évidence des faits serait telle que vous ririez de ces erreurs grossières. Eh bien! riez donc de celui qui émet ce système.

On a dit aussi que l'irritation était le premier degré de la phlegmasie; mais le premier degré du mal que fait naître un corps étranger ou naturel trop fort placé dans l'estomac, ou bien l'action d'un corps brûlant sur un tendon, n'ont aucun rapport avec le commencement de l'action du sang sur les capillaires à fluides blancs. L'irritation n'est que le résultat des faux rapports des propriétés vitales des tissus avec les corps qui les excitent mal. Elle existe dans la phlegmasie, comme on voit; mais dans le plus grand nombre de cas l'inflammation ne la constitue pas, puisqu'il peut exister mille rapports étrangers autres qu'avec le sang. En confondant ainsi l'irritation avec l'inflammation, on n'est pas plus analytique que si l'on disait que l'hémorragie est un empoisonnement.

Une fois ces diverses révolutions opérées, si les propriétés vitales ne se trouvent plus dans des rap ports naturels, si elles sont tourmentées par des excitations douloureuses, la nature, toujours adroite à se conserver, varie dès lors la marche qu'elle suivait en santé. Loin de rechercher les excitans ou de n'avoir recours qu'à ceux qui, sous leur empire, faisaient naître les plaisirs, elle les fuit. Dans les fièvres où la sensibilité est si prononcée, où toute l'économie est en désordre, tous les sens fuient leur excitant spécial ou naturel, les yeux ne sont tranquilles qu'à l'abri de la lumière, l'ouïe ne se plaît que dans le silence, nous craignons les odeurs, nous éprouvons jusqu'au sentiment d'horreur pour les mets et les liqueurs, les poumons accélèrent leurs mouvemens pour chasser leur triple excitant, le cœur les imite pour se délivrer du sang qui l'agite, et mêmes observations pour les capillaires à fluide rouge et blanc; tous les tissus voudraient anéantir leurs fonctions, se séparer de leurs excitans et vivre dans le repos. Ce que je dis d'un fiévreux s'applique également à chaque système qui accuse le mal; dans l'ophthalmie nous détournons la vue des couleurs qui, naguère, charmaient nos regards; dans l'otite nous dérobons l'ouïe aux sons les plus harmonieux; le cerveau irrité succombe sous les impressions les plus légères qu'il reçoit; et quel est le médecin, dont la pratique ne fût que d'un jour, qui n'ait été frappé du désir des malades, dans les pneumonies, de respirer l'air le moins sec et le moins accablant, et qui n'évite la parole?

En santé tout nous porte à la recherche des excitans avec d'autant plus de force que l'amour de soi et les plaisirs président à cette recherche; en maladie, ainsi que nous venons de le voir, c'est le contraire, la douleur et l'amour de soi nous tracent une route opposée, ils nous conduisent à éviter tout excitant; et quand nous ne pouvons remplir cette condition, que nous ne pouvons briser le joug de notre dépendance, un instinct irrésistible, et par conséquent fait pour maîtriser la raison, nous crée les moyens de l'adoucir, on cherche à la réduire à ce degré seul nécessaire à notre existence; et par ce double moyen à placer l'économie dans des rapports capables de convenir à son nouveau mode d'être. Nous ne pouvons vivre sans respirer, et dès lors, dans la fièvre qui nous dévore, nous soupirons après un air doux et pur à la fois, afin de moins exciter une surface déjà trop sensible. Une chaleur animale est nécessaire à notre existence; mais elle est brûlante, et nous recherchons avec avidité des boissons ou des bains qui en modèrent l'ardeur. Les yeux sont-ils devenus trop sensibles? On les dérobe à un jour trop vif. L'énergie gastrique est-elle affaiblie? tout nous dit que les forces chancelantes doivent être soutenues par des alimens appropriés à leur degré. Les capillaires sont accablés, dans les maladies fébriles, par leur excitant particulier, ou bien ce phénomène a encore lieu à la suite de l'usage d'une nourriture succulente, ou par une amenorrhée; ils ne peuvent se soustraire entièrement à son action. Hé bien! les efforts de la nature le diminuent d'un côté par des hémorragies, et de l'autre, ils le modifient par des boissons qui, absorbées, lui communiquent un caractère moins stimulant. En un mot, de même qu'en santé tout nous porte à ne rechercher que des rapports appropriés à notre sensibilité, en maladie l'instinct de la vie suit les mêmes lois, et avec d'autant plus de force que nos jours sont en péril; et par ce moyen aussi simple qu'ingénieux, il nous ramène des jours sereins.

Elle observe constamment cette marche, cette sublime nature trop peu étudiée, et jamais assez aimée ou plutôt adorée; et quand, en maladie, elle paraît s'en éloigner, ce n'est que pour la suivre avec plus de force. Quand donc un corps étranger, ou un excitant naturel altéré ou trop fort, l'accablent, si, après avoir employé tous les efforts possibles pour le diminuer, le modifier, le chasser ou le détruire, elle reste impuissante, dèslórs elle s'arme de stimulans afin d'accroître son énergie en concentrant ses forces, et de se soustraire aux douleurs et à la mort. Dans une indigestion, le malade, pour détruire la cause qui l'accable, fuir le danger qui le menace, excite enfin un estomac qui s'épuise en luttes superflues. Dans les fièvres où la peau est aride, la bouche pâteuse, où toutes les exhalations sont diminuées ou anéanties; un besoin impérieux, né toujours de l'amour de soi, nous porte à favoriser la transpiration, à exciter les sécrétions des muqueuses des voies digestives, afin que la décomposition du sang qui avait cessé, reprenne son cours ordinaire, et que la santé trop fugitive reparaisse encore une fois. Ce besoin est si simple et si manifeste, que tous les malades l'éprouvent quand la nature est impuissante, et qu'on lui obéit dans tout l'univers, malgré les erreurs des systématiques; force heureuse qui est en même temps l'opprobre de ceux-ci et la conservatrice du monde.

Quand l'organisation est trop accablée, elle fuit les excitans; dans les circonstances contraires, lorsqu'elle en manque, elle les recherche. Ici elle est aussi sage que dans le cas précédent; dépendante des corps qui l'excitent, en cherchant leur empire, elle cherche à se conserver. L'ennui qui suit l'inaction prolongée, la faim qui nous tourmente après une longue privation, la fièvre qui s'aggrave souvent après de trop copieuses saignées, ne sont que des signes certains que nous manquons de stimulans. C'est faute de connaître cette vérité dans toute son étendue, que, dans ce siècle systématique, l'on voit si souvent des mourans par le traitement, cesser de l'être, et revenir à la vie à l'aide de toniques.

Les rapports des élémens organiques entre eux, varient selon nos besoins; la nature leur fait subir en maladie des changemens, et elle tend constamment à les approprier au nouveau mode de sentir des sens, aux nouveaux besoins de l'économie. Dans l'engorgement des capillaires d'un seul poumon, elle force le malade à rester couché sur le côté affecté, afin, par le premier moyen, de diminuer l'activité pulmonaire et de favoriser, par le second, la respiration à l'aide de la plus grande liberté de mouvemens accordée à l'organe sain. Dans la gastrite et la métrite, elle ne permettra point que le malade prenne d'autre position que celle d'être en supination dans son lit, afin que moins de sang se dirige vers les viscères malades; que la circulation de la région affectée soit plus aisée, et qu'elle ne reçoive pas surtout l'action des autres organes. Dans les œdèmes, les engorgemens des membres inférieurs, même prévoyance, celle de condamner le membre affecté à rester sur un plan horizontal; dans les fièvres où les capillaires à fluide rouge sont trop pleins, où, par eux, toute l'économie est affectée, où tous les rapports organiques sont changés, les malades sont toujours entraînés à prendre cette attitude où la réaction des systèmes les uns sur les autres a le moins d'action. L'observation confirme cette vérité; tous veulent alors que la position organique soit telle, qu'elle se trouve dans celle où elle appuie sur le plus de points possibles, et où les fonctions soient les plus libres. Si le malade s'en éloigne, c'est un signe en sa faveur; et dans le cas contraire, plus il cherche à prendre ce mode de se coucher en supination, et plus le danger est imminent.

La nature fait plus encore, par fois, si, comme dans le panaris, dans tous les phlegmons, la réaction des systèmes organiques est très-vive, pour éteindre cet excès de réaction, elle produira des abcès, des débridemens naturels, calmera la douleur en créant de nouveaux rapports organiques où les tissus n'ayent point d'action étrangère les uns contre les autres; et, par fois, elle portera la mort dans la région du mal afin d'éviter la mort générale. Toujours habile à se conserver, de même qu'en santé elle fait que les systèmes agissent les uns contre les autres, qu'ils se servent réciproquement de stimulans naturels; en maladie, elle suit, comme précédemment, une marche opposée, et elle établit des rapports organiques où les systèmes s'évitent les uns les autres.

L'organisation modifie ses rapports selon les causes morbifiques qui l'environnent; quand c'est en elle qu'est le mal, elle suit la même marche; mais avec cette différence que, pour revenir à un commerce heureux, elle a recours tantôt à une excitation plus ou moins prolongée, tantôt à des stimulans peu actifs et parfois à ces derniers, mais plus forts, comme dans certaines maladies qu'on nomme nerveuses, et souvent à des excitans qui donnent un degré de stimulation qui produit une phlegmasie plus vive et qui amène la santé. J'ai donné mes soins à un malade que l'on croyait atteint d'une gastro-cutérite, qu'une foule de médecins traita pendant trois ans comme ayant un cancer du ventricule et des intestins, et qui tombé dans un profond marasme, par suite toujours du traitement antiphlogistique, revint à la santé par l'usage d'un traitement contraire, administré dans le moment où les symptômes étaient des plus graves. Quant aux phlegmasies locales, les exemples de ces maladies guéries par des stimulans locaux sont trop communs pour que j'en cite. Dans ce cas, la marche de l'organisme est très-variable dans sa marche pour revenir à la santé, et ce n'est qu'en se pénétrant bien de ses rapports qu'on peut connaître celle qui lui est propre.

En un mot, dans les maladies, c'est toujours vers le même but que tendent nos instincts, nos besoins; tous suivent une marche opposée à celle adoptée pour entretenir la santé. Ici nous ne pouvons être sans excitant; et là, ils sont constamment funestes, ou du moins quand on s'en sert, ce n'est que pour donner lieu à des efforts organiques qui soustraient le physique à trop d'excitant naturel, ou à l'empire des corps étrangers. Quand ils dévient de cette route, le mal est simple, ce n'est que pour rétablir une dépendance des choses annulées ou altérées. Dans les rapports organiques ils ne changent jamais leur plan, et ils agissent constamment comme je viens de le faire observer, en affaiblissant l'action des systèmes les uns contre les autres. Toujours invariables dans leur mode d'agir, ainsi qu'on peut s'en convaincre par leur étude approfondie, ils y persévèrent jusqu'à ce que la sensibilité devenue entièrement calme annonce que le résultat des faux rapports des propriétés vitales, a cessé d'être; et tous les organes obéissent à cette loi tant qu'ils ne sont pas revenus à leur état primitif, état qui, une fois arrivé, constitue le premier degré de sa santé, et par conséquent celui de la convalescence.

Par une conséquence naturelle des idées que nous venons d'émettre et dont j'ose croire qu'on ne peut contester la vérité, le système organique le plus difficile à guérir, est celui qu'on peut dérober le moins à son excitant, et dont l'action de ce dernier offre le plus de résistance aux modificateurs. Ainsi, les sens de la vie animale, les appareils de cette vie qui ont tous une intermittence d'action très-étendue, seront ceux où l'on aura les succès les plus rapides et les plus certains à la fois. Après eux, viendront les appareils dont l'intermittence d'action sera le plus rapprochée de la précédente, et se placeront ici en première ligne les viscères digestifs; mais les reins, la vessie, le cœur, qui reçoivent un excitant continuel seront bien plus difficiles à guérir; et les poumons, bien plus encore, parce qu'ils sont dépendans d'un plus grand nombre d'excitans dont l'action est continuelle. Ce que je dis des appareils organiques s'applique aux capillaires dont les fonctions ne pouvant être suspendues, offrent la même difficulté dans la guérison. L'expérience a consacré ces idées; les maladies des sens de la vie animale, de l'estomac, des intestins, ont toujours moins effrayé les praticiens que les catarrhes de vessie, les maladies du cœur, les fièvres ou maladies des capillaires, et surtout celles des organes respiratoires. Ces idées se trouvent consignées dans ma thèse, dont on ne trouve nulle part aucune trace avant cet écrit, que M. Broussais a copiées en partie, ce que je lui prouvererai quand il jugera à propos de le nier.

Par cette raison, on conçoit que si la chirurgie a quelque certitude de plus que la médecine, c'est parce qu'elle s'exerce sur des organes sujets à des excitans qu'on peut suspendre, diminuer, ou modifier, sans danger pour la vie. Aussi il est d'observation que toutes les fois qu'elle a voulu empiéter sur la médecine, elle a eu les mêmes revers que celle-ci.

D'un côté, une organisation saine et des rapports naturels, voilà la santé; et de l'autre, une organisation altérée ou de faux rapports, voilà la maladie. Quels sont les principes que suit la nature pour maintenir, étendre la première? elle ne fait qu'établir entre chaque système, chaque sens et ses excitans des rapports naturels. Cette marche est fixe et éternelle. C'est dans cette carrière qu'elle crée et la force physique et les plaisirs. Quels sont les principes qu'elle suit pour donner naissance aux maladies? Nous l'avons vu, c'est d'altérer l'organisation ou ses rapports. Quels sont ceux qu'elle suit pour détruire nos maladies? Nous l'avons vu encore; c'est une marche inverse de la première; quand nous sommes accablés, elle prive chaque sens, chaque élément malade de son excitant, ou en diminue l'action ou la modifie; et dans ce rétrécissement du cercle de la vie, dans cette privation partielle et momentanée de l'action organique, elle trouve un baume à nos douleurs, un remède certain contre nos maux, et l'heureux, ou plutôt le divin pouvoir de rappeler une santé trop long-temps chancelante. Quand, au contraire, c'est par un défaut d'excitation que la vie s'éteint, la nature nous indique le moyen curatif, et si, dans le cas précédent, nous devons éloigner les excitans, ici nous devons en rechercher la dépendance. Partant de ces principes que nous venons de rappeler en peu de mots, voyons maintenant quelle doit être la conduite du médecin pour reconnaître la maladie et la combattre.

Convaincu que le mal ne peut exister hors de l'organisme, sans l'intermédiaire de celui-ci; pour remplir le premier rôle, il commencera par analyser ce même physique; il portera successivement son attention sur chaque système, sur chaque sens et toujours dans le moment qu'il sera en activité, qu'il sera mis en jeu par des stimulans naturels, trop forts, ou altérés, ou étrangers, ou par les élémens organiques eux-mêmes, puisque sans les rapports on ne peut reconnaître ni santé ni maladie. Or, la santé étant telle que je l'ai définie, toutes les fois qu'il arrivera que dans cette analyse le résultat des relations des propriétés vitales, avec les excitans quels qu'ils soient, ne sera pas naturel, ce sera un état morbifique qui frappera nos sens; puisque toute maladie ne peut se manifester que par de faux rapports des systèmes organiques soit avec leurs stimulans, soit entre eux. Cette marche est rigoureuse pour préciser le mal; remarquez en effet que dans tous les cas, où aucun corps n'agirait sur la cornée opaque de l'œil malade, où le sang ne parcourrait pas ses capillaires blancs, où les voiles mobiles qui l'abritent n'agiraient pas sur cette surface, il serait impossible de reconnaître si l'œil est souffrant. Cependant comme tous les organes ne peuvent pas vivre ainsi, on examinera ensuite quels sont ceux qui manquent d'excitant, tels que l'estomac dans la faim, les poumons dans l'asphyxie, etc.

Dans cette analyse il notera avec soin chaque maladie ou chaque faux résultat des rapports de l'organisme; et le dernier point qui exprimera la douleur sera la limite du mal. Dans cette étude, il suivra toujours la même marche, toujours il observera si la sensibilité de chaque point organique a des relations naturelles ou altérées. Rarement le mal sera simple, c'est-à-dire, borné à une faible étendue organique, ou à un seul sens; dans tous les cas, il marquera chaque relation étrangère, quelqu'en soit le nombre, puisque ce seront autant de maladies qu'il aura à traiter. S'il ne suit cette marche, il ne connaîtra ni le caractère, ni le nombre de nos maux, attendu que chaque système organique, ou plutôt chacune de ses plus petites régions a une structure et des rapports qui ne sont qu'à elles. Il arrivera souvent qu'on reconnaîtra chez le même malade un grand nombre de maladies; mais alors elles seront mille fois plus appréciables qu'une seule sous le nom de laquelle on les désignerait toutes, et dont le tableau vague ne fixe jamais l'attention que sur un symptôme principal. Que l'on suppose un malade ayant à la fois une ophthalmie, une otite, et des douleurs des synoviales, des articulations des membres inférieurs, et ensuite qu'on réunisse tous les hommes de l'art qui seront physiologistes, pour se concerter sur ces affections morbifiques; ils n'énuméreront que ces affections, et ils seront tous d'accord sur leur existence réelle, parce qu'ils n'auront fait qu'envisager le nombre de résultats des rapports des tissus avec leurs excitans. Réunissez les mêmes hommes près d'un fiévreux, on obtiendra une opinion inverse. Là, comme je viens de le dire, en énumérant les faux rapports des systèmes organiques, le mal avait été connu; ici, au lieu de suivre cette route, de compter des sens malades, d'énumérer des faits, de dire la *peau aride* annonce que la sensibilité des exhalans n'est pas dans des rapports naturels avec l'excitant général, et que dans ces relations elle a suspendu ses fonctions; que *la bouche pâteuse* est l'expression d'un même état de la sensibilité des capillaires des criptes muqueux avec l'excitant général, ces vaisseaux ne le décomposant plus comme en santé, etc.; au lieu d'analyser chaque fonction, chacune présentera des idées si vagues, si disparates que si, là, vous les avez pris pour des hommes honorant la raison, ici ils vous paraîtront des métaphysiciens absurdes qui ont fait un divorce complet avec le bon sens, et ils ne pourront jamais s'entendre sur un sujet visible et palpable en quelque sorte.

Le mal bien diagnostiqué, on sent que la cause qui le produit est facile à apprécier, puisque l'un ne nous frappe que sous l'influence de l'autre; et comme la maladie ne peut être que dans l'altération de tissu ou dans des relations étrangères de sa sensibilité, ou, en d'autres termes, ne pouvant qu'être réelle ou relative, il est évident que les causes doivent exister dans l'état du tissu, ou dans l'altération de ses rapports, quels qu'ils soient; et alors, nulle difficulté pour les reconnaître. Choisissons, pour éclaircir ces idées, un exemple très-simple, et supposons que l'on ait à traiter une maladie de la muqueuse gastrique : alors on devra constamment s'assurer, 1° si, par la durée du mal et des moyens employés jusqu'à ce jour contre lui par l'action de ceux dont on se sert, si la membrane a abandonné son état organique normal; 2° si c'est parce qu'elle est excitée par un corps naturel, mais trop fort, ou vicié, ou étranger; 3° si elle est trop privée d'excitans; 4°., enfin si c'est parce qu'elle est dans de faux rapports avec les autres tissus organiques, comme dans la hernie. Cette étude, aussi simple que facile, est naturelle et nécessaire à la fois; par elle on met en pratique un traitement sévère, traitement qui ne peut être le même dans tous les cas, ainsi que le prouve ce que je viens de dire, d'accord avec l'expérience. On portera surtout son attention sur la dernière cause, elle est très-commune et rarement primitive.

Le mal, comme on voit, ne peut être apprécié sans la connaissance réelle de la cause, *et vice versâ*; et l'un et l'autre bien précisés, maintenant il est facile de reconnaître le degré du mal, et on peut, autant que le permettent les bornes de l'esprit humain, prévoir quelle sera son issue. Pour y parvenir, il examinera, 1° quel est l'état de l'organisme; 2°. quel est la nature ou le défaut d'excitans, et 3° l'action des faux rapports des tissus les uns avec les autres.

L'organisme, siége réel de la vie, mérite beaucoup d'attention. S'il est faible, délicat, très-sensible, ou bien d'un *robur* prodigieux; s'il est depuis long-temps malade, ou s'il souffre depuis peu; s'il est altéré dans sa composition, ou malade relativement à ses excitans ou à ses rapports organiques, nécessairement ces circonstances diverses donneront à la maladie un caractère différent, parconséquent un degré plus ou moins grave, et dont l'issue sera favorable ou mortelle.

Les excitans doivent aussi fixer notre attention; et comme ceux qui sont naturels, mais trop forts, sont différens de ceux qui sont altérés ou étrangers, comme un air corrompu ou des gaz délétères, des alimens en putréfaction, ou des poisons; et que, selon leur action, le mal est plus ou moins grave, que cette gravité dépend surtout de la durée qu'elle a parcourue, on devra méditer ces variétés pour mieux baser son prognostic. Il en sera de même dans les cas où les malades seront restés privés d'excitant; on calculera l'intermittence d'action ordinaire, et l'on partira de ce calcul pour apprécier le terme du mal. On tiendra la même conduite pour les rapports organiques des tissus entre eux. Ils ne doivent pas être bornés dans notre esprit à ceux que l'on a consignés en chirurgie; mais on doit bien se rappeler qu'il n'est presque pas de maladie où ils n'existent; que leurs variétés sont immenses, que de leurs connaissances profondes dépend très-souvent la connaissance du mal, ainsi que le véritable traitement, et que ce n'est qu'en les possédant qu'on peut présumer quelle sera son issue.

Pour juger cette issue, on doit se fonder surtout sur la manière de réagir des sens ou des organes; c'est en mesurant les rapports de ce mode de réaction avec les excitans quels qu'ils soient, qu'on arrive à ce but; et la raison en est simple, puisque ce n'est que par ce moyen qu'on apprécie la vie saine ou malade. Le mal est léger, si les rapports naturels sont peu étrangers; mais si, par une cause quelconque, ces rapports sont profondément altérés, la maladie est grave, et mortelle si tout excitant continue d'être nuisible à la sensibilité au-delà des limites nécessaires à l'entretien de la vie. Quand juge-t-on qu'une indigestion est peu grave? quand l'estomac se débarrasse des alimens avec peu d'efforts. Quand juge-t-on, au contraire, qu'elle est très-dangereuse? quand les efforts gastriques se multiplient et se prolongent sans succès, ou qu'ils sont nuls. Et enfin, quand pense-t-on qu'elle est mortelle? lorsque l'action des alimens ne peut être décomposée, malgré tous les modificateurs qui viennent prêter leur appui aux efforts organiques. Ce que je dis de cet appareil s'applique également à tous les autres. Ainsi, les poumons sont plus ou moins malades selon qu'ils modifient, qu'ils décomposent l'air qu'ils reçoivent, ou qu'ils en sont plus ou moins privés; moins leur sensibilité s'accommode de cet excitant, plus ils sont affectés, et ils sont voués à une mort certaine quand cet élément, si faible qu'il soit, est un corps étranger pour le principe de vie de la muqueuse de ces viscères.

Mais en vain on étudiera la nature des causes; en vain on scrutera l'état de l'organisme; en vain on observera le combat existant entre les premières et celles-ci, il sera impossible d'affirmer, sans crainte d'erreur, dans tous les cas quelle sera l'issue certaine de la maladie. On ne pourra, avec tout ce savoir, que donner des espérances voisines de la certitude dans la très-grande majorité des cas, mais jamais lire dans un avenir certain. Telle est la réalité des choses, qu'on ne peut juger de la force du mal, 1° qu'après la diminution ou la soustraction plus ou moins grande et quelquefois entière des excitans; 2° qu'après les modificateurs de ces excitans; 3° qu'après le retour de ces excitans s'ils manquaient; et 4° enfin, qu'après la prolongation de ces moyens curatifs, aussi illimités que le permet la vie; c'est-à-dire, en d'autres termes, que le mal ne peut être jugé qu'après le traitement plus ou moins prolongé, et que ce n'est que par lui que l'on sonde le degré de vitalité. Par cette même raison, tout pronostic porté dès le début de la maladie, est évidemment souvent incertain, et j'oserais même dire parfois ridicule quand on pense à ce qu'il a de positif lorsqu'on suit la marche que j'indique. Alors il est l'expression de ce qui est et que l'on connaît; et dans le cas opposé, l'expression de ce qui sera sans avoir des idées justes de l'objet de notre jugement. Combien donc sont peu observateurs les médecins qui, arrivés au lit de la douleur s'empressent, malgré leur ignorance presque absolue du mal, de dévoiler l'avenir, de marquer le jour, *l'instant même* où le malade sera rendu à l'amitié, ou la proie de la mort! Des observations réitérées, une longue expérience peuvent vous inspirer quelques prophéties heureuses; tant que vous ne partirez pas des principes ci-dessus écrits, fussiez-vous le vieillard de Cos, ou le médecin de Pergame ou de Leyde, vous serez dans cette carrière sujet à mille erreurs. Ces promesses, souvent trop vaines, ou cruellement illusoires déshonorent les médecins, rendent la médecine vaine, et aux yeux des philosophes comme à ceux du vulgaire, les uns n'apparaissent que comme les rivaux des astrologues, et l'autre que comme la sœur de leur honteux savoir.

Voilà le premier rôle des médecins; le second, c'est celui de guérir; et comme nous savons comment le mal existe, le remède est des plus simples; fidèles aux cris de la nature, ce sont eux seuls que nous écouterons, et la première indication sera de dérober les tissus aux stimulans.

Partant de la marche que suivent nos instincts, le premier soin sera de dérober les tissus malades à l'action des corps étrangers s'ils existent; appuyons les préceptes sur des exemples : si l'œil est troublé par un corps étranger introduit sous la paupière, si l'ouïe, l'estomac, les poumons reçoivent un corps de la même nature, la première indication à remplir sera de soustraire les tissus affectés à ces corps, et dans tous les cas, la pratique sera d'accord avec la théorie. Mais, comme par leur action, le sang arrive sur les surfaces irritées, afin de fournir des exhalations ou des sécrétions qui donnent un fluide qui les protège contre la cause du mal, ainsi que je l'ai dit plus haut, et que de cet appel il peut résulter une phlegmasie, ou en d'autres termes que le sang circule dans des canaux non naturels pour lui, on agira contre lui comme contre les corps précédens. Dans le zona, la petite vérole, le muguet, etc., on se servira donc des moyens curatifs capables de faire circuler le sang dans ses canaux naturels; et partout la pratique confirme la théorie.

Cette opération terminée, la seconde indication à remplir est de soustraire la sensibilité à ses excitans naturels. Dans l'ophthalmie lotite, la gastrite, la dysenterie, etc., on aura soin de dérober ces organes à la lumière, aux sons, aux alimens, aux résidus excrémentitiels; et comme dans les cas précédens on voit que nous sommes basés sur une large expérience.

Cette opération n'est pas la même partout, parce qu'il est des organes que l'on ne peut dérober entièrement à leurs excitans naturels, et alors on ne doit qu'en diminuer la quantité. Dans les engorgemens des poumons, du cœur, des capillaires à fluide rouge, maladie qui selon ses variétés prend des noms différens, la première indication à remplir serait de soustraire les poumons à l'action de l'air et du sang, le cœur et les capillaires à celle du sang, et, par les raisons que je viens d'en donner, on ne laissera au malade que la quantité d'air et de sang propres à entretenir le feu sacré de la vie. Dans la pneumonie, l'oppression diminue quand nous évitons la parole; le cœur cesse d'être abattu ou de palpiter, la pesanteur d'être générale quand l'appareil circulatoire perd de la masse de son excitant général; et par conséquent il faudra soustraire tous ces tissus à trop d'excitant.

Dans ces derniers cas et ceux qui leur sont pareils, il ne suffit pas pour traiter une maladie de diminuer la quantité d'excitant; comme les matériaux qui le composent sont doués de qualités très-stimulantes, et par conséquent non en rapport avec la sensibilité de tissu affecté, il faut modifier ces excitans en leur communiquant directement des qualités opposées, ou en les privant de ces qualités, à l'aide de l'action organique.

Dans le premier cas, l'expérience est depuis long-temps en possession des moyens capables de produire cet effet. Ainsi dans les pneumonies on cherche non-seulement à faire respirer au malade un air doux; mais encore on lui donne des boissons qui corrigent le caractère trop stimulant du sang, boissons que l'on prodigue dans toutes les maladies à cause de l'influence générale de ce dernier fluide. Dans les phlegmasies des reins, de la vessie, on tiendra la même marche.

Dans le second cas, on tend bien au même but, mais d'une autre manière, et, par conséquent, les modificateurs ne consistent pas toujours dans des corps de cette espèce. S'il arrive donc, comme dans une foule de cas, que la maladie soit la suite d'une suppression subite de transpiration, ou de la cessation d'une suppuration habituelle, on agira bien dabord comme ci-dessus; mais comme par suite de ces causes, les capillaires à fluide rouge se trouvent en rapport avec un sang dont les qualités restent étrangères, qualités qui sont cause qu'alors les exhalans, les sécréteurs qui décomposaient ce fluide perdent aussi leurs rapports de sensibilité avec les excitans, d'où résultent des troubles organiques plus ou moins étendus, on stimulera tous ces vaisseaux dont les produits sont portés au-dehors de l'économie, afin de leur donner une activité qui les force à décomposer ce fluide général, et à enlever les qualités étrangères. Si ces désordres se montrent à la suite d'une suppression d'un écoulement habituel, on rappellera ce dernier. Chaque jour le praticien conduit par la physiologie est averti par l'expérience que cette route mène à des succès positifs et nombreux.

Les modificateurs ne sont donc pas toujours des corps inertes, mais vivans; et il ne suffira pas dans une foule de cas de dérober le tissu ou l'organe malade à tout excitant, ou de diminuer l'action de ce dernier, ou de le modifier par un corps ajouté à ces qualités; on fera mieux, on ajoutera au stimulus. Dans une indisgestion soit gastrite, soit intestinale, dans une oppression grave, dans la syncope, non-seulement on ne modérera pas l'excitant, mais on le rendra plus énergique. En admettant cette idée, on provoquera parfois les vomissemens dans un embarras gastrique; les purgatifs seront administrés de même dans l'embarras intestinal; l'expectoration sera excitée dans l'oppression en rendant l'air plus stimulant, ou en agissant par sympathie sur la pituitaire ou sur les voies digestives; et c'est encore par cet heureux moyen qu'on réveillera les mouvemens du cœur.

On ne doit stimuler en médecine que pour mettre en jeu l'action des systèmes organiques et les débarrasser du stimulant qui les accable, comme dans une indigestion. Dans le cas contraire on se trompe, on épuise la vitalité; et le malade succombe parce qu'on agit dans le sens du stimulant destructeur. Faites prendre des alimens à un malade qu'une indigestion accable, qu'il respire un air corrompu dans l'oppression, soumettez-le à des corps froids dans le frisson, etc., constamment le mal s'aggravera; aussi bien que lorsque les modificateurs stimulans seront trop énergiques, et qu'ils accableront au lieu de ranimer. Tout stimulant ne doit être employé que pour se débarrasser d'un stimulant plus dangereux, le but de tout traitement étant de soustraire le tissu malade à tout excitant non naturel, ou du moins d'en diminuer l'action jusqu'à ce point où la sensibilité ne soit pas mal affectée.

C'est ainsi qu'on doit se conduire quand nous sommes malades par un excès de stimulus; mais le rôle change; si c'est au contraire par un défaut de ce dernier que nous périssons, alors de même que là la nature nous dit qu'il faut diminuer ou modifier ou annuler les excitans; ici elle nous ordonne de faire renaître leur dépendance, et toujours d'une manière appropriée à son état de sensibilité.

Il ne suffit pas d'imiter la nature dans quelque partie de son plan aussi simple qu'étendu, on ne se bornera pas à soustraire tout tissu affecté à un excitant étranger, ou à son excitant particulier, ou à modifier l'action de celui-ci, ou à le rappeler dans le cas où la vie l'exige; le traitement serait incomplet si l'on n'appliquait à l'état morbide de nouveaux rapports de tissus organiques entre eux, rapports qui consistent à détruire la réaction des tissus les uns sur les autres. Ainsi dans les gastrites, les entérites, comme dans les phlegmasies de l'utérus, le malade restera étendu sur le dos, la tête et les membres inférieurs seront rapprochés les uns des autres, afin que tous les viscères appuyés sur le plus grand nombre de points, par conséquent sur un plan horizontal, et nullement comprimés par les autres organes, leur engorgement ne cause aucun tiraillement par son simple poids. Dans les plaies, les ulcères, les engorgemens des membres ou de quelle autre partie que ce soit, on suivra la même marche, ainsi que pour tous les autres cas.

Cette loi est de rigueur dans les systèmes organiques dont les rapports entre eux sont rompus; on remplacera les tissus dans le point du cercle vital qui leur est dévolu en partage. La pratique de ce principe est surtout nécessaire quand les élémens de l'économie réagissent fortement les uns sur les autres, comme dans le panaris, le furoncle, et tous les phlegmons quels qu'ils soient. L'expérience confirme cette vérité. Mais pourquoi n'a-t-on pas été conséquent? Le panaris ne se forme, ne s'entretient que par l'inflammation du tissu cellulaire et la réaction des autres tissus sur celui qui souffre; la même chose arrive dans l'anasarque primitive, dans l'érysipèle phlegmoneux, dans les brûlures, etc., etc. Une fois les capillaires sanguins engorgés, ils éprouvent les réactions des autres capillaires ou des autres systèmes organiques distendus, qui alors appellent de plus en plus le sang ou entretiennent le mal, et l'aggravent, dans tous les cas, soit avec lenteur, soit avec promptitude. C'est en suivant toujours la même route que la nature crée la maladie et en prolonge la durée; et alors pourquoi ne pas employer le même remède qui est toujours d'autant moins violent que l'affection morbifique est moins profonde? Si la physiologie et l'analogie avaient toujours servi de guide à la science l'on eût évité de cruelles erreurs et sauvé une foule de victimes. Dans le cours de cet ouvrage je rapporterai des faits intéressans qui viendront à l'appui de cette vérité (1).

Si par fois ces rapports organiques, subitement rompus, causent des désordres graves qui se manifestent de même, d'autres fois ce n'est qu'à la longue que le mal paraît, comme dans les squirres; ici comme là, la marche du mal étant la même, on doit suivre le même principe du traitement, principe inconnu jusqu'à ce jour; et dont j'ai parlé le premier dans mon Traité des Cancers de l'estomac. Que fait la nature dans le panaris, dans l'érysipèle phlegmoneux?

(1) J'ai consigné cette vérité dans mon Traité des Cancers de l'estomac, en 1824; depuis je l'ai enseignée dans mes cours. Le professeur de la clinique chirurgicale de la Pitié, M. Lisfranc, a mis depuis cette vérité en pratique pour les ophthalmies, les tumeurs blanches, cas que j'avais cités dans mes cours; et, dans les premiers jours du mois de mai 1827, il vient de l'appliquer au squirrhe, cas que j'ai encore cité, et toujours en observant que c'était le fruit de son observation qui lui suggérait ces idées. Je ne puis douter de ce qu'il avance; mais tout en rendant hommage à son mérite dans la carrière qu'il a aggrandie, j'ose croire qu'il me permettra de réclamer la priorité de l'invention et son application générale.

Elle tend à produire des débridemens naturels et une suppuration abondante, afin de détruire de faux rapports organiques et de dégorger les capillaires. Dans tous les endurcissemens de tissu, comme dans le cancer, elle vise, sous forme d'ulcère, à faire naître une espèce de débridement et une suppuration comme dans les autres cas, ce qui est avantageux au malade? On avance que les lésions organiques sont incurables. Sans doute elles ne le sont que trop souvent, mais que de faits irrécusables dont je grossirai bientôt le nombre, et qui prouvent que le mal n'est pas toujours au-dessus des ressources de l'art, quand celui-ci marche d'un vol hardi sur les traces de la nature. Enfin si malgré tous ces moyens curatifs on n'a point de succès dans ces terribles maladies, on fera ici comme la nature, comme cette souveraine maîtresse qui condamne à une destruction lente ou rapide la partie dont les tissus ne peuvent reprendre leur cercle de vie; et on enlevera, si faire se peut, cette partie désorganisée et désormais incurable. Alors on ne fait que séparer une espèce de corps étranger de l'économie, et rapprocher des tissus qui ont la même structure, et l'on fait bien.

Enfin la maladie ne pouvant dépendre que d'un vice dans l'organisation, on cherchera à détruire cette altération, en mettant l'économie aux prises avec des moyens curatifs appropriés à son mode d'être; et ce que j'ai dit plus haut me dispense de toute considération sur ce sujet.

Tout traitement se réduit donc, 1° à soustraire le tissu organique à tout corps étranger, ou à l'excitant naturel, trop fort ou vicié, ou à la modification de ce dernier, quand le tissu est accablé; 2° à replacer, au besoin, les élémens de l'économie dans la dépendance de ses excitans; 3° à ramener les élémens organiques à ces rapports où ils ne sont plus étrangers les uns pour les autres; et 4° enfin à redonner au tissu altéré des rapports convenables à son altération. L'on agira ainsi jusqu'à ce que la sensibilité éprouve un bien être, et l'on partira de ce point pour ramener le malade vers la santé, en multipliant tous ces rapports et en leur donnant plus d'activité à mesure que l'organisme sera plus à même de résister.

Dans le cas contraire, la privation d'excitant trop prolongée est nuisible; par elle la sensibilité devient très-susceptible, elle craint tout *stimulus*, et plus on conserve cet état, plus il s'aggrave. L'homme qui sort d'un trop long cachot redoute la lumière, celui qu'une fracture a condamné au repos absolu, ressent des douleurs cruelles dans les articulations, quand il commence à se servir d'un membre depuis longtemps inactif. Que le premier s'habitue à la lumière, et l'autre à l'exercice, et, dans tous les cas, d'une manière lente; et bientôt l'un et l'autre retrouveront la santé. C'est en tombant dans des erreurs pareilles, poussées parfois à l'extrême par les partisans du système tomasinien, qu'une foule d'individus, ainsi que je le prouverai par des faits nombreux, traînent une existence si pénible, et qu'une foule d'autres, dans les fièvres, descend dans la tombe.

Qu'on n'aille pas croire non plus, que dans le cas de maladies fébriles, les stimulans puissent agir toujours de manière à forcer les exhalans, les sécréteurs à décomposer l'excitant général. Par suite de l'action des saignées, de la diète, des modificateurs, des crises partielles qui ont paru, l'excitant général a tellement perdu de sa force, et l'économie est si épuisée, qu'alors tout stimulus ne peut que rarement forcer ces capillaires à enlever des matériaux du sang, malgré que la peau soit aride, la langue sèche, noirâtre et fuligineuse, le pouls fréquent, etc. Si même, dans une foule de cas, les malades paraissent dévorés par une fièvre terrible qu'on nomme putride portée à son plus haut degré, ce n'est que parce que les exhalans et les sécréteurs sont devenus trop faibles par suite de l'épuisement organique. Si le cœur accélère ses mouvemens, alors il n'agit pas autrement que les yeux qui se dérobent à la lumière. Je citerai une foule de cas qui prouveront cette vérité que l'on reconnaît quand les crises ne se rétablissent pas après le traitement dont j'indique la marche. D'autres fois, l'économie est si accablée, comme dans une indigestion, qu'il est impossible d'exciter les viscères souffrans de manière à forcer les organes à réagir. Ces cas sont nombreux et leurs caractères, qui peuvent tenir à des causes différentes, doivent bien être étudiés afin que dans le traitement on ne tombe pas dans des erreurs graves.

Tout traitement ne peut être autre pour chaque sens, et quand on fait plus ou moins on est dans l'erreur. Supposez la membrane opaque de l'œil devenue trop sensible, par suite de l'action d'un corps étranger, placé entre le globe et la paupière; la première indication à remplir sera de dérober la membrane au stimulus étranger ; et en vertu de la modification imprimée à la sensibilité, la seconde sera de diminuer la lumière ou de l'annuler, et la troisième d'empêcher le frottement de la paupière contre la convexité de l'organe de la vue. Dans le cas où l'on ne pourrait annuler l'excitant naturel, on le modifierait. Voilà le traitement rigoureux de tout sens, de tout système organique accablé par des excitans. Si alors vous faites moins, il est bien évident que le traitement est incomplet; si vous faites plus, c'est qu'alors la muqueuse étant une membrane composée, il existe en elle plus d'une maladie. C'est une erreur dans laquelle tombent tous les médecins actuels : ils croient avoir simplifié la maladie en ne l'envisageant que dans un seul système organique; mais la plupart de ces systèmes sont composés d'élémens, le derme, les muqueuses, le tissu cellulaire, etc., nous offrent ces exemples; et en les traitant comme affectés de maladies simples, on n'est pas plus rationnel que nos pères qui voyaient tout le poumon malade dans une pleurésie, ou que tous ceux qui dans une affection morbide ne voient qu'un appareil souffrant. Dans ce qu'on appelle une ophthalmie, une gastrite, une pneumonie, on n'a pas une maladie à traiter, mais plusieurs, ce que démontre le fait. Si donc après avoir employé, contre l'œil devenu trop sensible, le traitement précédent, ce même œil demande qu'on ajoute aux moyens curatifs, c'est qu'alors on a une autre maladie à traiter, qui le plus souvent est l'ophthalmie.

Qu'on n'imagine pas que cette théorie soit illusoire, qu'elle soit inventée à plaisir, elle n'est que l'expression de la marche de la nature, et des faits coordonnés qui attestent son génie; théorie que l'on trouve dans les observations de nos pères, quand on les interroge avec le flambeau de la physiologie. Est-ce que la vie existe ailleurs que dans l'organisme? Est-ce que l'on peut la concevoir sans les rapports de ce dernier? N'est-ce pas en les approfondissant tous les deux qu'on s'en fait des idées justes? N'est-ce pas dans le résultat naturel des relations de l'organisme avec ses excitans que consiste la vie saine? N'est-ce pas d'un résultat opposé que naît la vie souffrante ou la maladie? Pour préciser cette dernière, n'est-il pas nécessaire de préciser ses rapports? L'expérience ne nous dit-elle pas que là où ils sont inconnus, que là où les organes existent en nous dérobant leurs fonctions, la nature de leurs maux reste aussi voilée? Dans cette lutte de la vie contre la mort, selon l'expression ingénieuse de nos pères, quelle est la différence d'avec celle qui donne la santé et le bonheur? C'est que dans la première, elle évite toute espèce d'excitant, qu'elle le repousse ou le décompose, qu'elle s'arme de corps extérieurs pour le détruire afin de chercher un repos nécessaire à son existence; tandis que dans le second cas, le repos est mortel pour elle. Ces instincts, cette sagesse paraissent encore dans les faux rapports des systèmes organiques entre eux; elle les détruit en condamnant à l'immobilité chaque système, et en leur donnant cette assiette où ils vivent indépendans les uns des autres.

Toujours elle crée des moyens simples, et jamais à craindre dès leur début, mais inflexible dans le péril, alors elle est terrible. Souvent pour conserver son être, elle commande que chaque sens, que toute l'économie, pour ainsi dire, soient isolés du monde entier; elle veut, en quelque sorte, qu'il cesse un instant de sentir qu'il existe, pour le ramener à la vie; ou bien si les stimulans sont d'une urgence extrême, elle ne craindra pas de s'armer des poisons, du fer et du feu; et souvent magnanime, mais toujours après mille combats, elle sacrifie, à la cruelle mort, une partie de son être pour lui dérober des restes précieux. Voilà une idée de son génie, de ce génie qui se joue si souvent de la raison humaine, qu'il surprend, qu'il étonne et dont il arrache une admiration indicible! et en conseillant tout ce qui précède, ne sommes-nous pas sur ses traces? N'est-ce pas à elle seule que nous adressons nos hommages? S'il est un maître que l'on doive invoquer, est-il quelqu'un qui osât me dire qu'elle a cessé un instant d'être mon arbitre souverain; que je n'identifie mes plans, mes principes avec les siens propres? Avec quel charme je le provoquerais au sein de la nature même; au sein des merveilles éternelles dont elle nous frappe; et s'il éclairait mes esprits, je lui vouerais une reconnaissance éternelle. Mais je le dis avec une conviction intime et une sensation de plaisir que ne connaît que l'ame idolâtre de la vérité, ce n'est qu'en étudiant l'organisation et ses instincts, ses rapports dans l'état de santé et de maladie, que l'on peut parvenir à préciser nos maux et leur traitement, à se former pour toutes les deux un plan général aussi simple qu'ingénieux, et à l'aide duquel l'homme le plus ordinaire peut obtenir dans nos maladies des succès tels qu'il n'ait d'autre rival, dans cette carrière, que cette nature même.

PROPOSITIONS.

I.

L'homme, comme les autres animaux, est composé de solides et de fluides.

II.

Les solides se composent d'élémens organiques.

III.

Ces élémens se réduisent eux-mêmes à d'autres élémens qui échappent aux sens extérieurs et non au raisonnement.

IV.

Tous ces élémens, pris dans leur état de simplicité, sont doués de sensibilité et de contractilité : ces qualités sont appelées propriétés vitales.

V.

Les fluides intérieurs varient selon les organes qui les recoivent; ils sont destinés à s'animaliser, et plus ils approchent de ce but, et plus ils ont des propriétés qui les rapprochent des solides.

VI.

Chaque partie organique, d'une structure différente, a des relations qui ne sont qu'à elle.

VII.

Tant que l'organisation et ses rapports sont dans un état naturel, la vie est saine.

VIII.

Quand l'organisation ou ses rapports s'altèrent la maladie paraît.

IX.

Toute maladie dépend ou d'une altération organique ou de relations étrangères, ou de toutes ces deux causes à la fois.

X.

Les fluides intérieurs peuvent être altérés comme les excitans extérieurs.

XI.

Dans l'état morbide l'organisation suit une marche inverse de celle qui lui est propre en santé.

XII.

Les causes des maladies, en médecine comme dans

la plus grande partie de la chirurgie, sont en partie ignorées, mal énumérées; et, considérées sous le rapport de leur action, toujours regardées comme bien plus nombreuses qu'elles ne le sont.

XIII.

Quand on sait apprécier celles qui produisent toutes les maladies d'un tissu, on doit, par cette connaissance, arriver à celle du cercle où l'on retrouve celles de toutes les autres affections morbides.

XIV.

Les tableaux des maladies, dans la pathologie interne, sont tous incomplets, irréguliers, très-souvent imaginaires, et jamais ils ne peignent le mal dans toute sa simplicité.

XV.

L'invasion et la marche de la maladie, dans la pathologie interne, sont toujours d'une obscurité frappante.

XVI.

La durée du mal est subordonnée à la manière dont on a envisagé le mal; mais celui-ci bien connu, alors elle est si courte, qu'il est évident que les médecins prennent leur ouvrage pour celui de la nature des choses.

XVII.

Le type d'une maladie ne peut avoir que trois caractères différens ; mais toujours quand on sait pourquoi il est continu, on connaît également pourquoi il est intermittent.

XVIII.

Toute terminaison d'une maladie ne peut avoir lieu que par le retour de l'organe affecté à des rapports naturels ou par la mort.

XIX.

Dans l'état passé et présent de la médecine, on a presque toujours donné aux maladies des terminaisons qui ne peuvent être.

XX.

Les terminaisons du mal par la mort dans les maladies aiguës, sont infiniment plus nombreuses qu'elles ne devraient l'être ; et dans les cas chroniques, plus fréquentes que ne comporte la nature du mal.

XXI.

On peut reproduire sur le chien une foule de maladies auxquelles l'homme est sujet, ainsi que l'état cadavérique qu'elles laissent après elles.

XXII.

Ce n'est qu'en considérant l'état des tissus organiques après la mort comparé à celui qui est sain, les rapports que les tissus conservent encore, et la connaissance précise de l'histoire de la maladie que l'anatomie pathologique sert à connaître le mal. Celle-ci, envisagée autrement, est, comme de nos jours, la cause des erreurs les plus meurtrières.

XXIII.

L'organisation, pour exister en maladie, suivant une marche inverse de celle qui lui est propre en santé, nous indique, par cette marche, le traitement que l'on doit suivre.

XXIV.

Tout traitement en maladie ne doit se composer que de l'usage des moyens que l'organe malade réclame : faire plus ou moins, c'est se tromper.

XXV.

Il n'est pas de maladie contagieuse, ou toutes le sont ; et par la même raison on doit suivre une marche générale pour le traitement de chacune d'elles, marche que l'on doit seulement modifier selon la partie organique affectée.

XXVI.

En pathologie interne, comme en chirurgie, une

maladie étant reproduite chez le chien, on peut reconnaître l'imperfection et le danger de tout traitement actuel, et de montrer celui qui doit le remplacer avec une supériorité incontestable.

XXVII.

La connaissance de la nature de presque toutes les maladies du ressort de la pathologie interne et de quelques-unes de la chirurgie, est complètement du ressort du raisonnement.

XXVIII.

Toute connaissance d'une maladie, pour être positive, doit être basée, 1° sur la structure organique; 2° ses relations; 3° des faits concordans; 4° expliquée par des lois qui dérivent des principes généraux; 5° sur la possibilité de la reproduire, en général, sur le chien; 6° de trouver le cadavre d'accord avec ce qu'on avait observé pendant la vie; et 7° sur la facilité de pouvoir retrouver la synthèse après l'analyse.

XXIX.

En réunissant les connaissances actuelles que l'on possède tant en hygiène qu'en anatomie et en faits pratiques, l'on peut arriver à prouver cette perfection pour une foule de maladies, surtout pour la fièvre, avantage encore entièrement inconnu.

XXX.

La fièvre n'est qu'une affection morbide primitive et générale du système capillaire tel que Bichat l'a décrit.

XXXI.

Les fièvres ne sont que des variétés de cette affection morbide générale.

XXXII.

Les causes des fièvres, considérées sur le rapport de leur action, sont très-peu nombreuses.

XXXIII.

Pour préciser la fièvre, on doit déterminer la cause qui vivifie le mal, et l'ordre dans lequel les symptômes naissent et disparaissent.

XXXIV.

Dans la description de cette maladie, on prend toujours la partie pour le tout; les signes certains d'un commencement de guérison pour la maladie elle-même; et on la confond avec des complications.

XXXV.

Ceux qui n'ont vu en elles que des phlegmasies ont porté au *nec plus ultrà* l'erreur en médecine.

XXXVI.

L'invasion de la fièvre est peu variable ; c'est toujours par un trouble de la calorification qu'elle a lieu.

XXXVII.

Le sang est toujours altéré dans sa composition avant l'apparition des symptômes qui suivent ceux de l'invasion, et quelquefois avant la fièvre.

XXXVIII.

Ce n'est que pendant le frisson que tout le système capillaire présente un état de diminution ou de nullité d'action.

XXXIX.

C'est du mal même que naît le principal remède dans les fièvres, comme dans les autres maladies.

XL.

Dans les fièvres, la connaissance d'un ou de deux symptômes principaux étant donnée, on doit déterminer d'une manière précise l'état du reste de l'économie.

XLI.

Dans la maladie fièvre, comme dans toute autre, les symptômes ont entre eux un lien qui montre que la nature suit partout un ordre constant.

XLII.

La maladie, mais surtout la fièvre, sert, mieux que la santé, à déterminer la nature des fonctions des organes.

XLIII.

Les variétés des expressions morbides des appareils se lient, dans les fièvres, aux divers états des capillaires souffrans.

XLIV.

C'est toujours par continuité de tissu que tous les symptômes de la fièvre sont produits.

XLV.

Le pouls est un signe trompeur dans la fièvre; on doit rarement s'en servir pour juger le malade d'une manière rigoureuse.

XLVI.

La fétidité des produits exhalés ou sécrétés, ne peut être le résultat d'une inflammation.

XLVII.

Il n'est pas de maladie plus facile à connaître et à guérir que la fièvre.

XLVIII.

Les symptômes des fièvres sont très-variables ; mais seulement par leur force, et jamais par leur nombre.

XLIX.

La marche de la fièvre varie selon la cause ; et selon les auteurs, elle est absurde.

L.

La durée de la fièvre est très-variable ; mais dans celle où il n'existe pas une altération organique antérieure au mal, elle ne peut être que d'un à quatre jours au plus. Se trouvent dans cette catégorie le très-grand nombre de celles qui portent le nom de *fièvres essentielles*.

LI.

La nature d'une fièvre intermittente est la même que celle d'une fièvre continue, et quand on connaît le type de l'une, on sait apprécier celui de l'autre.

LII.

Les crises ne sont, dans la fièvre, que le signe d'une réaction très-prononcée du système organique souffrant.

LIII.

Dans la terminaison de ces maladies, les auteurs

admettent très-souvent l'impossible. Elle ne peut être que par le retour du système capillaire et des rapports naturels, ou par la mort.

LIV.

Tant que l'altération organique générale n'existe pas avant l'apparition de la fièvre, celle-ci ne devient mortelle que par un mauvais traitement.

LV.

La terminaison des fièvres par la mort est au moins six cents fois plus fréquente qu'elle ne devrait l'être en général.

LVI.

En n'obéissant qu'aux seuls besoins organiques, dans ce cas, non-seulement on peut éviter ces revers, mais, en général, on peut assurer que sur dix malades mourans, on peut obtenir six cures, calculer, en quelque sorte, le mieux, montre à la main; et il est des cas où la mort semble exister pour le médecin et où l'on peut obtenir le retour à la santé.

LVII.

La fièvre est toujours simple dès son début, et quelquefois pendant toute sa durée.

LVIII.

Quand elles cessent d'avoir ce caractère, les maladies qui surviennent portent le nom de complications.

LIX.

Ces complications sont toujours un bien pour le malade, et l'un des meilleurs remèdes contre la maladie générale.

LX.

Ce qu'on nomme paralysie dans la fièvre est fréquent, et cette complication, l'un des plus grands moyens curatifs, n'a pas communément son siége dans le système nerveux.

LXI.

Les engorgemens sanguins sont les complications les plus communes et les plus efficaces.

LXII.

Les exhalations et les sécrétions abondantes forment aussi, dans ces maladies, une complication des plus avantageuses; mais qui cesse d'être un bien par sa trop grande énergie.

LXIII.

Les hémorragies sont aussi au nombre des complications; mais les moins fréquentes et les moins avantageuses.

LXIV.

Les phlegmasies sont des complications fréquentes. Elles n'arrivent que dans les cas graves ; à moins que l'organe où elles existent n'ait été primitivement stimulé.

LXV.

Fièvre éphémère, inflammatoire, bilieuse, pituiteuse, jaune, et gastro-entérite même légère, s'excluent ; et toute fièvre primitive, et une gastro-entérite intense, ne peuvent exister ensemble.

LXVI.

Ces phlegmasies sont utiles par la supuration qu'elles engendrent.

LXVII.

C'est à la peau surtout qu'elles existent ou bien au tissu cellulaire subjacent ; la muqueuse gastro-intestinale est de tous les tissus celui qui y est le moins sujet.

LXVIII.

La pâleur des muqueuses après la mort, même avec des taches rouges, est un signe certain que le malade doit la mort à des saignées trop abondantes, ou à une privation trop sévère, ou du moins que l'on y a concouru par tous ces moyens.

LXIX.

On peut reproduire sur le chien la fièvre et ses variétés, ainsi que l'état de cadavre qu'elle laisse après elle.

LXX.

Le délire, dans les fièvres, tient aux irradiations que le cerveau reçoit de tous les points du système organique qui est le siége de la fièvre.

LXXI.

Les convulsions sont toujours un bien dans le délire ; mais plus grand dans les hémorragies.

LXXII.

Quand les convulsions se manifestent à la suite des hémorragies, il est impossible qu'elles appartiennent à une trop grande quantité de sang porté vers le cerveau.

LXXIII.

La fièvre peut très-souvent être due à une débilité antérieure au mal; mais dans la pratique actuelle, elle est entretenue, à coup sûr, dans le très-grand nombre de cas, par le traitement antiphlogistique.

LXXIV.

Tout fiévreux qui était sain avant d'être malade,

est toujours curable, et il l'est encore quand l'organisme n'est pas trop détérioré avant la fièvre.

LXXV.

Toute fièvre avec l'aplatissement de la convexité du globe des yeux est mortelle.

LXXVI.

Toute fièvre qui, dès les premières vingt-quatre heures, est accompagnée de pustules noires est mortelle.

LXXVII.

Toute fièvre qui, presque dès son début, donne à toute l'économie une teinte livide et cause des battemens du cœur irréguliers et un accablement qui se soutient presque au même degré après la saignée générale, est mortelle.

LXXVIII.

Toute fièvre qui augmente de gravité, malgré l'emploi d'un traitement approprié aux instincts organiques, est mortelle.

LXXIX.

La physiologie exclut l'empirisme, et quand on a recours à celui-ci, on prouve qu'on n'entend rien à la première.

LXXX.

Tout traitement actuel de la fièvre ou des fièvres est constamment irrégulier, incomplet, toujours contre-indiqué dans quelques-unes de ses parties, et le plus souvent funeste.

LXXXI.

Les sangsues ne doivent jamais être préférées à la saignée générale ; elles ont toujours une action moins avantageuse.

LXXXII.

Les saignées vastes et réitérées comme on le pratique actuellement, sont des plus dangereuses dans tous les cas, ainsi que l'usage des antiphlogistiques.

LXXXIII.

Quand on stimule, on doit agir dans l'ordre qu'indique la nature ; alors on produit des cures étonnantes, et toujours multipliées ; et cet ordre est non-seulement inconnu, mais celui qu'on suit est des plus terribles.

LXXXIV.

De tous les stimulans, le fluide lumineux est le plus avantageux ou le plus nuisible.

LXXXV.

Le scorbut est toujours une maladie consécutive, et il ne peut exister que par une altération des humeurs et des solides.

LXXXVI.

La peau est sujette à éprouver des maladies fort graves par suite de l'action trop forte de ses excitans naturels extérieurs trop forts. Ces excitans amènent souvent une mort apparente, qui peut se prolonger et cesser par les moyens curatifs les plus simples.

LXXXVII.

Ces maladies ne sont nullement consignées dans les ouvrages des auteurs, et c'est, peut-être, par ce défaut d'observation que l'on ignore comment, dans bien des cas, on peut revenir à la vie quand on paraît réellement mort.

LXXXVIII.

Toute maladie cutanée, ayant pour cause le sang et précédée de la fièvre, est une complication constante de celle-ci.

LXXXIX.

Cette espèce de maladie ne peut jamais être primitive, et de ce nombre se trouvent la rougeole, la scarlatine, la variole, etc.

XC.

La rougeole et la scarlatine ne peuvent être des phlegmasies, à cause de leur siége dans l'une des parties organiques élémentaires du tissu cutané.

XCI.

La variole est une véritable inflammation qui a son siége dans les capillaires de la nutrition de la peau.

XCII.

En appliquant un traitement positif à la fièvre primitive, on peut, dans bien des cas, éviter l'apparition de toutes ces complications. Un jour viendra où l'on obtiendra cet avantage; mais alors on agira dès la naissance de l'affection générale morbide.

XCIII.

On peut se garantir de la variole sans recourir à une autre maladie.

XCIV.

Il n'est pas de traitement plus dangereux que celui que l'on emploie actuellement contre ces complications de la fièvre; et celui qui a proposé de cautériser les boutons de la variole, a donné une preuve matérielle qu'il était un pauvre homme en médecine.

XCV.

Quel que soit le pus d'un bouton enflammé, pourvu qu'il soit argenté, il produira, une fois inoculé, le même effet chez tous les individus qui auront la même prédisposition.

XCVI.

Ce pus, inoculé dans les saisons propres aux rougeoles, peut vraisemblablement produire ces maladies; mais à coup sûr la variole quand la saison en aura développé la prédisposition.

XCVII.

Celui qui nierait cette vertu de pus vaccin ou de tout autre bouton, toujours pris dans le moment où il est argenté, nierait les faits les plus nombreux et les plus positifs.

XCVIII.

La petite vérole bénigne ne garantit pas de son retour. Il en est de même de la petite vérole confluente (1).

XCIX.

Le vaccin modifie l'organisme, mais il ne garantit

(1) Mademoiselle de Roche, de Mayenne, a été atteinte trois fois de la petite vérole, et vaccinée avec succès dans l'intervalle de ces maladies.

pas de la variole d'une manière absolue. On peut le reproduire plusieurs fois chez le même individu.

C.

Le mode actuel d'inoculer le vaccin, et l'âge dans lequel on vaccine, sont cause qu'à l'avenir on sera bien moins garanti de la variole.

CI.

La variole, la scarlatine, etc., ne sont pas plus contagieuses que les autres maladies, quelle qu'elles soient. Pour qu'elles se développent, il faut deux conditions chez l'individu chez lequel ce phénomène arrivent : 1° qu'il y ait prédisposition organique; et 2° que cet état ait été développé par les mêmes causes qui ont engendré la maladie chez celui qui souffre le premier.

CII.

Ce que je dis de ces maladies s'applique à tout autre; qui que ce soit n'inoculera jamais la variole ou la peste à des huîtres.

CIII.

Quand on dit qu'on s'inocule la peste, le cancer, ou la variole, lorsque l'on introduit dans les chairs le pus d'un bubon ou d'un chancre vénérien, on se trompe. On prend le produit d'un organe malade pour la maladie, ou l'organe lui-même, ce qui est absurde.

CIV.

On peut produire artificiellement la rougeole, la scarlatine, la variole sans recourir à l'emploi d'aucun virus, et peut-être ce mode de préserver sera-t-il un jour adopté ?

CV.

Ces diverses éruptions sont reproduites difficilement chez les animaux; peut-être même est-ce impossible pour quelques-unes d'entre elles ?

CVI.

Il est des érysipèles qui ont le même siége que la rougeole, et d'autres que la variole.

CVII.

Ces maladies, comme les dartres, sont dues, en général, aux mêmes causes que celles qui engendrent la variole, la rougeole, etc. Elles n'en diffèrent que par leur intensité.

CVIII.

Toute dartre peut avoir quatre siéges organiques différens, et chacune d'elle des causes différentes.

CIX.

Toute dartre n'est pas constamment une phlemasie.

CX.

Dans les dartres et la teigne telles qu'on les a décrites, on prend l'effet de la maladie pour la maladie elle-même.

CXI.

Tout traitement de ces maladies doit être administré d'après le siége et la cause du mal, et celui qu'on leur oppose est si empirique, qu'il est à lui seul la preuve qu'en médecine l'esprit humain n'étale encore, sous le nom du savoir, qu'une barbarie grossière.

CXII.

La teigne amène souvent des maladies de l'arachnoïde.

CXIII.

Il est des dartres et quelques gales qui sont identiques, qui parfois aussi ont le même siége que la syphilis, et qui par conséquent n'en diffèrent qu'en ce que les absorbans cutanés ne sont pas aussi développés que ceux des muqueuses.

CXIV.

Si de nos jours on a osé mettre en principe que toute phlegmasie a toujours la même nature, et qu'on doit la traiter par les antiphlogistiques, jamais erreur ne fut mieux démontrée que par les moyens curatifs qu'exigent ces maladies cutanées que l'on ne produit qu'avec difficulté chez les animaux.

CXV.

Dans une foule de cas, les maladies locales ne peuvent parcourir leur marche par défaut de phlegmasie ou de stimulation.

CXVI.

La pastule maligne est toujours une preuve que l'individu qui en est atteint a vécu dans des circonstances défavorables avant l'apparition du mal.

CXVII.

Dans cette maladie, on met en pratique un traitement local qui est presque toujours contre-indiqué.

CXVIII.

La totalité des maladies qu'on nomme phlegmasies cutaneées est consécutive.

CXIX.

Les scrophules forment une maladie qui appartient essentiellement à une altération des fonctions de la nutrition. Dans le principe, elles ne sont jamais une phlogose.

CXX.

Pour s'en faire une idée juste, il faut porter son attention sur les animaux à fluides blancs.

CXXI.

Tous les jours la nature nous dit, par ses succès, quel est le remède du mal, et tous les jours on le méconnaît, parce qu'ici, comme ailleurs, c'est de la théorie et non des faits que part le médecin : dans bien des cas, si les scrophules n'existaient pas, il faudrait les inventer.

CXXII.

Il n'est pas de maladie qui soit plus facile à reconnaître, et plus susceptible d'être modérée et de reparaître.

CXXIII.

Les toniques et les débilitans sont tour à tour nuisibles selon la période du mal. On peut souvent produire le mal par ces moyens curatifs.

CXXIV.

On admet des phlegmasies blanches, et avec ces idées un contre-sens pathologique.

CXXV.

Toutes les fois que la peau manque de ses excitans naturels, elle éprouve autant de variétés de maladies qu'il existe de faux rapports.

CXXVI.

Ces maladies sont très-communes et ignorées

Elles sont la preuve que la théorie qui admet qu'on n'éprouve que des phlegmasies est sans fondement.

CXXVII.

La peau n'est pas sujette à être malade par suite de faux rapports avec les autres tissus.

CXXVIII.

Dans ce qu'on nomme ongle entré, la peau seule est malade; et l'ongle ne doit jamais être extirpé.

CXXIX.

Il existe des altérations de tissu qu'on ne peut concevoir que par le mode de sentiment; et alors soit que la sensibilité de la peau soit affectée ou non, ce n'est que rarement que le système nerveux est malade.

CXXX.

Les plaies primitives de la peau sont comme celles de tout notre tissu, le résultat de toute section de la trame de cet élément organique.

CXXXI.

Tant qu'elle est bornée à un élément organique, elle est simple. Le raisonnement nous dit bien qu'elle est compliquée, attendu la structure du tissu; mais cette distinction est inutile pour la pratique.

CXXXII.

Quand la peau est arrachée dans quelques-unes de ses parties, il en résulte toujours une plaie longue à guérir.

CXXXIII.

Les plaies d'armes à feu réunissent à la fois l'effet de la contusion et de l'arrachement.

CXXXIV.

Dans toutes ces plaies, la vitalité est diminuée et son extinction à craindre.

CXXXV.

Les plaies envenimées de la peau présentent, comme les dernières, un état de stupeur, mais elles en diffèrent ensuite, en ce que le virus qui tombe sur la plaie est absorbé, et que transmis dans le torrent circulatoire, il engendre des désordres généraux indépendamment de l'action du physique sur le moral.

CXXXVI.

Toute plaie des sourcils, du scrotum, etc., quoiqu'en suppuration depuis plusieurs jours, peut être réunie par première intention.

CXXXVII.

Toute plaie produite par un corps venimeux,

comme par la morsure du serpent, du chien enragé, par l'absorption de fluides cadavériques, est longue à guérir.

CXXXVIII.

Dans beaucoup de ces plaies, il n'y a nulle absorption de virus, et tout le mal est le résultat de l'influence du moral sur le physique.

CXXXIX.

Tout cancer a son siége primitif, ou dans les capillaires sanguins, ou dans ceux de la nutrition.

CXL.

Cette maladie offre constamment, lorsqu'elle est formée, une partie des capillaires à fluides rouges remplissant les mêmes fonctions que les capillaires de la nutrition.

CXLI.

Dans cette maladie, il existe constamment une trop grande activité des capillaires de la nutrition.

CXLII.

La destruction de tissu et la suppuration qui surviennent dans le cancer, sont le plus grand remède du mal, et si dans le principe on savait les créer, on éviterait souvent le développement du mal.

CXLIII.

C'est par la destruction du tissu, et par la suppuration qui a lieu, que l'action du système capillaire sanguin reparaît dans la partie malade, et que souvent la guérison est obtenue.

CXLIV.

Ceux qui ont avancé que la phlogose était le caractère essentiel de cette maladie, se sont trompés, puisque l'inspection de tissu le plus affecté prouve le contraire.

CXLV.

On confond, sous le nom de cancer, deux cas opposés, celui de l'engorgement des capillaires sanguins avec celui où ces capillaires ne reçoivent plus que des fluides qui servent à la nutrition.

CXLVI.

Tout traitement du cancer doit être, comme celui des autres affections morbides, subordonné aux rapports de la peau, considérée en général, et ensuite aux rapports des tissus élémentaires qui la composent.

CXLVII.

Si l'on suit la nature, et l'expérience qu'elle donne ou que l'on acquiert en l'imitant, on doit surtout faire attention, dans le cancer, aux faux rapports des parties organiques les plus élémentaires, et à la suppuration qui doit les suivre, afin d'arriver à de prompts et de nombreux succès.

CXLVIII.

On obtient la certitude qu'il existe une disposition à cette maladie, lorsqu'après la réunion des bords de la plaie, par première intention, la cicatrisation a lieu en bien moins de temps que dans les plaies ordinaires, et que le malade jouit d'ailleurs d'une sensibilité générale très-optuse.

CXLIX.

L'ulcère diffère de la plaie, en ce qu'avant sa formation, il existe dans la partie malade une altération organique, ou que cette dernière survient après la formation de la plaie.

CL.

Quand la plaie passe à l'état d'ulcère sans que cette condition première existe, c'est qu'alors cette dernière est amenée par le traitement.

CLI.

Peu d'ulcères sont nécessaires; ils peuvent être guéris en peu de temps.

CLII.

Quand le cancer et l'ulcère existent avec d'autres affections intérieures, on doit les regarder comme un moyen à l'aide desquels l'économie prolonge son existence.

CLIII.

On a distingué diverses espèces de cancers et d'ulcères; mais faute d'analyser les tissus malades, ces variétés sont sans fondement.

CLIV.

Le traitement du cancer et de l'ulcère, mais surtout du premier, est le résumé à lui seul des erreurs les plus fastidieuses et les plus funestes.

CLV.

On peut reproduire facilement ces maladies chez les animaux.

CLVI.

Quand, par suite d'un stimulus énergique, la vie est presque éteinte dans la peau, comme à la suite du froid ou d'une contusion violente, on ne doit jamais alors stimuler.

CLVII.

Toutes les muqueuses sont sujettes à tomber malades par suite de leurs rapports avec les excitans particuliers trop forts.

CLVIII.

L'indigestion est une maladie commune très-grave,

presque oubliée, et toujours mal décrite par les auteurs.

CLIX.

Il est peu de maladies où, comme dans l'indigestion, le médecin soit plus dangereux par tout ce qu'il commande.

CLX.

Ce n'est pas une gastro-entérite qui produit les vers intestinaux, car alors leur remède principal devrait les augmenter.

CLXI.

Il n'est pas de tissu où les congestions sanguines soient plus fréquentes qu'aux muqueuses.

CLXII.

L'embarras gastrique intestinal, la pneumonie sans toux et douleur pleurétiques, ne sont que des congestions sanguines dans les capillaires à fluide rouge, mais jamais des phlegmasies.

CLXIII.

Toutes ces maladies, quand elles sont très-prononcées, forment des complications avantageuses contre l'affection générale qui les précède.

CLXIV.

Leur durée est de quarante-huit heures à cinq

jours au plus quand elles sont traitées comme elles doivent l'être, et le plus grand nombre disparaît encore en deux jours.

CLXV.

Dans ces maladies, les stimulans prescrits dès le premier jour à l'intérieur, sont en général nuisibles; les grandes saignées, surtout si elles sont répétées, sont plus funestes encore, et, en les accompagnant de corps froids, on n'imaginera rien de plus pour aggraver à coup sûr la maladie.

CLXVI.

L'ophthalmie me paraît appartenir à une séreuse plutôt qu'à une muqueuse : elle ne doit pas être placée au nombre des catarrhes.

CLXVII.

Quoique l'œil phlogosé reste exposé à la lumière, il guérit parfois, mais c'est rare.

CLXVIII.

Dans l'ophthalmie, en détruisant les faux rapports des capillaires sanguins entre eux ou avec les autres vaisseaux, on obtient parfois des succès des plus frappans.

CLXIX.

On doit garantir l'otite contre toute espèce de *stimulus*.

CLXX.

Dans le corysa précédé de fièvre, on ne doit pas dérober constamment les narines à l'air, et moins encore recourir aux émolliens dès le début du mal.

CLXXI.

Le muguet ne doit jamais être traité par des mucilagineux locaux, si l'on veut éviter des victimes nombreuses.

CLXXII.

Dans toutes les autres maladies qui portent le nom de catarrhe du pharynx, de la trachée artère, du larynx, des poumons avec fièvre, on tombe dans les mêmes erreurs.

CLXXIII.

Dans le croup que précède l'apparition de la fièvre, les sangsues et les épithèmes émolliens sont toujours dangereux, les bains de moutarde causent des douleurs inutiles, et ôtez les stimulans des voies digestives, on ne trouve rien de rationel dans la pratique.

CLXXIV.

Le moyen certain de guérir le croup, c'est d'agir comme dans le traitement de fièvres, lorsque l'on est arrivé à la période des stimulans, et de produire des omplications dans les régions qui ont le plus de rapport avec la membrane où existe le mal, mais avec beaucoup d'activité à cause du siége de la complication.

CLXXV.

Quand, dans les premières heures, le mal ne diminue pas par les moyens curatifs précédens, il est urgent de débrider.

CLXXVI.

Les signes du catarrhe pulmonaire que l'on a donnés dans ces derniers temps comme pathognomoniques, ne sont pas vrais.

CLXXVII.

Le catarrhe pulmonaire a son siége primitif dans les capillaires sanguins pulmonaires qui appartiennent au système capillaire général.

CLXXVIII.

La pneumonie est une double maladie des poumons, et jamais une maladie simple.

CLXXIX.

Quand on examine les poumons d'un cadavre qui est mort d'une congestion sanguine du système capillaire pulmonaire, il présente une espèce d'hépatisation qui disparaît par des lotions; si au contraire la mort est la suite d'un catarrhe aigu pulmonaire, l'on n'obtiendra pas ce résultat.

CLXXX.

En jugeant le rôle d'un organe d'après sa structure, en pensant à ce qu'il doit être d'après son importance, et qu'une idée est vraie quand elle est d'accord avec le plan général de la nature, une gastrite ou une gastro-entérite, considérées comme produisant les fièvres ou la fièvre, sont impossibles.

CLXXXI.

Le cholera-morbus n'est pas une phlegmasie.

CLXXXII.

Le cholera-morbus est la maladie où tout le traitement actuel est dangereux.

CLXXXIII.

La dyssenterie ne diffère du catarrhe qu'en ce que les sécréteurs admettent le sang dans leurs canaux; mais comme eux, elle peut être guérie en très-peu de jours.

CLXXXIV.

Toutes ces maladies qui portent le nom de catarrhe ne peuvent être des phlegmasies; et c'est à tort aussi qu'on leur attribue les fièvres qui les accompagnent, car cette erreur est des plus graves.

CLXXXV.

Quand les catarrhes sont précédés de la fièvre, ils

sont autant de complications qui servent à la guérison de cette maladie générale.

CLXXXVI.

Leur durée est à peu près la même, de deux à cinq jours, en général, quand la maladie est bien traitée; et le cholera-morbus est encore moindre dans son existence quand il est traité dès son début; alors on peut le borner souvent à quelques heures.

CLXXXVII.

Il est rare que dans les catarrhes, précédés de fièvres, les cadavres offrent des traces de destruction de tissu.

CLXXXVIII.

On peut produire les catarrhes chez l'animal, et de nos jours ils doivent souvent leur existence au traitement dont on se sert contre la fièvre.

CLXXXIX.

Dans toutes les périodes de ces maladies, les antiphlogistiques, les corps froids et les saignées sont essentiellement dangereux.

CXC.

Il existe des catarrhes sans fièvres; mais ils sont très-rares et peu intenses.

CXCI.

Cette maladie où l'on tousse fréquemment, où l'on expectore un mucus gris, cendré d'abord, qui ensuite est moins épais, plus transparent, et qui ressemble à du blanc d'œuf, sans être accompagnée d'aucun sentiment d'ardeur, n'est pas un catarrhe.

CXCII.

Sur cinq malades qui meurent phthisiques, quatre doivent au moins leur mort à la maladie précédente, que l'on a prise pour un catarrhe, et que l'on traite pour une phlegmasie.

CXCIII.

Le même cas qui a lieu aux poumons se présente aux muqueuses des voies digestives ; il existe des dévoiemens très-prononcés qui durent des années entières, et qui ne sont nullement des catarrhes.

CXCIV.

Les fleurs blanches chez les femmes ne sont pas toujours des signes de catarrhe.

CXCV.

La blennorrhagie chez l'homme comme chez la femme, a pour cause celles qui produisent les catarrhes ordinaires; elle dépend encore du coït immodéré chez l'homme, et chez les deux sexes, de l'absorption de la matière sécrétée par une blennorrhagie quelconque.

CXCVI.

Toute blennorrhagie une fois produite, exceptée celle cependant qui a lieu par un coït immodéré, est identique.

CXCVII.

Ce n'est que l'ignorance de sa cause qui lui donne une si longue durée.

CXCVIII.

On est presque toujours en opposition avec des besoins organiques dans le traitement qu'on oppose aux maladies que l'on prend pour des catarrhes, et qui existent sans fièvre.

CXCIX.

Les hémorragies sont des complications avantageuses dans les fièvres.

CC.

Quand, dans ce cas, on les traite par des corps froids, on est très-dangereux.

CCI.

On peut prédire presqu'à coup sûr les hémorragies dans les fièvres.

CCII.

Lorsqu'il existe une disposition aux hémorragies, le pouls est constamment plein et fréquent; ce caractère persévère souvent après les saignées générales, et les hémorragies se répètent si l'on continue les saignées.

CCIII.

Dans beaucoup d'hémophtisies, la diète, les saignées et l'usage des mucilagineux en boisson, ne font qu'accroître le mal.

CCIV.

On produit difficilement cette maladie chez les animaux.

CCV.

L'emploi de la glace, dans les hémorragies utérines, est une erreur coupable, et une preuve de l'ignorance de la nature du mal.

CCVI.

On peut arrêter à volonté les hémorragies actives en suivant la marche qui indique le mal et qui n'est nullement celle connue.

CCVII.

La leuco-phlegmatie de la muqueuse pulmonaire est très-rare; elle est toujours consécutive à une affection morbide générale, et celui qui en a fait une maladie particulière, a agi ici comme dans la distinction des débris organiques, il a prouvé qu'il dissertait longuement sur des sujets où il n'entendait rien.

CCVIII.

L'asphyxie, par défaut d'air pur, amène constamment une congestion dans le système capillaire pulmonaire, congestion qui influe ensuite le cœur droit et le cerveau.

CCIX.

Dans toute asphyxie, les battemens du cœur droit s'arrêtent les premiers.

CCX.

Quand la congestion n'est pas rapide, le sang peut circuler plus ou moins noir et long-temps dans le système artériel.

CCXI.

L'estomac est le viscère où viennent se réfléchir les expressions des besoins de la vie organique.

CCXII.

La faim est la sensation par laquelle le système capillaire annonce qu'il a besoin d'être excité et de réparer les pertes organiques et les fluides.

CCXIII.

La soif exprime constamment que le système capillaire est trop excité. Ce sentiment est l'inverse du précédent.

CCXIV.

La faim, trop prolongée, amène constamment une fièvre plus ou moins violente.

CCXV.

L'aménorrhée n'est que l'absence des rapports périodiques des exhalans sanguins de l'utérus avec l'excitant général.

CCXVI.

Les saignées trop réitérées, les hémorragies copieuses, la diète prolongée, amènent constamment la fièvre, ou l'entretiennent quand elle existe.

CCXVII.

Par le traitement actuel dans les fièvres et les maladies qui les compliquent, en mettant trop en pratique la proposition précédente, non-seulement on prolonge le mal dans tous ces cas, mais on est encore cause de la mort du plus grand nombre des malades.

CCXVIII.

Il faut, selon le précepte d'Hippocrate, laisser au malade des forces pour réagir.

CCXIX.

Celui qui a dit que dans les maladies il fallait s'aigner jusqu'à cessation de symptômes, n'a fait que conseiller aux médecins l'art d'entretenir le mal et de faire mourir le malade d'anémie.

CCXX.

Il faut être un médecin physiologiste très-profond pour distinguer les cas où, dans les maladies, l'anexcitation est trop prolongée.

CCXXI.

Les muqueuses sont, comme tous les autres tissus, susceptibles d'arriver à cette altération qui fait que la sensibilité qui leur est propre, peut être trop développée ou diminuée dans ce degré qui est propre à transmettre les impressions.

CCXXII.

On doit rapporter à cette espèce de maladie les cardialgies et plusieurs autres maladies que l'on regarde comme nerveuses.

CCXXIII.

Quand ces maladies existent, toute l'économie est affectée.

CCXXIV.

Ces maladies, souvent dues aux antiphlogistiques

trop prolongés, sont confondues avec des phlegmasies dont elles n'ont pas le caractère, et quoique existant depuis long-temps, elles sont susceptibles de guérir dans une foule de cas.

CCXXV.

Le cancer des muqueuses est le même que celui des autres tissus.

CCXXVI.

Dans quelques cancers des voies digestives, on peut enlever la région affectée et obtenir la guérison; et dans d'autres, il est présumable qu'on arrêterait l'accroissement du mal, en empêchant les organes malades d'exercer aucune fonction.

CCXXVII.

Toutes les variétés de lésions organiques des poumons, telles qu'on les considère, sont sans aucun fondement.

CCXXVIII.

Le col de l'utérus devenu squirrheux, chez les jeunes femmes, peut être guéri, dans beaucoup de cas, sans extirpation.

CCXXIX.

Le squirrhe de l'utérus devient parfois plus malade après la résection de quelques-unes de ses parties, parce que l'on ne sait pas agir dans le sens des efforts organiques après l'opération.

CCXXX.

Le cancer de l'œil est très-susceptible de guérison, et, dans bien des cas, l'on n'extirpe pas le mal si l'on remonte à l'action des tissus les uns sur les autres.

CCXXXI.

Tous les tissus muqueux sont susceptibles de s'ulcérer.

CCXXXII.

L'ozène et l'ulcère du conduit auditif sont faciles à guérir, lors même qu'ils ont plusieurs années d'existence.

CCXXXIII.

Dans les ulcères, les émolliens locaux sont très-souvent contraires.

CCXXXIV.

Dans la fistule du rectum constamment on porte la durée du mal à six semaines, à deux mois; mais en calculant les rapports de l'organe malade, dix à quinze jours au plus suffisent pour la guérison.

CCXXXV.

Les fistules ne reparaissent aussi souvent que parce que, une fois la guérison opérée, on livre l'organe guéri à trop d'excitans.

CCXXXVI.

Les glandes ne jouent pas toutes le même rôle; le foie sert à recevoir encore une grande quantité de sang quand ce fluide n'est pas décomposé d'une manière générale.

CCXXXVII.

La rate n'est qu'un organe accessoire au foie sous le rapport des dernières fonctions que nous lui attribuons.

CCXXXVIII.

Le foie, et la rate surtout, sont de tous les viscères les moins susceptibles de souffrir.

CCXXXIX.

Le produit qui colore en jaune l'économie, maladie à laquelle on a donné le nom d'ictère, n'est pas le produit d'une sécrétion biliaire.

CCXL.

Toute glande enflammée suspend ses fonctions.

CCXLI.

Il est des sécrétions abondantes qui ne sont dues qu'à une altération organique indépendante de toute inflammation, et que l'on entretient ou que l'on augmente par les débilitans.

CCXLII.

On remarque les sécretions précédentes aux glandes bronchiques surtout, sécrétions qui se manifestent aussitôt que le malade quitte le matin le repos horizontal. Elles sont très-communes chez l'homme, et longues à guérir.

CCXLIII.

Quoiqu'il existe atrophie du testicule avec hydrocèle, l'on ne doit jamais commencer le traitement par l'extirpation de la glande ; et l'hydrocèle seule exclut l'injection dans presque tous les cas.

CCXLIV.

On peut reproduire chez le chien une grande partie des maladies des muqueuses et quelques-unes du système glandeleux.

CCXLV.

On peut à coup sûr dire quel doit être l'état des muqueuses avant l'ouverture du cadavre dont on aura étudié la maladie.

CCXLVI.

Les séreuses s'enflamment difficilement, et la piemère empêche beaucoup par ses fonctions la phlogose de l'arachnoïde.

CCXLVII.

A moins que les tissus n'aient éprouvé quelque commotion, les maladies qu'on nomme arachnitis, pleurésies, péricarditis, péritonite, ne peuvent être des phlegmasies.

CCXLVIII.

Telles qu'on les fait, elles ne sont que des expressions du mode de souffrir du système capillaire.

CCXLIX.

Elles ne peuvent être très-prononcées sans qu'il y ait frisson et rétrécissement du pouls. Au cerveau, la douleur correspond au battement du cœur; aux poumons, à l'inspiration; au péricarde, au battement du cœur; au péritoine, à l'inspiration; et au diaphragme, tantôt à l'inspiration, et tantôt à l'expiration.

CCL.

Dans toute phlegmasie des séreuses, la douleur est continue.

CCLI.

Les épanchemens séreux considérables ne peuvent jamais être la suite d'une phlegmasie des séreuses.

CCLII.

Ces épanchemens ne surviennent que chez les individus très-débilités ou dont la fièvre trop prolongée n'a pu se terminer par la guérison.

CCLIII.

Le stétoscope ne sert qu'à induire en erreur sur l'existence de ces phlogoses.

CCLIV.

Chez les individus très-forts et qui succombent rapidement, les épanchemens séreux considérables sont rares, et les séreuses sont couvertes d'une exudation épaisse.

CCLV.

La formation des fausses membranes ne tient pas toujours à une phlegmasie des séreuses, mais souvent à la matière exudée qui s'organise.

CCLVI.

Tous les individus forts qui ont souffert quelque temps et qui succombent après avoir éprouvé de vives affections dans une séreuse, présentent des adhérens dans une étendue plus ou moins vaste de la séreuses affectée; tandis que les autres séreuses, qui ont le plus de rapport avec la première surtout, offrent de vastes épanchemens.

CCLVII.

Il existe toujours une dilatation du ventricule droit

et souvent gauche du cœur dans les cadavres de ceux qui ont accusé, pendant la maladie, des pleurésies, des péricardites et des péritonites.

CCLVIII.

Quand on a suivi rigoureusement l'état des fonctions malades, et que l'on a reconnu la nature du mal, on peut, à coup sûr, déterminer les épanchemens séreux et la formation des fausses membranes dans les séreuses de la poitrine, sans avoir préalablement interrogé le sens de cette cavité avec un moyen mécanique quelconque.

CCLIX.

Dans toutes ces maladies qu'un violent frisson accompagne, la saignée ne doit jamais être le premier moyen curatif.

CCLX.

Les saignées abondantes dans tous ces cas intenses sont des plus nuisibles. Un grand nombre de sangsues ajoutent à ce mauvais effet celui des piqûres, qui est alors très nuisible.

CCLXI.

Dans la péritonite, l'usage des sangsues, des émolliens locaux, des boissons douces, et la position que prend souvent le malade, ont un effet tel, qu'on ne saurait mieux calculer, comme dans le cholera-morbus, pour détruire le malade, surtout quand le mal arrive à la suite de la suppression des lochies.

CCLXII.

La durée de ces maladies est de quatre à cinq jours au plus, en général. On peut en reproduire quelques-unes chez le chien.

CCLXIII.

Il existe des épanchemens séreux dans le péritoine, qui ne sont dus qu'à une débilité organique générale, et qui excluent la ponction et le traitement antiphlogistique. Dans le cas contraire, la mort a lieu. Ce sont les hydropisies qu'on guérit facilement quand elles n'ont pas lieu chez les vieillards.

CCLXIV.

On peut prévenir souvent la formation de la cataracte; et quand l'opération est faite, quoiqu'elle n'ait pas réussi, ce n'est pas une raison pour croire que le malade ne peut pas recouvrer la vue.

CCLXV.

La chirurgie, pour être conséquente, aurait dû distinguer à la tête et à la poitrine, des plaies pénétrantes comme à l'abdomen.

CCLXVI.

Toute plaie qui, à l'abdomen, à la tête, intéresse le feuillet extérieur des séreuses, est très-grave.

CCLXVII.

Les synoviales s'enflamment très-difficilement.

CCLXVIII.

Les douleurs, le rhumatisme, la goutte que nous rapportons aux synoviales ne sont pas des phlegmasies.

CCLXIX.

Un des grands moyens pour ankyloser un membre, c'est de le condamner long-temps au repos.

CCLXX.

Une synoviale étant déchirée constitue une véritable plaie pénétrante de l'articulation. Cette plaie est toujours grave.

CCLXXI.

Toute luxation ne peut être une maladie des os.

CCLXXII.

Celui qui, dans les prétendues phlegmasies des synoviales, ne voit que des effets de la gastrite, ou des maladies inflammatoires locales, ou des fièvres compliquées de rhumatismes, ne fait qu'aggraver le mal et le prolonger.

CCLXXIII.

Le traitement actuel de ces maladies est comme celui de toutes les affections morbides précédentes.

CCLXXIV.

Le tissu cellulaire est sujet à beaucoup de maladies.

CCLXXV.

L'obésite est un signe certain d'un défaut d'harmonie entre les organes de composition et de décomposition.

CCLXXVI.

Toute anazarque qui arrive indépendamment d'une fièvre primitive ou d'un stimulant local, est un signe certain de l'altération générale de l'organisation.

CCLXXVII.

Toute anazarque étendue qui se manifeste après quelques jours de fièvre, est un signe certain d'un commencement de guérison de cette même fièvre.

CCLXXVIII.

Ce qu'on nomme un emphysème spontané qui simule une espèce de météorisme, n'est ni un emphysème, ni une phlegmasie.

CCLXXIX.

Toute anazarque primitive très-prononcée et étendue à tous les deux membres inférieurs, résiste aux sangsues, aux émolliens, aux mouchetures, etc.; tandis qu'elle disparaît, en deux ou trois jours, lorsqu'on détruit la réaction des tissus les uns sur les autres.

CCLXXX.

L'emphysème spontané guérit moins vite par les sangsues que par les saignées générales, et par ces deux moyens et les antiphlogistiques bien moins vite encore que par la réaction de la partie du système capillaire qui a suspendu ses fonctions.

CCLXXXI.

Le tissu cellulaire est sujet à s'enflammer. Sa maladie porte alors le nom de phlegmasie ; mais comme toute autre du même genre, elle ne peut être que consécutive.

CCLXXXII.

Tout abcès formé sans cause locale est une maladie qui est un remède contre une autre.

CCLXXXIII.

Rarement ces phlegmasies surviennent entre les muqueuses et le système osseux, et quand elles ont lieu comme entre la muqueuse des os du palais et cet os, et que cette membrane est largement détachée, le seul remède, après l'incision, est de ne conseiller que les rapports organiques qui donnent à la muqueuse sa position naturelle.

CCLXXXIV.

Le système absorbant joue le rôle le plus important dans l'économie.

CCLXXXV.

On ne peut confondre les absorbans avec les exhalans et les sécréteurs. Leur point de terminaison est le système veineux.

CCLXXXVI.

Ce n'est que par les absorbans que nous arrivent une foule de maladies au nombre desquelles est la syphilis.

CCLXXXVII.

Les principaux remèdes de la vérole sont la blennorrhagie, les chancres et les bubons.

CCLXXXVIII.

Faute de bien analyser la marche générale de l'économie dans la douleur, on a méconnu la nature des blennorrhagies, des chancres et des bubons.

CCLXXXIX.

La blennorrhagie, abandonnée à elle-même, guérit aussi vite que par le traitement actuel; le chancre fait toujours des progrès, et le bubon guérit seul facilement quand il passe à l'état d'abcès.

CCXC.

Dans les chancres comme dans les bubons, parfois la partie organique malade manque de ce degré d'énergie qui amène la guérison.

CCXCI.

Celui qui n'a recommandé que les antiphlogistiques locaux et généraux dans la vérole, a prouvé qu'il ignorait la nature du mal.

CCXCII.

Le mercure a été loué avec raison; mais en examinant par quelle route la vérole nous arrive et guérit, on est conduit à d'autres remèdes plus efficaces et toujours innocens.

CCXCIII.

La vérole, livrée au traitement que demande son caractère, est peu grave, et peut être guérie en bien moins de temps qu'on ne l'a fait jusqu'à ce jour.

CCXCIV.

Les rhumatismes, considérés comme des maladies des muscles, ne sont jamais des phlegmasies primitives.

CCXCV.

Il existe plusieurs variétés de rhumatismes, et pour

les guérir, on doit les traiter d'une manière différente.

CCXCVI.

Tout stimulant porté directement sur le mal lorsqu'il est local, est un remède souvent dangereux.

CCXCVII.

Tout traitement débilitant prolongé dispose aux rhumatismes d'une manière étonnante.

CCXCVIII.

Le muscle passe facilement à l'état squirrheux, et il guérit de même de cet état quand la maladie est idiopathique, si l'on a soin de détruire la fausse réaction des fibres les unes sur les autres.

CCXCIX.

Les sangsues, les émolliens, et les fondans dans ce cas, n'ont aucun pouvoir.

CCC.

Toute inflammation du cœur ne peut exister.

CCCI.

Toute lésion organique du cœur exclut la phlogose de cet organe.

CCCII.

Quand on meurt de douleur, c'est parce qu'un

point organique a sa sensibilité si exaltée, qu'elle empêche le cœur de sentir la présence de l'excitant général.

CCCIII.

Les palpitations indépendantes d'une lésion organique du cœur ont pour cause l'exaltation de sensibilité d'un autre organe, ou une débilité générale.

CCCIV.

Ces palpitations excluent le traitement antiphlogistique, et ce n'est qu'à lui qu'on doit de nos jours de grandes victimes.

CCCV.

Les palpitations n'appartiennent qu'à une altération du cœur indépendante du système nerveux qui le parcourt.

CCCVI.

Tout anévrisme actif, avec retrécissement des valvules, existe avec anazarque.

CCCVII.

On a trop exagéré le danger des palpitations.

CCCVIII.

Le cœur est, de tous les organes, le plus fort, et il ne peut jamais tomber primitivement malade.

CCCIX.

Vasalva a fait beaucoup pour le traitement des maladies du cœur; mais ce qu'on ignore encore, c'est de bien distinguer le caractère du mal, afin de varier les moyens curatifs.

CCCX.

Toute phlegmasie de système osseux est impossible.

CCCXI.

L'exostose appartient essentiellement à une action trop énergique des capillaires à fluide blanc de la nutrition.

CCCXII.

Toute fracture comminutive avec esquilles très-nombreuses, déchirure des chairs, et sortie de plusieurs fragmens ayant lieu dans les membres, ne nécessite jamais l'amputation du membre.

CCCXIII.

Dans le cas précédent, des sangsues appliquées sur les chairs meurtries tendent à produire la gangrène.

CCCXIV.

Toute fracture produite sans aucun effort, est incurable.

CCCXV.

La nécrose ne peut être produite par la phlogose.

CCCXVI.

La nécrose et la carie s'aggravent sous l'influence du fer ou du feu.

CCCXVII.

Toute carie ou nécrose qui n'est pas précédée d'une altération organique quelconque est plus curable, et sa durée bien moindre qu'on ne pense.

CCCXVIII.

C'est pour avoir toujours méconnu la force vitale du système osseux qu'on a si souvent des revers dans les maladies précédentes.

CCCXIX.

Toute fistule qui s'établit dans les tumeurs blanches est un remède contre ces tumeurs.

CCCXX.

Les antiphlogistiques, les sétons, les moxas sont inutiles ou dangereux dans les tumeurs blanches.

CCCXXI.

La splénite me paraît impossible, et dans tous les cas elle ne peut être une maladie primitive.

CCCXXII.

Il existe des maladies que nous rapportons aux muscles dorsaux et qui ont leur siége dans les fibro-cartilages des vertèbres.

CCCXXIII.

Dans les maladies organiques du tissu fibro-cartilagineux intervertébral, le moxa ne produit de bien que par la suppuration qu'il cause.

CCCXXIV.

Tout battement des artères perçu existe avec des palpitations du cœur.

CCCXXV.

La matière purulente que l'on rencontre dans les artères, n'est que le produit d'une altération du sang.

CCCXXVI.

Toute phlegmasie primitive du système artériel est impossible.

CCCXXVII.

Les lésions organiques des artères, au premier degré, sont plus graves que celles du cœur qui sont aussi commençantes.

CCCXXVIII.

Il est peut-être impossible de reproduire chez les animaux les lésions organiques artérielles.

CCCXXIX.

Les veines qui s'enflamment dans une grande étendue, à la suite de la saignée, annoncent une altération profonde de l'organisation.

CCCXXX.

Toute l'eucophlegmatie des veines et des artères est impossible.

CCCXXXI.

Les lésions organiques des veines sont quelquefois générales.

CCCXXXII.

Les deux systèmes circulatoires sont essentiellement liés à la vie organique, et d'autant plus développés qu'il existe moins de capillaires à fluides blancs.

CCCXXXIII.

Les varices ne sont jamais des phlegmasies.

CCCXXXIV.

La situation des nerfs le long des artères, dans la

vie animale, est due, 1° à l'importance de ces nerfs qui exige la situation organique où ils soient le moins exposés; 2° à leur distribution qui doit également suivre celle des artères, afin de transmettre les impressions nombreuses qui sont reçues; et 3° au besoin de pouvoir reconnaître les rapports naturels ou étrangers des artères avec l'excitant général, et par eux de mettre à même le cerveau de pouvoir connaître les divers états de l'économie.

CCCXXXV.

Les nerfs peuvent, comme les autres tissus, perdre leur faculté d'exercer leurs fonctions particulières qui sont de transmettre les impressions, sans cesser de conserver celles qui leur sont communes, et qui appartiennent à la vie de nutrition.

CCCXXXVI.

A l'extérieur, comme à l'intérieur, les impressions trop fortes détruisent dans les nerfs les fonctions particulières.

CCCXXXVII.

On rapporte aux nerfs beaucoup de maladies qui appartiennent essentiellement au mode de sentir des surfaces organiques qui reçoivent les impressions et qui les transmettent aux nerfs.

CCCXXXVIII.

Les névralgies sont presque toujours le résultat

des faux rapports des nerfs avec les matériaux de la nutrition.

CCCXXXIX.

La névralgie ne peut jamais être le produit d'une phlegmasie.

CCCXL.

On ne doit jamais faire la section d'un nerf pour calmer ses douleurs.

CCCXLI.

Les paralysies ne sont pas des lésions organiques proprement dites; elles ne consistent que dans l'extinction des fonctions particulières aux nerfs.

CCCXLII.

Les moxas, le galvanisme sont en général nuisibles dans les paralysies.

CCCXLIII.

Les antiphlogistiques produisent souvent de mauvais effets dans les maladies précédentes.

CCCXLIV.

L'accupuncture est le pendant de l'incision, avec cette différence que c'est un petit remède appliqué à de grands maux.

CCCXLV.

Les névroses sont plus curables qu'on ne pense

vulgairement; erreur qui découle du mauvais traitement que l'on suit.

CCCXLVI.

Les nerfs de la vie organique sont comme ceux de la vie animale, sujets aux mêmes maladies; la seule différence entre elles naît des relations différentes de chaque système nerveux.

CCCXLVII.

Le grand nerf sympathique peut perdre ses fonctions particulières, indépendamment de celles qui lui sont communes.

CCCXLVIII.

Toute phlogose des nerfs sympathiques est impossible.

CCCXLIX.

L'asthme n'est jamais l'expression d'une lésion organique du cœur.

CCCL.

Les hommes qui se sont le plus abandonnés aux femmes, ou qui ont eu des catarrhes pulmonaires très-fréquens, surtout celui dont j'ai donné le tableau, y sont plus sujets. Les femmes n'en sont que rarement atteintes.

CCCLI.

C'est en remontant à l'influence que laissent tous les catarrhes sur les poumons et aux rapports de ces viscères qu'on en détermine la nature.

CCCLII.

Son premier degré appartient aux nerfs des muscles intercostaux, et son second à ceux du diaphragme.

CCCLIII.

Il est curable dans le premier degré, et mortel dans le second.

CCCLIV.

La mort, dans cette maladie, arrive surtout pendant l'hiver.

CCCLV.

L'asthme, devenu mortel, est cause que le ventricule du cœur gauche présente une dilatation plus grande qu'elle ne doit l'être.

CCCLVI.

Les chiens sont très-sujets à l'asthme.

CCCLVII.

Ce traitement, comme celui d'une foule de maladies que nous rapportons aux nerfs des voies digestives, ou de la vessie, etc., exclut les antiphlogistiques dans presque tous les cas.

CCCLVIII.

Sous prétexte de calmer les douleurs, on engendre souvent des paralysies intérieures.

CCCLIX.

Pour remédier surtout à ces maladies des nerfs de la vie organique, on doit éviter les stimulans diffusibles intérieurs, et agir sur toute la surface cutanée, afin d'exciter les exhalations du derme.

CCCLX.

Les tympanites, et quelques rétentions d'urines sont la preuve matérielle qu'une foule de maladies que nous rapportons aux systèmes nerveux de la vie organique lui sont étrangères.

CCCLXI.

Le cerveau, le sens par excellence, celui du raisonnement, est, comme tous les autres organes, sujet à souffrir, par suite de l'action non naturelle de ses relations.

CCCLXII.

Le cerveau a, comme tous les autres organes, deux fonctions, l'une par laquelle il se nourrit, l'autre par laquelle il raisonne.

CCCLXIII.

La sensibilité cérébrale est susceptible, comme celle des autres viscères, d'être exaltée, optuse ou pervertie.

CCCLXIV.

Observer ces divers états de la sensibilité du cerveau, et ne pas les diviser d'après nos divers penchans, ce n'est nullement connaître la nature du mal.

CCCLXV.

Si l'homme raisonnable est celui qui ne voit que ce qui est, qui appuie ses idées sur des faits concordans, et qui les explique d'après les lois qui découlent de principes généraux, il faut, en partant de cette idée, regarder la folie et l'imbécillité comme bien plus communes qu'on ne pense.

CCCLXVI.

En plaçant sur le même rang, comme on l'a fait dernièrement dans un concours public, l'idiotisme, la folie et l'apoplexie, on donne la preuve qu'on n'entend rien à son sujet, et qu'on est plus près qu'on ne pense de certaines maladies qu'on énumère.

CCCLXVII.

Les aliénations mentales doivent en général leur existence à des relations trop fortes pour le cerveau;

et quelques-unes d'entre elles a une mauvaise conformation cérébrale.

CCCLXVIII.

L'épilepsie est une maladie qui a son siége dans le système capillaire, et qui affecte principalement le cerveau par continuité de tissu.

CCCLXIX.

L'apoplexie nerveuse n'est que le résultat d'impressions trop vives et perçues.

CCCLXX.

L'apoplexie sanguine n'est que le résultat d'une congestion sanguine, mais qui peut être suivie d'une destruction de tissus, dernière maladie qui porte le même nom, quoiqu'essentiellement différente.

CCCLXXI.

Faute d'avoir raisonné les fonctions du cerveau, ou d'avoir connu sa conformation, on traite mal les aliénations mentales, car les douches sont toujours nuisibles, comme les bois où se promènent les malades.

CCCLXXII.

Les saignées trop abondantes, les vésicatoires aux jambes ou à la nuque, entretiennent l'apoplexie.

CCCLXXIII.

Dans toute congestion sanguine cérébrale très-forte, comme dans l'apoplexie, le malade ne ressent aucune douleur.

CCCLXXIV.

Toute phlegmasie générale du cerveau est impossible.

CCCLXXV.

Dans toute fièvre il existe constamment une douleur frontale plus ou moins forte, mais à peine sensible chez les individus très-bornés.

CCCLXXVI.

Le délire est une folie, mais toujours consécutive.

CCCLXXVII.

En connaissant bien la nature du délire pendant les fièvres, on se fait des idées justes de l'aliénation mentale.

CCCLXXVIII.

La rage est le plus souvent une affection cérébrale profonde qui exalte la sensibilité de ce viscère, état d'où naît une affection générale du système capillaire qui accroît la première affection. Quelquefois elle e[illegible] le résultat des faux rapports des capillaires av[illegible] l'excitant général suivi de cette même exal[illegible]tion cérébrale.

CCCLXXIX

On ne peut guérir la r[illegible]ge que par une abexcitation extrême, ou par la réaction très-prononcée de tous les exhalans et de tous les sécréteurs, et encore les deux remèdes paraissent dépourvus d'effet positif, parce que l'excitation est intense.

CCCLXXX.

Il est presque certain qu'on peut faire naître la rage, chez le chien, sans l'action d'aucun virus.

CCCLXXXI.

On peut produire chez le chien quelques-unes des affections morbides que nous rapportons au cerveau chez l'homme.

CCCLXXXII.

La catalepsie est parfois la suite d'une congestion sanguine cérébrale, mais le plus souvent l'effet d'une compression du cerveau produite par un épanchement séreux.

CCCLXXXIII.

Le défaut d'impressions ressenties par le cerveau débilite le dernier, et diminue la force de la raison.

CCCLXXXIV.

Il est des paralysies partielles du cerveau; mais on ne doit entendre alors par ces maladies que l'extinction d'une partie des fonctions propres à ce viscère.

CCCLXXXV.

L'état squirrheux d'une partie de l'encéphale est le même que celui d'un autre tissu quelconque.

CCCXXXVI.

Le ramollissement général et uniforme de l'encéphale ne peut être la suite d'une phlegmasie de ce viscère.

CCCLXXXVII.

Les convulsions ont leur siége dans l'encéphale, et elles sont exprimées par le système musculaire.

CCCLXXXVIII.

Les congestions sanguines cérébrales ne peuvent engendrer les convulsions. Il en est de même des phlegmasies de cet organe.

CCCLXXXIX.

Quand les convulsions ont existé pendant la vie, et qu'après la mort les capillaires sanguins de l'encéphale sont très-engorgés de sang, cet état cadavérique est la preuve matérielle d'une complication d'une maladie générale qui produisait ces convulsions ; mais non que ces dernières fussent dues à cette même congestion.

CCCXC.

Les femmes et les enfans sont plus sujets aux convulsions que les hommes.

CCCXCI.

Certaines femmes peuvent les faire naître chez elles à volonté, mais non les faire cesser toujours de même.

CCCXCII.

Tout état convulsif tel que les soubresauts des tendons, les tremblemens de la langue, une espèce de frémissement général, comme dans quelques fièvres, sont des mouvemens hors de l'influence cérébrale.

FIN.

TABLE DES MATIÈRES.

FAUTES A CORRIGER.

Page	ligne	
Page 30,	ligne 13,	*lisez* partout, au lieu de partant.
135,	25,	au, après le mot organique.
148,	1,	considérés, après le mot circulatoire.
161,	2,	votre, au lieu de notre.
249,	10,	intense, au lieu d'interne.
327,	29,	si ce n'est, au lieu de n'est-ce.
390,	6,	frérie, au lieu de féerie.

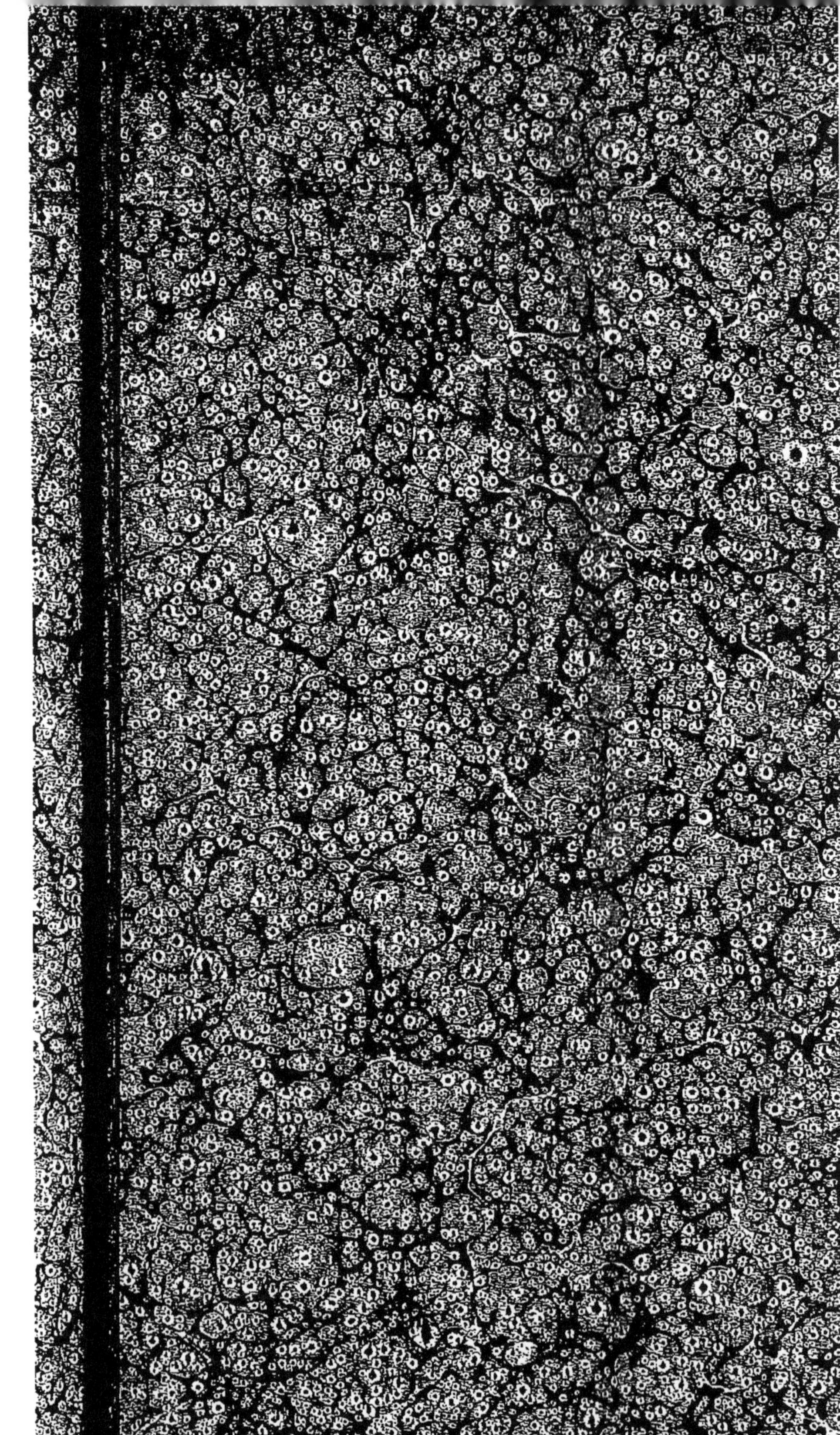

www.ingramcontent.com/pod-product-compliance
Ingram Content Group UK Ltd.
Pitfield, Milton Keynes, MK11 3LW, UK
UKHW020310200726
13857UKWH00001B/133

9 782012 964129